理学療法テクニック

― 発達的アプローチ ―

Physical Therapy Technique
Developmental approach

中村隆一 監修

對馬　均 編集
星　文彦

小林　武 執筆
鈴木　誠
武田涼子
濱田輝一
半田健壽
森山早苗
山崎弘嗣

医歯薬出版株式会社

執筆者一覧

監修 中村 隆一（東北大学名誉教授，国立障害者リハビリテーションセンター顧問）

編集 對馬 均（弘前大学名誉教授）
星 文彦（埼玉県立大学保健医療福祉学部）

執筆 小林 武（東北文化学園大学大学院健康社会システム研究科）
鈴木 誠（東北文化学園大学医療福祉学部）
武田 涼子（東北文化学園大学医療福祉学部）
濵田 輝一（九州看護福祉大学リハビリテーション学科）
半田 健壽（のぞみ会希望病院）
森山 早苗（東北文化学園大学名誉教授）
山崎 弘嗣（昭和大学保健医療学部）

（五十音順）

This book was originally published in Japanese
under the title of:

RIGAKURYÔHÔ TEKUNIKKU—HATTATSUTEKI APURÔCHI—
(Physical Therapy Technique—Developmental Approach—)

Editor in Chief:
NAKAMURA, Ryuichi
  Professor Emeritus, Tohoku University
  Advisor, National Rehabilitation Center for Persons with Disabilities

Editors:
TSUSHIMA, Hitoshi
  Professor Emeritus, Hirosaki University
HOSHI, Fumihiko
  Professor, Saitama Prefectural University

© 2004 1st ed.
ISHIYAKU PUBULISHERS, INC.
  7-10, Honkomagome 1 chome, Bunkyo-ku,
  Tokyo 113-8612, Japan

◆ 序 ◆

　本書の前身は『中枢神経疾患の理学療法——姿勢・運動異常とその治療——』（医歯薬出版，1977）である．1970年代初頭，順天堂大学脳神経内科・楢林博太郎教授は，ドイツから理学療法士であるM. Seybold女史を招聘された．彼女により，私たちは神経発達的アプローチの具体的手技とその理論の真髄にふれ，さらにBobath夫妻との対話を通して，その重要性を理解した．そして，在京の理学療法士や作業療法士に対して，順天堂大学脳神経内科，都立府中病院，三愛会伊藤病院などで，多くの患者さんの協力を得て，数年間に及んだ講習会を実施することもできた．そのまとめが上記の書物であった．

　数年前，以前の講習会の運営，書物の執筆で中心的役割を果たしてくれた理学療法士たちとの会話で，学生を対象とした理学療法テクニックのテキストの必要性を痛切に感じさせられた．その後，若手の理学療法士も交え，学生向けのテキストとして，発達的アプローチ（developmental approach）の基本を学習するためのマニュアルともいうべき書物として企画したのが本書である．

　理学療法，とくに運動障害に対する手技にはLing以来のkinesitherapyの伝統がある．運動の開始肢位と終了肢位，そして中間の運動軌跡までが厳密に定められている．それはproprioceptive neuromuscular facilitation（PNF）あるいはneurodevelopmental approach（Bobath）にも共通する原則である．発達的アプローチも，この原則に従っている．本書によって，理学療法の基本である発達的アプローチのよってたつ原理を理解し，そして何よりもテクニックを習熟されることを願っている．

　脳卒中片麻痺患者であれ，高齢者であれ，その理学療法のテクニックは，本書に記されているものから派生する．いずれの領域における理学療法であろうと，基本となる原理とテクニックをマスターしておけば，その応用は容易であり，微妙に異なっている運動障害に対応できるはずである．

　本書の企画構成に当たって，對馬　均教授と星　文彦教授には，多くの手をわずらわせた．また，半田健壽氏と濱田輝一氏には，いくつか有益な助言を戴いた．ここに記して，心から謝意を表する次第である．

　2004年9月

中　村　隆　一

目　次

序 ……………………………………………… iii

第1章　基本原理 ─── 1

1：発達的アプローチとは …………………… 2
2：姿勢 ………………………………………… 2
　1. 姿勢とは　2
　2. 姿勢バランス　2
　　1）静的バランス　2
　　2）動的バランス　4
　3　動作 …………………………………………… 5
　4　動作の連合 …………………………………… 5
3：発達的アプローチの原理 ………………… 6
　1. 姿勢と運動の制御 …………………………… 6
　2. 支持基底と姿勢バランス …………………… 7
　3. 筋収縮の様態 ………………………………… 7
　4. 体幹の運動 …………………………………… 7
　5. 四肢の運動パターンの組み合わせ ………… 7
　　1）両側対称　7
　　2）片側　7
　　3）両側非対称　7
　　4）対角線-相反　8
4：部分法と全体法 …………………………… 8
　　1）純部分法　8
　　2）漸進的部分法　8
　　3）反復部分法　8
5：理念型について …………………………… 9

第2章　諸動作の運動分析 ─── 11

1：寝返り ……………………………………… 13
　1. 背臥位から側臥位へ ………………………… 13
　2. 側臥位から背臥位へ ………………………… 14
　3. 腹臥位から側臥位へ ………………………… 15
　4. 側臥位から腹臥位へ ………………………… 16
　5. 寝返り ………………………………………… 17
　（付）下半身からの寝返り …………………… 17
　　1）背臥位から腹臥位へ　17
　　2）腹臥位から背臥位へ　18
2：起き上がり（座位へ） …………………… 19
　1. 腹臥位から両肘立ち位へ …………………… 19
　　1）腹臥位から片肘立ち位へ　19
　　2）片肘立ち位から腹臥位へ　20
　　3）片肘立ち位から両肘立ち位へ　21
　　4）両肘立ち位から片肘立ち位へ　22
　2. 両肘立ち位から四つばい位へ ……………… 23
　　1）両肘立ち位から四つばい位へ　23
　（付）両肘立ち位から四つばい位への変法 … 24
　　2）四つばい位から両肘立ち位へ　25
　3. 四つばい位から横座り位へ ………………… 26
　　1）四つばい位から横座り位へ　26
　　2）横座り位から四つばい位へ　27
　4. 横座り位から長座位へ ……………………… 28
　　1）横座り位から長座位へ　28
　　2）長座位から横座り位へ　29
　5. 背臥位から片肘立ち位へ …………………… 30
　　1）背臥位から片肘立ち位へ　30
　　2）片肘立ち位から背臥位へ　31
　6. 片肘立ち位から横座り位へ ………………… 32
　　1）片肘立ち位から横座り位へ　32
　　2）横座り位から片肘立ち位へ　33
　7. 片肘立ち位から長座位へ …………………… 34
　　1）片肘立ち位から長座位へ　34
　　2）長座位から片肘立ち位へ　35
　8. 背臥位から長座位へ ………………………… 36
　　1）背臥位から長座位へ　36
　　2）長座位から背臥位へ　37
　（付）背臥位から蹲踞位へ …………………… 38

3：膝立ち位 ……………………………… 39
1. 四つばい位から膝立ち位へ ……………… 39
   1）四つばい位から膝立ち位へ　39
   2）膝立ち位から四つばい位へ　40
2. 横座り位から膝立ち位へ ………………… 41
   1）横座り位から膝立ち位へ　41
   2）膝立ち位から横座り位へ　42

4：立ち上がり(立位へ) …………………… 43
1. 高ばい位から立位へ ……………………… 43
   1）四つばい位から高ばい位へ　43
   2）高ばい位から四つばい位へ　44
   3）高ばい位から立位へ　45
   4）立位から高ばい位へ　46
2. 膝立ち位から立位へ ……………………… 47
   1）膝立ち位から片膝立ち位へ　47
   2）片膝立ち位から膝立ち位へ　48
   3）片膝立ち位から立位へ　49
   4）立位から片膝立ち位へ　50
3. 蹲踞位から立位へ ………………………… 51
   1）蹲踞位から立位へ　51
   2）立位から蹲踞位へ　52

5：移動 ……………………………………… 53
1. 四つばい移動 ……………………………… 53
   1）四点移動　53
   2）二点移動　54
2. 歩行 ………………………………………… 55
   1）小児　57
   2）成人　58

第3章　動的バランス ——— 61

1：平衡速動反応(バランス反応) ………… 62
1. 長座位 ……………………………………… 62
   1）肩甲帯に加わる外力　62
   2）骨盤帯あるいは下肢に加わる外力　63
2. 膝立ち位 …………………………………… 64
   1）背面へ加わる外力　64
   2）背面へ加わるやや強い外力　64
3. 立位 ………………………………………… 65
   1）肩甲帯に加わる外力　65
   2）骨盤帯に加わる外力　67

2：予期的姿勢調節 ………………………… 70
1. 両肘立ち位：右上肢の水平外転 ………… 70
2. 四つばい位 ………………………………… 71
   1）頭側への重心移動　71
   2）尾側への重心移動　72
   3）右上肢の水平外転(側方挙上)　73
   4）右下肢の伸展　74
   5）左上肢の外転(側方挙上)と右下肢の伸展　75
   6）右上肢の水平外転と右下肢の伸展　76
（付）高ばい位 ……………………………… 76
3. 膝立ち位：体幹(体重)の側方移動 ……… 77
4. 片膝立ち位：体幹(体重)の前後移動 …… 78
5. 立位：体重心の前後移動 ………………… 79

第4章　諸動作の操作(ハンドリング)の実際 ——— 81

1：寝返り …………………………………… 82
A．頭部への操作 …………………………… 82
1. 背臥位から側臥位へ ……………………… 82
   1）背臥位から側臥位へ　82
   2）側臥位から背臥位へ　84
2. 腹臥位から側臥位へ ……………………… 86
   1）腹臥位から側臥位へ　86
   2）側臥位から腹臥位へ　88

B．上肢と肩甲帯への操作 ………………… 90
1. 背臥位から側臥位へ ……………………… 90
   1）背臥位から側臥位へ　90
   2）側臥位から背臥位へ　92
2. 腹臥位から側臥位へ ……………………… 94
   1）腹臥位から側臥位へ　94
   2）側臥位から腹臥位へ　96

C．両上肢への操作 ………………………… 98
1. 背臥位から側臥位へ ……………………… 98
   1）背臥位から側臥位へ　98
   2）側臥位から背臥位へ　100

       2．腹臥位から側臥位へ……………………102
           1）腹臥位から側臥位へ　102
           2）側臥位から腹臥位へ　104
   D．下肢への操作…………………………………106
       1．背臥位から側臥位へ……………………106
           1）背臥位から側臥位へ　106
           2）側臥位から背臥位へ　108
       2．腹臥位から側臥位へ……………………110
           1）腹臥位から側臥位へ　110
           2）側臥位から腹臥位へ　112

2：起き上がり──座位へ………………………114
   1．腹臥位から四つばい位へ…………………114
       1）腹臥位から両肘立ち位へ　114
       2）両肘立ち位から腹臥位へ　116
       3）両肘立ち位から四つばい位へ　118
       4）四つばい位から両肘立ち位へ　120
   2．四つばい位から横座り位へ………………122
       1）四つばい位から横座り位へ　122
       2）横座り位から四つばい位へ　124
   3．背臥位から片肘立ち位へ…………………126
     A　肩甲帯への操作………………………126
           1）背臥位から片肘立ち位へ　126
           2）片肘立ち位から背臥位へ　128
           3）片肘立ち位から長座位へ　130
           4）長座位から片肘立ち位へ　132
     B　上肢への操作…………………………134
           1）背臥位から片肘立ち位へ　134
           2）片肘立ち位から背臥位へ　136
           3）片肘立ち位から長座位へ　138
           4）長座位から片肘立ち位へ　140

3：起き上がり──膝立ち位へ…………………142
   1．四つばい位から膝立ち位へ………………142
           1）四つばい位から膝立ち位へ　142
           2）膝立ち位から四つばい位へ　144
   2．横座り位から膝立ち位へ…………………146
           1）横座り位から膝立ち位へ　146
           2）膝立ち位から横座り位へ　148

4：起き上がり──高ばい位へ…………………150
   1．四つばい位から高ばい位へ………………150
           1）四つばい位から高ばい位へ　150
           2）高ばい位から四つばい位へ　152

5：立ち上がり──立位へ………………………154
   1．高ばい位から立位へ……………………154
           1）高ばい位から立位へ　154
           2）立位から高ばい位へ　156
   2．膝立ち位から立位へ……………………158
           1）膝立ち位から片膝立ち位へ　158
           2）片膝立ち位から膝立ち位へ　160
           3）片膝立ち位から立位へ　162
           4）立位から片膝立ち位へ　164
   3．蹲踞位から立位へ………………………166
           1）蹲踞位から立位へ　166
           2）立位から蹲踞位へ　168

6：移動………………………………………………170
   1．四つばい移動……………………………170
           1）前進：肩甲帯と骨盤帯への操作　170
           2）前進：下肢への操作　172
           3）側方移動　174
   2．歩行………………………………………176
           1）前進　176
           2）側方移動　178

付録　立ち上り動作と歩行──181

   1．立ち上り動作（臥位から立位）………………182
           1）健常児（者）　182
           2）患児（者）　186
   2．歩行…………………………………………191
           1）健常児（者）　191
           2）患児（者）　192

第1章
基本原理

2　第1章　基本原理

- このマニュアルは"発達的アプローチ"による理学療法の基本的テクニックを習得するための入門書として，位置づけられている．
- ここで取り上げるのは，臥位から立位に至るまでの諸動作および移動の諸動作である．
- これらの動作がどのような身体運動によって行われているのかを理解し，同時に理学療法における操作（ハンドリング：handling）を習得する．
- これらの操作は，他動運動および自動介助運動の基本になる．

1：発達的アプローチとは

- 発達的アプローチ（developmental approach）とは，基本的な姿勢および動作における身体運動に観察される運動パターンが，年齢の推移とともに，原則的に一定の系列に従っていることによる名称である．
- 運動パターンは，同時に起こる複数の関節運動の組み合わせで定義される．
- 人間の小児期における運動機能は，秩序ある系列に従って発達する（図1-1）．
- 生後，可能になる動作の運動パターンは，暦年齢におよそ一致して変化する．それは中枢神経系の構造の成熟に対応していると想定されている．
- 姿勢および動作の制御は，個体が課題を遂行するために，環境と相互作用を行うという経験を通して学習され，向上する．

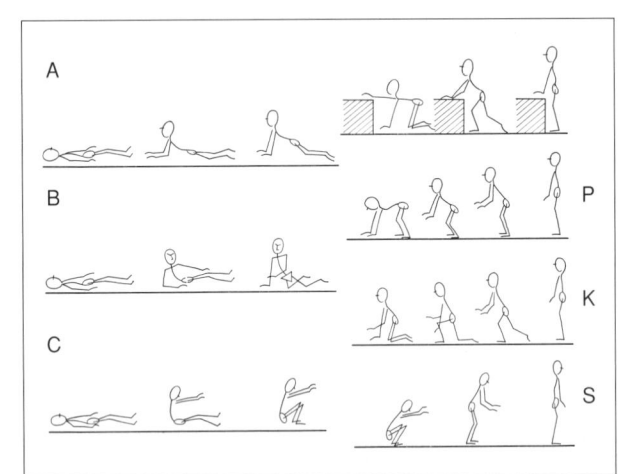

図1-1　背臥位から立位になる運動課題（動作）の運動分析（発達系列）
A：背臥位―腹臥位―四つばい位―高ばい位（初期には台を支えとするが，その後は床に手掌をついた姿勢から立位になる）―立位（P）．
B：背臥位―片肘立ち位―横座り位―膝立ち位―片膝立ち位―立位（K）．
C：背臥位―蹲踞位（しゃがんだ姿勢）―立位（S）．

(中村　1977)

2：姿勢

1. 姿勢とは

- 姿勢とは，身体の構えあるいは全身の形を表す言葉である．運動学では，頭部や体幹，四肢という体節の相対的な位置関係を"構え"，身体の基本面が重力に対してどのような関係にあるのかを"体位（肢位）"と呼んでいる．
- 発達的アプローチで取り上げる基本的な姿勢は，**臥位-座位-膝立ち位-立位**およびそれらから派生するいくつかの姿勢である（図1-2）．
- すべての運動は，姿勢に始まり，姿勢に終わる．前者を開始肢位，後者を終了肢位という．

2. 姿勢バランス

- 姿勢バランスとは，現象的には同じ姿勢（肢位，体位）が保持されている状態のことであり，静的バランス（static balance）と動的バランス（dynamic balance）に分けられる．バランス（平衡）の状態からの変位に対する抵抗をバランスの安定性（stability）という．

1）静的バランス

- 静的バランスは，静止した姿勢を保持しているときのバランスであり，ロンベルク（Romberg）試験の立位姿勢，つぎ足（前足の踵に後足の指先が触れている立位姿勢）あるいは片足立ちの姿勢などにおけるバランス（姿勢保持）である．
- 立位姿勢では，支持基底が狭くなるほど，バランスの不安定性は高まる．
- 静的バランスを保持している姿勢では，体重心の水平な床面への投影点（重心線）は，支持基底の内側にとどまっている．
- 安静立位姿勢であっても，身体は動揺している．両足圧中心（center of foot pressure: COP, 重心線におよ

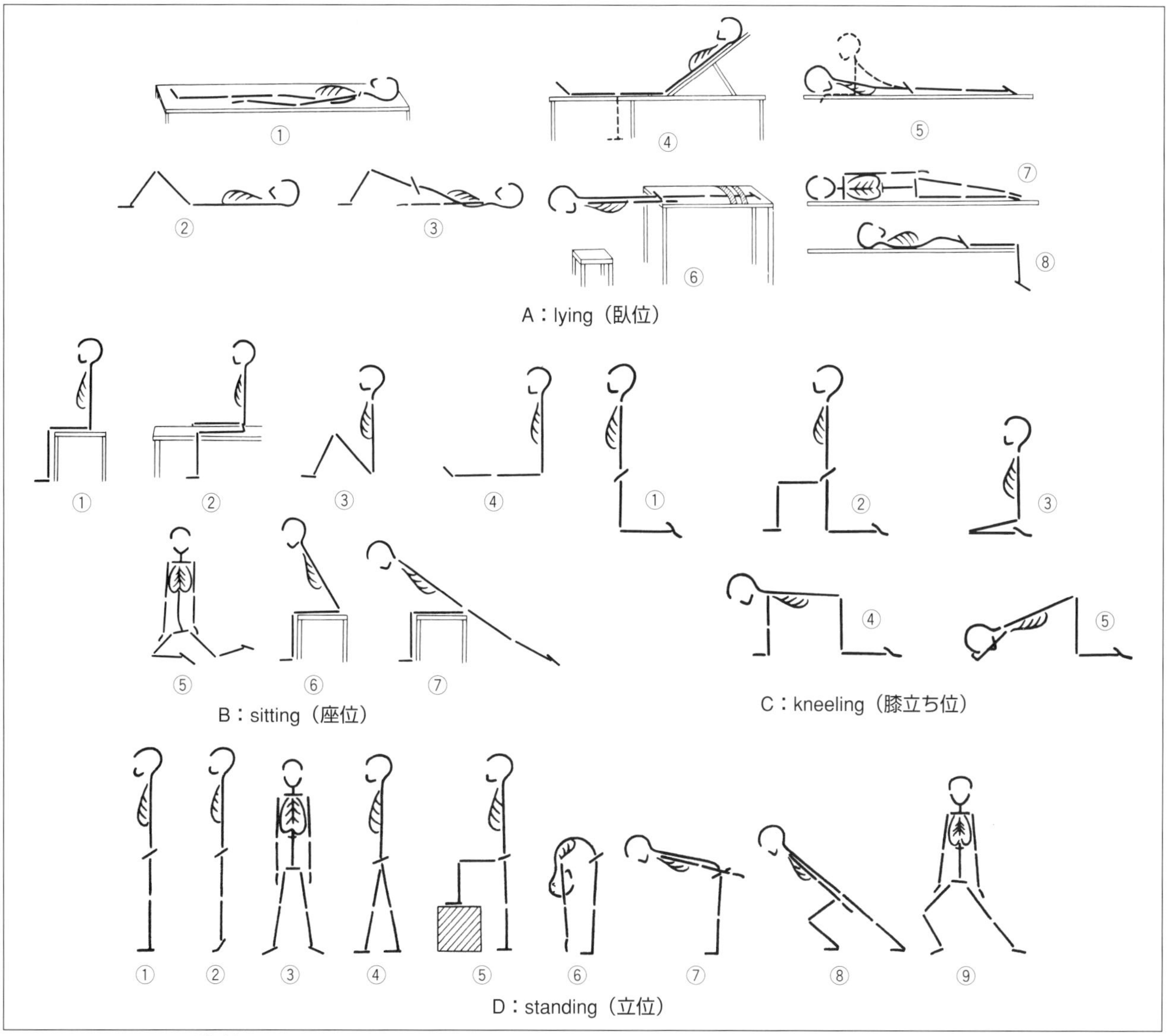

図 1-2　いろいろな姿勢

Gardiner（1964）は，体位を臥位，座位，膝立ち位，立位および懸垂位に分類し，これに構えの要素を加えて細分化している．懸垂位を省略して掲げておく（それぞれの姿勢の名称は原文である）．わが国で慣用的に利用されている用語を（　）に示す．

A：lying（臥位）
①lying（背臥位）
②crook lying
③crook lying with pelvis lifted（ブリッジ）
④half lying（ファウラー体位：Fowler position）
⑤prone lying（腹臥位）
⑥leg prone lying
⑦side lying（側臥位）
⑧sit lying

B：sitting（座位）
①sitting（椅子座位）
②ride sitting（騎乗位）
③crook sitting
④long sitting（長座位）
⑤side sitting（横座り位）
⑥stoop sitting
⑦fallout sitting

C：kneeling（膝立ち位）
①kneeling（膝立位）
②half kneeling（片膝立ち位）
③kneel sitting（正座）
④prone kneeling（四つばい位）
⑤inclinated prone kneeling

D：standing（立位）
①standing（立位）
②toe standing（つま先立位）
③stride standing（開脚立位）
④walk standing
⑤half standing
⑥lax stoop standing
⑦stoop standing
⑧fallout standing
⑨lunge sideway standing

(Gardiner 1964, 改変)

そー致する）が支持基底から逸脱すれば，バランスを失って転倒する，あるいは姿勢が乱れる．

- 一定の姿勢を保持し，体重心が多少は動揺しても，姿勢に変化がないことを静的バランスの安定性がよいという．
- COPの累積移動距離が大きいことを静的バランスの不規則性（unsteadiness）が高いという．
- 立位姿勢で，前後左右にできるだけ大きく随意的に体

図 1-3　姿勢と静的バランスの安定性
A. 姿勢の相違による体重心の高さの変化：蹲踞位に比べて立位，さらに立位で両上肢挙上位にすると，体重心の位置は高くなり，静的バランスの安定性は低下する．
B. 支持基底の広さ：両足を密着した立位（左上）よりも開脚立位（右上），さらに松葉杖を使用した立位（下）のほうが支持基底は広くなる．
C. 姿勢の変化と体重心の移動：左下肢を上げると，体重心の投影点は右足底で形成される支持基底内に移動する．

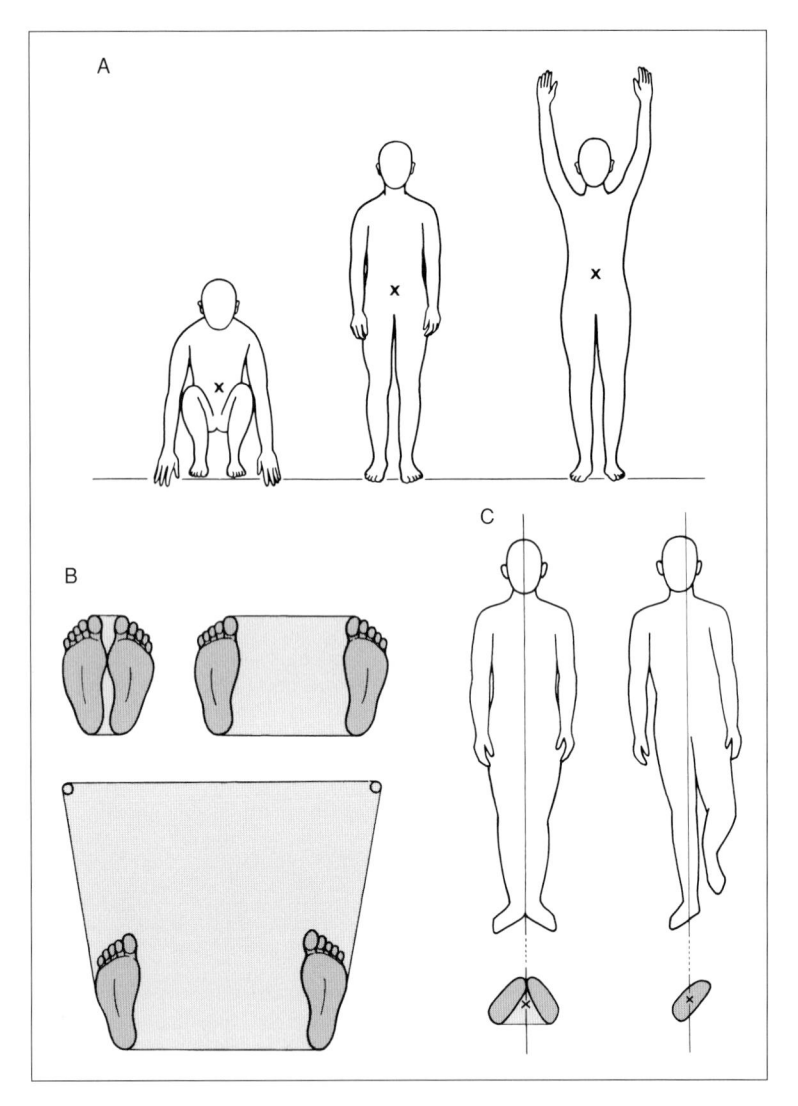

重心を移動したとき，それぞれの COP の位置（平均値）によって囲まれる面積の大きさが静的バランス安定性の指標になる．
- 体重心が高く，支持基底が狭くなるほど，静的バランスの安定性は低下する（**図 1-3**）．

2）動的バランス
- 動的バランスの保持には，平衡速動反応と予期的姿勢調節が関与する．

①平衡速動反応（バランス反応）
- 平衡速動反応は，ある姿勢を保持しているとき，姿勢を崩すような外力に対して，その姿勢を保持しようとする自動反応(automatic reaction)である．
- つり革などにつかまらずに，進行方向に向かって立った姿勢で電車（走行中）に乗っているときに，ブレーキがかかると，上半身をやや前傾して，踵を上げて，その場にとどまっている．急ブレーキであれば，前に一歩踏み出して立位姿勢を保持する．
- 発達的アプローチあるいは神経発達的アプローチでは，平衡速動反応を運動行動の現象面をとらえて，バランス反応と呼んでいる．

②予期的姿勢調節
- 予期的姿勢調節は，体重心の移動を伴うような意図的運動のとき，意識されている身体部位の運動に先行して生じる姿勢の変化である．予期的姿勢制御ともいう．
- 両足をそろえた立位姿勢を保持して，片側上肢を前方へ向かって，できるだけ遠くまで伸ばす動作を行う（機能的リーチ検査：functional reach test）．このと

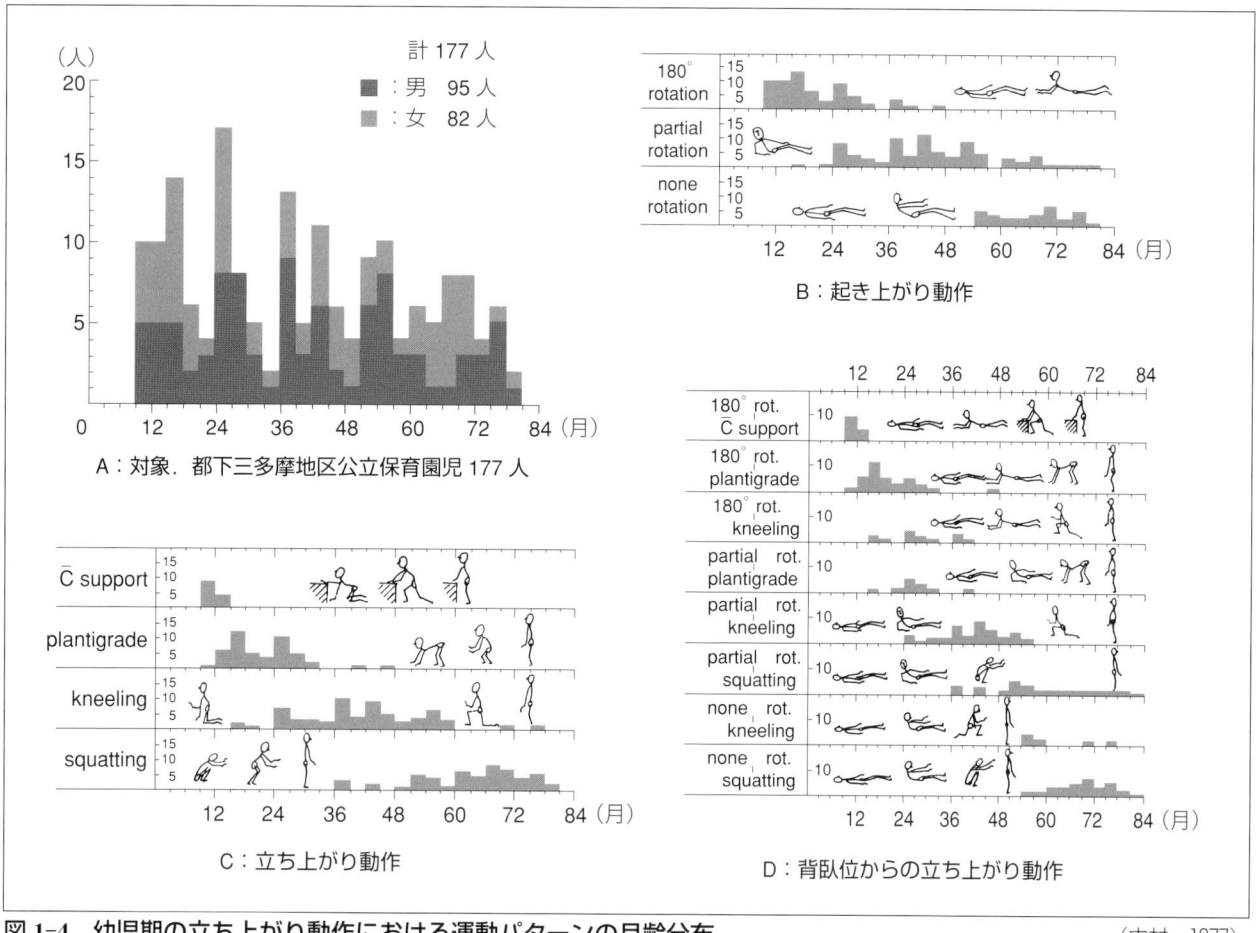

図 1-4 幼児期の立ち上がり動作における運動パターンの月齢分布　　　　　　　　　　　　　　　　　　　　　　　　　　　（中村　1977）

き，体重心は前方へ向かって移動してくる（動的バランス）．それにつれて手先も次第に前に出る．これ以上は上肢を伸ばせなくなり，体重心の移動は停止して一定の姿勢を保持する（静的バランス）．これは静的バランスの安定性限界(stability limit)である．
- 膝立ち位から片膝立ち位になるとき，姿勢の乱れ（両上肢の外転など）もなく，動作が滑らかに行われて終了することを動的バランスがよいという．

3. 動作

- それぞれの動作には，身体運動が始まるときの開始肢位および身体運動が停止する終了肢位があり，さらに身体各部位の運動軌跡が定まっている．
- それぞれの動作における身体運動のうち，理想的なパターンを理念型(ideal type, 理想型)という．**図 1-1**は，背臥位から立位への動作の理念型である．
- この動作の幼児期における月齢別の発現頻度を**図 1-4**

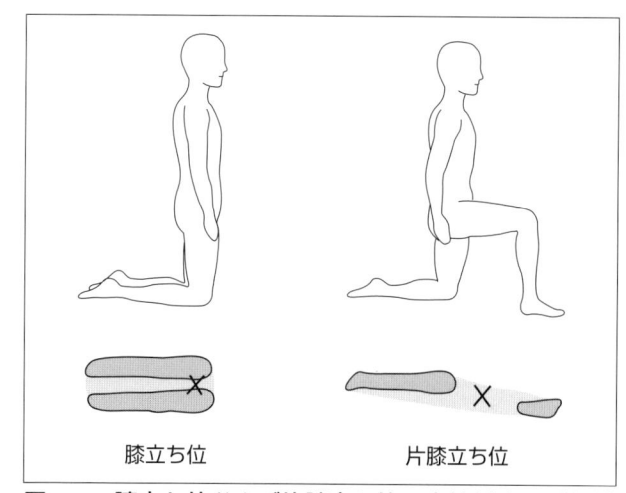

図 1-5　膝立ち位および片膝立ち位の支持基底と重心線の位置（×）

に掲げる．
- 意図的に，ひとつの安定した姿勢から別のもうひとつの安定した姿勢へと変化するときの運動を動作として

扱う．
- 安定したひとつの姿勢から，それにつづく次の安定した姿勢になるまでの運動を，**基本動作（単位動作）**と定義する．これが動作の最小単位である．
  * たとえば，膝立ち位から片膝立ち位になるまでの運動では，2つの姿勢の間には静的バランスの安定した姿勢（構え）はない．前方へ振り出す下肢の運動を途中で止めた姿勢を想像することはできるが，その姿勢における静的バランスは非常に不安定であり，重心線は片側下腿の前面だけによる支持基底から容易に逸脱して転倒してしまう（図1-5）．
- 動作中の姿勢（体位）の保持を動的バランスという．
  * たとえば，歩行は立位姿勢を保持したまま，全身が水平移動する動作である．このとき，体重心の投影点（重心線）は必ずしも支持基底の内部にとどまっていない．
- 動的バランスを保持している状態では，身体運動は停止することがない．

4. 動作の連合

- 複雑な動作では，身体のいろいろな部位が同時にあるいは系列に従って，異なる基本動作の運動を行うことで構成されている．
- 動作の連合は，連続動作，結合動作，同時動作および複合動作に分けられる．
  * 連続動作は，単独の基本動作が切れ目なく，系列に従って行われるものである．
  * 結合動作は，同一の身体部位で同時に2つ以上の動作が行われるものである．
  * 同時動作は，別個の身体部位で同時に2つ以上の動作が行われるものである．
  * 複合動作は，同時動作と結合動作とが複合したものである．
  * たとえば，**背臥位から腹臥位への動作は，背臥位から側臥位への動作に側臥位から腹臥位への動作**がつづいた連続動作としてとらえられる．
- **背臥位から立位への動作**には，いろいろなパターンがあり，それぞれが複数の基本動作の連合によって構成されている（図1-1）．
- 成人に観察される**背臥位から立位への動作**は多様であるが，個体の発達からみれば，それら動作の組み合わせには一定の系列がある．
- **背臥位から立位への動作は，大きく背臥位から座位へと座位から立位へ**との2動作に分けられ，それぞれにおよそ3通りの理念型がある．
  * 生後13か月になり，ひとりで立ち上がるようになった幼児は，**背臥位→腹臥位→四つばい位→高ばい位→立位**姿勢の系列で動作を行う．
  * 2歳6か月になった幼児は，**背臥位→片肘立ち位→横座り位→膝立ち位→片膝立ち位→立位**姿勢の系列をみせる．
  * 6歳児は，**背臥位→蹲踞位→立位**姿勢の系列ができる．
  * 6歳児以降では，**背臥位から座位へ**および**座位から立位へ**のそれぞれ3通りの動作を，いろいろと組み合わせて用いている．
- 静止姿勢におけるアライメントおよび静的バランスの安定性，姿勢変換の動作における運動パターンおよび動的バランスの安定性が重要である．
- 四つばい位，膝立ち位および立位における移動動作では，開始肢位と終了肢位の静的バランス，動作中の運動パターンおよび動的バランスが重要である．

3：発達的アプローチの原理

1. 姿勢と運動の制御

- 姿勢制御の発達は，頭部の運動制御から始まる．これに必要とされる感覚入力に関しては，初期には視覚が重要とされている．
- 幼児は座位を保持できるようになると，頭部と体幹の姿勢や運動にかかわる感覚運動システムの協調性を学習するようになる．これらは，その後の複雑な運動技能の学習に関与する基本的構造を形成する．
- 姿勢や運動の制御は，複数の感覚運動転換（sensorimotor transformation）の連続した，系列に従った発達過程に依存していると想定する．ただし，観察される運動行動面では，運動発達の里程標として，反射や反応，自発的運動（動作）の出現や消失，それらの不連続のステップとしてとらえられる．
  * 感覚運動転換は，コネクショニスト・モデル（connectionist model）におけるネットワークで行われる

と仮定する．そのようなネットワークを構成する中枢神経系における構造化は，成熟および学習の結果として形成される．

- ランプ運動（ramp movement：遅い運動）からバリスティック運動（ballistic movement：速い運動）への変化は，学習によって，感覚入力に依存した運動のフィードバック制御から間欠的フィードバック制御を経て，感覚入力によらないフィードフォワード制御ができるようになった結果である．
- バリスティック運動の獲得は，予期的姿勢調節機構の出現を伴っている．
- 動作の連合も学習の結果である．
- ある動作の学習過程でも，動作は初期にはフィードバック制御で行われ，次第にフィードフォワード制御で行われるようになる．
- 立位における二足移動では，初期には片側下肢を1歩踏み出して，その場にとどまって，安定した立位を取り直し，それから対側下肢を一歩踏み出す．二足歩行のリズムはなく，歩行と呼べる運動パターンではない．1歩の踏み出しであり，その基本動作も始めは不安定である．その後，数歩は連続した下肢の運動による二足移動が可能になる．この過程がフィードバック制御からフィードフォワード制御への移行過程，運動学習の過程である．
- これらの学習過程では，視覚や固有感覚，皮膚触感覚，さらに平衡感覚などの感覚統合も関係している．

2. 支持基底と姿勢バランス

- 姿勢や運動の観察から直接得られる現象に，生体力学的にみた姿勢バランスの安定性がある．
- 生体力学の視点では，**臥位→四つばい位→高ばい位→膝立ち位→片膝立ち位→立位**という姿勢の発達は，静的バランスの不安定性が次第に増加する姿勢への変化である．
  * 背臥位の姿勢は，支持基底(base of support)が広く，体重心(center of gravity)の位置は低く，体重心の投影点(重心線)は支持基底の中央付近に位置している．そのため，静的バランスは著しく安定している．
  * 座位，さらに立位になると，支持基底は狭く，体重心の位置は高くなり，重心線は支持基底の中央からは離れて，静的バランスは不安定になる．

3. 筋収縮の様態

- 制御できる筋収縮の様態は，求心性収縮から始まり，静止性収縮，遠心性収縮の順序で獲得される．
  * 重力だけによる身体部位の運動（自由落下）には，主動筋の活動停止が必要とされる．運動制御からみると，かなり難易度の高い運動である．
- 四肢の運動時の筋収縮様態は，発達の比較的初期には持続性収縮が用いられ，次第に相動性収縮が利用されるようになる．ランプ運動からバリスティック運動への変化である．

4. 体幹の運動

- ここでは，体幹の屈筋群あるいは伸筋群の優位性からみた運動パターンを取り上げる．
- 出生後，重力に抗して行われる体幹の運動は，始めは両側の伸筋群の求心性収縮によって遂行される．つづいて体幹の回旋運動（左右の屈筋群および伸筋群の共同筋活動），その後に両側の屈筋群の活動でも遂行されるようになる．
  * このような伸筋群から屈筋群への推移は，動作の種類にかかわらず，共通した現象である．
  * 老化に伴う運動機能の低下では，運動パターンは逆の推移をみせる．

5. 四肢の運動パターンの組み合わせ

- 四肢の運動パターンの組み合わせについては，次の順序で遂行できるようになる（**図1-6**）．
  1) **両側対称**(bilateral-symmetrical)
  * 上肢あるいは下肢のどちらかを，左右を同時に同じ方向へ動かす．
  2) **片側**(ipsilateral)
  * 上肢あるいは下肢のどちらかを，左右どちらか片側だけを動かす．
  3) **両側非対称**(bilateral-asymmetrical)
  * 上肢あるいは下肢のどちらかを左右非対称の方向へ動かす．
    ① **交互**(alternating)：まず片側を動かし，停止してから対側を動かすというようにして，左右を交互に動かす．
    ② **相反**(reciprocal)：左右を同時に逆方向へ動か

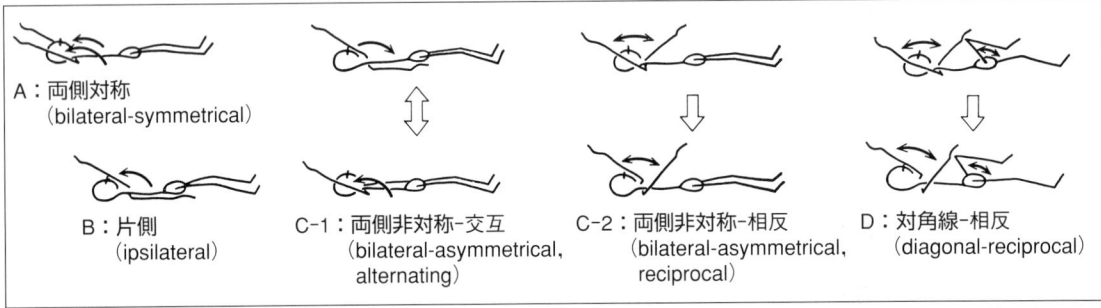

図1-6　上下肢の運動パターンの組み合わせ　　　　　　　　　　　　　　　　　　　　　　　　　　　　　　　（中村　1977）

A：両側対称（bilateral-symmetrical）
B：片側（ipsilateral）
C-1：両側非対称-交互（bilateral-asymmetrical, alternating）
C-2：両側非対称-相反（bilateral-asymmetrical, reciprocal）
D：対角線-相反（diagonal-reciprocal）

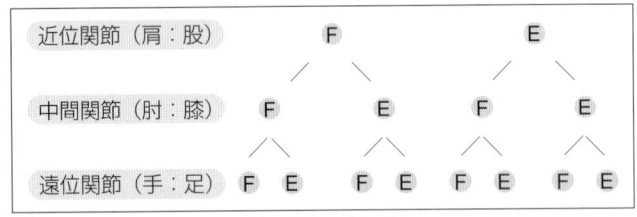

図1-7　四肢の関節運動の組み合わせ

手関節では，F：掌屈，E：背屈，足関節では，F：背屈，E：底屈を表している．
普通の身体運動では，トータルパターン（total pattern）と呼ばれているF―F―F，あるいはE―E―Eの組み合わせは起こらない．痙性不全麻痺患者では，F―F―FやE―E―Eが出現して，ほかの組み合わせは困難になる．健常者では"その場跳躍"のような極度の緊張状態を除けば，トータルパターンは出現しない．　（中村　1977）

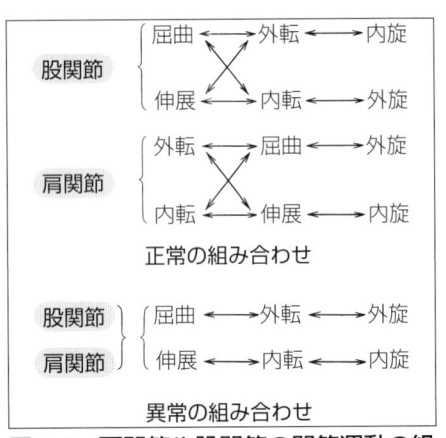

図1-8　肩関節や股関節の関節運動の組み合わせ

肩関節と股関節は運動の自由度3であるが，その運動の組み合わせには規則性がある．
（中村　1977）

　　4）対角線-相反（diagonal-reciprocal）
＊上肢および下肢を体幹を軸として対角線方向に組み合わせ，左右同時に逆方向へ相反して動かす．
＊四肢の各関節運動がすべて同じ方向になるような動作（トータルパターンによる運動）は，スポーツなどの特殊な場面を除いて，普通の動作では起こらない（図1-7）．
● 普通の動作で観察される運動では，股関節および肩関節の運動は自由度3である．図1-8に，通常の四肢運動パターンと痙性麻痺のような病的状態で現れる異常な運動パターンとを掲げておく．

4：部分法と全体法

● ひとつの動作を操作（ハンドリング）を通して学習するように訓練するとき，その方法は全体法と部分法との2通りに分けられる．
● 全体法では，複雑な動作の始め（開始肢位）から終わり（終了肢位）までを一度に行い，それを反復する．
● 部分法では，動作を複数のステップに分けて，それらを系列に従って実施する．部分法には，いろいろな方法がある．

　1）純部分法
＊分けた各ステップを逐次完成してから，最後にこれらをひとつの全体にまとめる．

　2）漸進的部分法
＊分けた各ステップを，第1と第2を別個に実施し，その後に両者を結合する．次に第3を実施してから，第1～第3を結合し，逐次全体に及ぶ．

　3）反復部分法
＊第1を実施してから第1と第2とをまとめて実施し，次に第1から第3までをまとめて実施する．こうして最後に全体に及ぶ．

- 全体法と部分法との混合した仕方もある．
- 基本動作であっても，それを身体の各部位の系列化した動きに分解し，別個の運動パターンの組み合わせへと分解して，部分法として実施することもできる．
  * このような部分法では，複雑な動作が体幹や四肢の単純な運動パターンに分けることができるため，各部位の運動パターンを正確に，かつ簡単に習得しやすくなる．
  * この場合，各運動パターンを結合する操作を確実に実施しないと，動作の解体が起こる．
  * たとえば，**腹臥位から両肘立ち位への動作**では，
    ① 腹臥位姿勢，両側肩関節180°屈曲（挙上）位，頸部をやや伸展位とした開始肢位となる．
    ② 体幹をやや伸展し，同時に右方向へ回旋して，右肩を床面から離す．つづいて，右肩関節を90°屈曲位，右肘関節90°屈曲位まで右上肢を動かす．これで**腹臥位から右片肘立ち位へ**となる．
    ③ 同じ運動を左側で行うことで**右片肘立ち位から両肘立ち位へ**ができる．
- これらの動作において，体幹の伸展と屈曲だけを訓練する過程もありうる．これは動作というよりも基本的な運動パターンの訓練になる（動作を利用して運動パターンを訓練する）．そのとき，右上肢は，前腕が床面に接しているが，体重支持は行っていない．体幹筋群の静止性収縮によって，体幹が伸展・回旋した構えを保持した状態である．その後，右上肢の屈曲運動が起こる．この過程では，動作というよりも**腹臥位から片肘立ち位への**動作が2つの要素的運動パターンに分けられていることとしてとらえる．
- 部分法では，ひとつの動作を複数の基本動作に分け，その系列を明らかにしておく必要がある．
- 基本動作においても，その動作に関係する運動パターンを複数の構成要素に分けておくことが求められる．
- 全体法では，動作の連合を把握するのが容易である．しかし，身体運動は複雑になる．

5：理念型について

- このマニュアルの記述では，いろいろな動作における身体運動の原型と考えられる，不変であって，完全な運動パターンが掲げられている．
- ただし，姿勢や運動パターンは，理念型（ideal type）がそのままの形で実在するわけではない．
- 現実に見いだされるのは，多くの人々の比較的近似した運動パターンである．
- ここには，観察者の立場から，いろいろな動作がどのような運動パターンの系列によって遂行されているのかが記述されている．
- 理念型を通じて，具体的な諸動作の運動パターンを習得することが重要である．

第2章
諸動作の運動分析

- ここでは**臥位から立位へ**の諸動作および**移動**の諸動作について，発達系列に従った動作およびそれらの運動パターンの理念型を解説する．
  * たとえば，**背臥位から立位へ**の動作では，中間にいろいろな姿勢が観察されている（**図2-1**）．隣り合う姿勢の移行で観察される運動が基本動作（単位動作）を構成する．
- 各動作は，連続した姿勢の変化として図示されている．それらは健常成人が行っている動作のVTRから転記したものであり，およそ理念型に近いものになっている．
- このマニュアルに従って，各動作の運動分析を行うことによって，動作に用いられている運動パターンを理解する．学習者自身が各動作のステップを追って繰り返して行い，その運動の感覚を習得するように努めるとよい．
- 多くの動作は，左右非対称の身体運動によって行われる．動作の記述では，例題として左側あるいは右側から運動が開始されている．
- 健常成人を被験者として，その動作を観察して運動分析を試みるときには，被験者は動作を左右のどちら側から開始してもよい．
- それぞれの動作は，複数の基本動作に分解されている．また，開始肢位と終了肢位を逆にした場合の動作も掲げられている．
- 学習に当たっては，まず基本動作を習熟して，その後に動作の連合を行う**部分法**を学習する．
  * たとえば，**寝返り**では，**背臥位から側臥位へ**および**側臥位から背臥位へ**を反復して実施し，次に**腹臥位から側臥位へ**および**側臥位から腹臥位へ**を反復して実施する．その後，これらの基本動作を切れめなしに行う連続動作として，**背臥位から腹臥位へ**および**腹臥位から背臥位へ**を実施する．

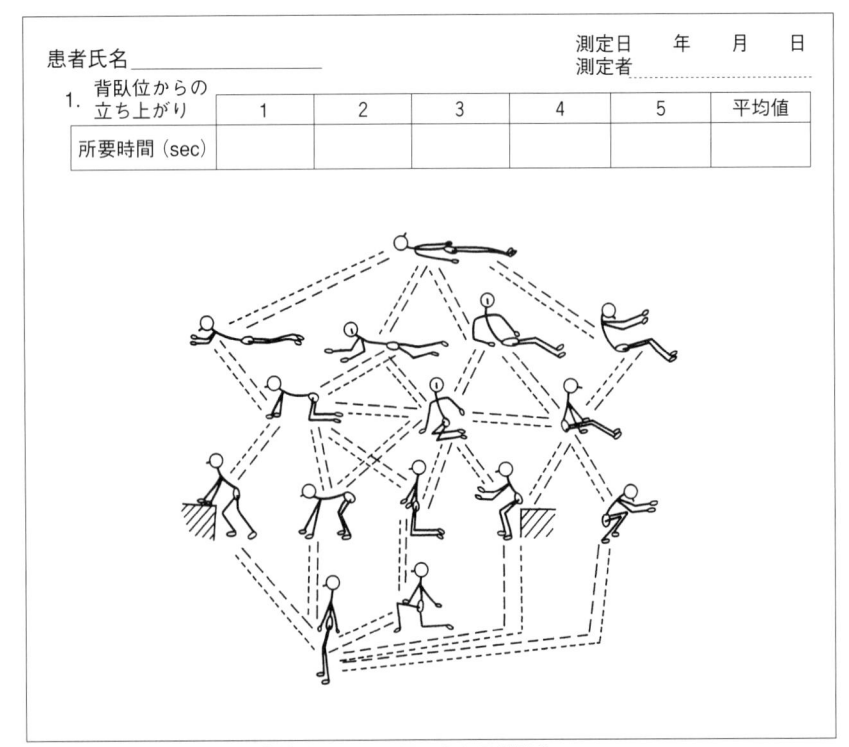

図2-1　背臥位から立位になるのに用いられる諸動作
　　　　"起居・移動動作の検査"のチャートの一部である．所要時間およびどのような中間姿勢を経たのかを記入する．

（中村・他　2003,一部改変）

1：寝返り

- 寝返りの動作，たとえば**背臥位から腹臥位へ**の動作は，基本動作**背臥位から側臥位へ**と基本動作**側臥位から腹臥位へ**によって構成される連続動作である．
- 基本動作の運動パターン，連続動作の系列，過程を理解することが重要である．

1. 背臥位から側臥位へ（図2-2）

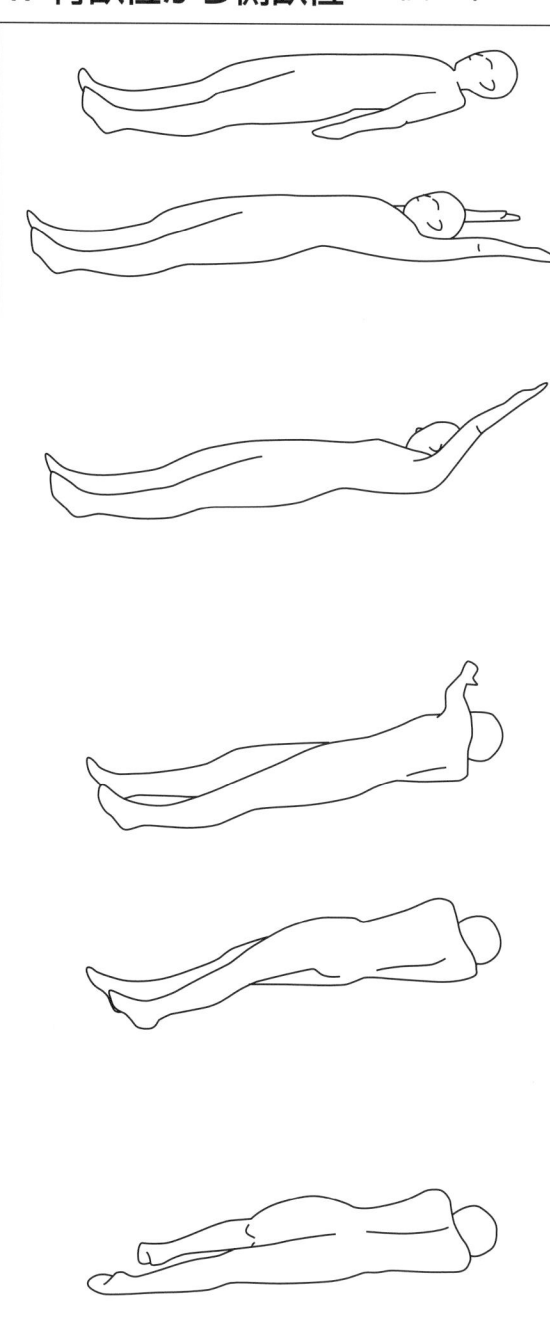

▶開始肢位は，基本肢位，背臥位である．

▶両側の肩関節をおよそ180°屈曲位（外転位），前腕は回内位になる．この姿勢を開始肢位としてもよい．

▶頭部は，やや屈曲し，右回旋する．
▶右上肢は，およそ90°内転して，90°外転位となり，床面に接する．
▶左上肢の肩関節は，伸展・内転・外旋する．左肘関節は，伸展位を保持している．前腕は中間位となる．左手先は，右手に重なるような方向にある．
▶肩甲帯および上半身が右側に向かって回旋を始める．

▶体幹の回旋が骨盤帯に及び，**左肩甲部→左殿部→左大腿後面**の順に床面から離れる．
▶体幹回旋の後半には，頸部は基本肢位に戻る．

▶右下肢は，伸展位のまま，外側が床面に接する．
▶左手掌が右手掌に触れるようにして，左上肢の運動は終了する．

▶左下肢は，股関節がわずかに屈曲位となり，膝部は床面に接している右下肢を越え，やや前方の床面に接して，運動を終了する．
▶終了肢位は，頭部が基本肢位（実際には，やや屈曲して右側屈位になる），両上肢は肩関節90°屈曲位，肘関節伸展位（わずかに屈曲位でもよい）となる．

＊運動の多くは，体重心を上方へ移動させるために，体幹筋群の求心性収縮によって行われる．

2. 側臥位から背臥位へ (図2-3)

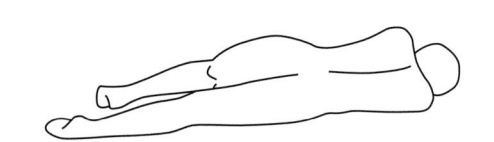

▶開始肢位は，右側臥位になった基本肢位から，両肩関節を90°屈曲位として，両手掌を合わせ，右手背が床面に接し，右下肢は伸展位，左下肢は股関節と膝関節がわずかに屈曲した姿勢である．
＊この動作は，ゆっくりと行われる．

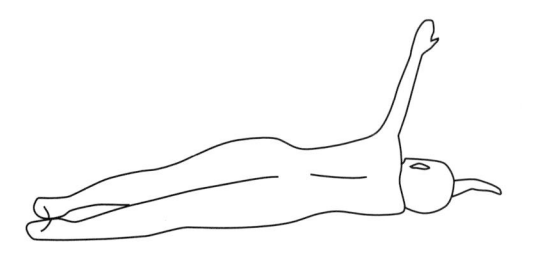

▶頭部は，やや伸展して，左回旋する．
▶左上肢は，肩関節が外転・内旋し，前腕は回内して，手先が左上方へ向かう．
▶肩甲帯および上半身は，左回旋を始め，それが骨盤帯に及ぶ．

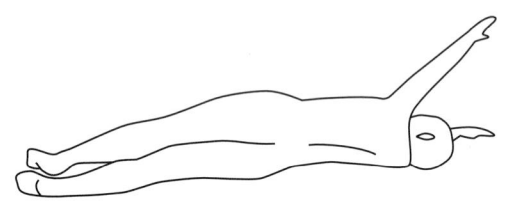

▶骨盤帯の左回旋につれて，左股関節は伸展し，左下肢は右下肢を越えて後方へ向かい，やがて右大腿の後方で床面に接する．

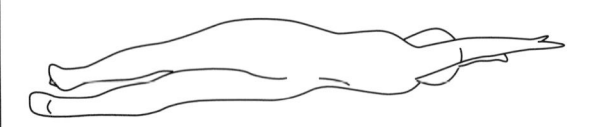

▶右上肢は，およそ90°外転して，180°外転位（屈曲位）となる．

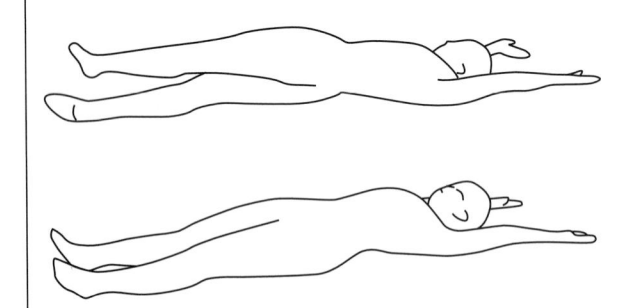

▶終了肢位は，両側の肩関節180°屈曲位（外転位），肘関節伸展位，前腕回内位である．

＊運動は，体重心を下方へゆっくりと移動させるために，主として体幹筋群の遠心性収縮によって制御されている．

3. 腹臥位から側臥位へ（図2-4）

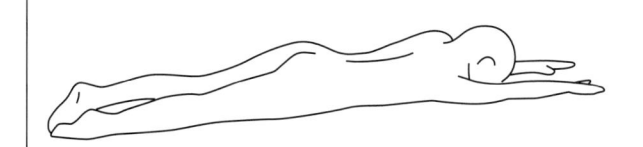

- 開始肢位は，腹臥位で，基本肢位から両側の肩関節が180°屈曲位，前腕は回内位，足関節は底屈位とした姿勢である．
- 頭部が伸展し，左回旋する．視線は肩越しに後ろに向けられている．

- 左上肢は，肩甲骨が内転して，肩関節がわずかに屈曲・内転・外旋し，前腕は回内する．
- 上半身は，伸展して，左回旋を始める．
- 胸部が床面から離れ，つづいて骨盤帯も左回旋する．
- 右上肢は，肩関節がおよそ90°屈曲位になるまで，ゆっくりと伸展する．
- 左下肢は，股関節がわずかに屈曲し，大腿部が床面に接している右下肢の大腿部の上に重なるようになる．足部や膝部が軽く床面に接していることもある．

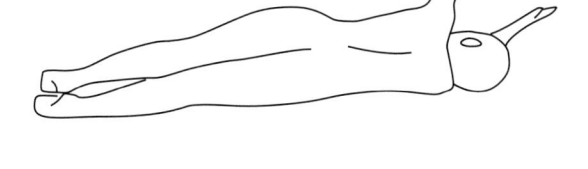

- 両上肢は，肩関節がおよそ90°屈曲位となり，両手掌は合わせるようにして床面に接している．

  ＊運動は，四肢を除いて，体幹筋群の求心性収縮によって行われる．

4. 側臥位から腹臥位へ（図 2-5）

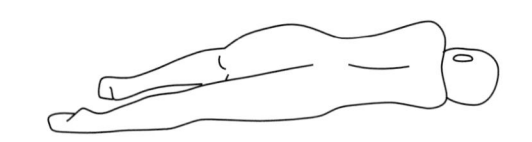

▶ 開始肢位は，右側臥位になった基本肢位から，両肩関節を 90°屈曲位として，両手掌を合わせ，右手背が床面に触れ，右下肢は伸展位，左下肢はわずかに屈曲位になった姿勢である．

▶ 右上肢は，肩関節がおよそ 180°屈曲位まで屈曲し，頭部が右上腕の上に位置している．

▶ 頭部は，やや右回旋し，つづいて左上肢の肩関節がゆっくりと屈曲・内転・外旋する．

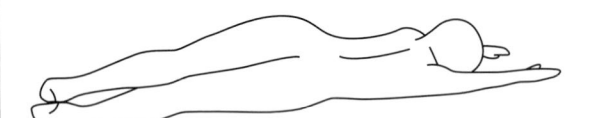

▶ 肩甲帯の右回旋につれて，上半身が右側へ向かって回旋を始める．

▶ 体幹の回旋が骨盤帯に及び，左下肢がその動きを追うようにして，股関節がわずかに屈曲・外転・内旋する．

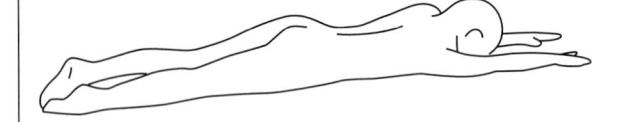

▶ 両上肢は，肩関節 180°屈曲位となる．腹臥位になる．

＊運動は，主として体幹筋群の遠心性収縮で行われる．

5. 寝返り

- **背臥位から側臥位へ**，**側臥位から腹臥位へ**あるいはその逆を連続した動作で行うと，**背臥位から腹臥位へ**あるいはその逆の連続動作になる．
- **背臥位から側臥位へ**と**側臥位から腹臥位へ**との間には，運動パターンの変換や筋収縮様態の相違がある．
- 一連の滑らかな運動で寝返りの動作を行うときには，体幹筋群の求心性収縮で開始され，運動パターン切り替えのさい，体幹筋群の筋活動を欠いた慣性運動が挿入され，その後に体幹筋群の遠心性収縮による運動の制動が行われる．

付 下半身からの寝返り

- 臥位における体幹の回旋運動による寝返りには，下半身から運動を開始して上半身に回旋運動が及ぶ運動パターンを用いる動作もある．
- ここでは**背臥位から腹臥位へ**，**腹臥位から背臥位へ**の連続動作を記載する．寝返りの中間で動作が終了し，側臥位にとどまれば，それぞれが基本動作（単位動作）となる．

1）背臥位から腹臥位へ（図 2-6）

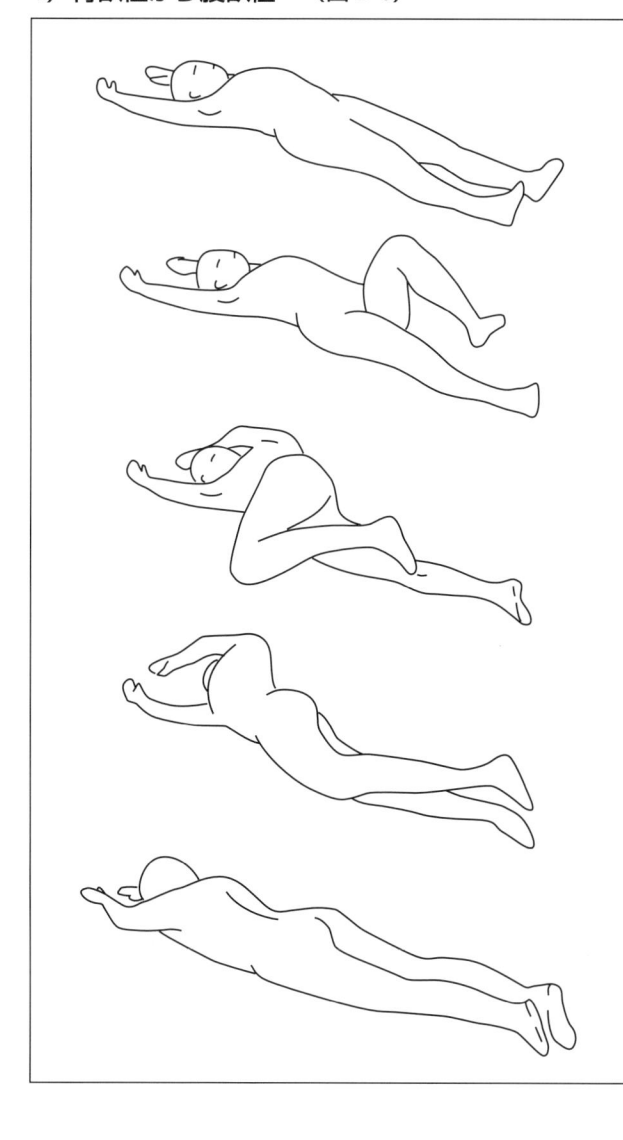

▶ 開始肢位は背臥位，両上肢は肩関節 180°屈曲位である．

▶ 動作は，骨盤帯の右回旋と，それに同期する左下肢の屈曲から始まる．

▶ 左股関節が軽く屈曲・内転・外旋し，骨盤帯の回旋につれて，左膝が床面に接する．

▶ 下半身から上半身へ向けて回旋運動が及び，胸部が床面に向かうにつれて，頭部は軽く伸展する．

▶ 体幹回旋の後半には，左下肢は伸展する．
▶ 腹臥位になる．
 ＊この間，両上肢の構え（肢位）には，あまり変化がない．

2) 腹臥位から背臥位へ (図 2-7)

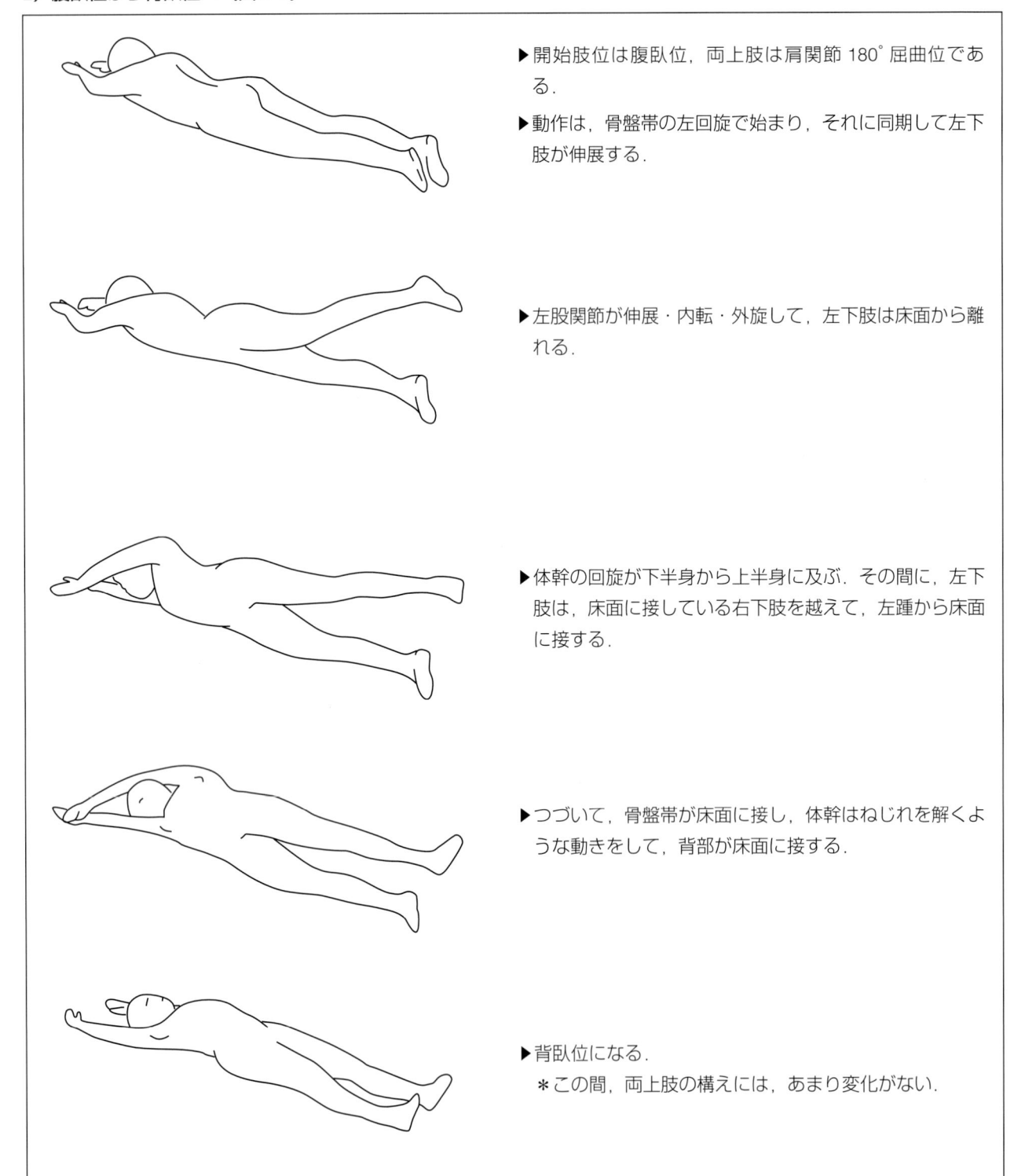

▶ 開始肢位は腹臥位，両上肢は肩関節 180°屈曲位である．

▶ 動作は，骨盤帯の左回旋で始まり，それに同期して左下肢が伸展する．

▶ 左股関節が伸展・内転・外旋して，左下肢は床面から離れる．

▶ 体幹の回旋が下半身から上半身に及ぶ．その間に，左下肢は，床面に接している右下肢を越えて，左踵から床面に接する．

▶ つづいて，骨盤帯が床面に接し，体幹はねじれを解くような動きをして，背部が床面に接する．

▶ 背臥位になる．
　＊この間，両上肢の構えには，あまり変化がない．

2：起き上がり（座位へ）

- 起き上がりの動作には，腹臥位→四つばい位→座位，背臥位→片肘立ち位→座位および背臥位→長座位（あるいは背臥位→蹲踞位）の3通りがある．
- 四つばい位は，膝立ち位群に属する姿勢として分類されている．これは膝立ち位から股関節を90°屈曲位にして体幹を床面と平行に，肩関節を90°屈曲位にして手掌を床面につけば，四つばい位になるからである．しかし，臥位から座位になる動作では，四つばい位は座位になる前に挿入される姿勢である．
- 背臥位→蹲踞位は，日常生活ではほとんど用いられない動作である．その変形が緊急事態では観察される．

1. 腹臥位から両肘立ち位へ

- 両肘立ち位への動作は，片肘立ち位（基本動作，単位動作）を経由する．
- ここでは，理念型の課題動作は左側から開始している．右側からの場合も同様である．
- 1)〜4) では，いずれの動作も体幹の運動が先行していることに注意する．上肢によって上半身を押し上げているのではない．
- これらの動作には，頭部や体幹の回旋および伸展の運動が重要である．

1）腹臥位から片肘立ち位へ（図 2-8）

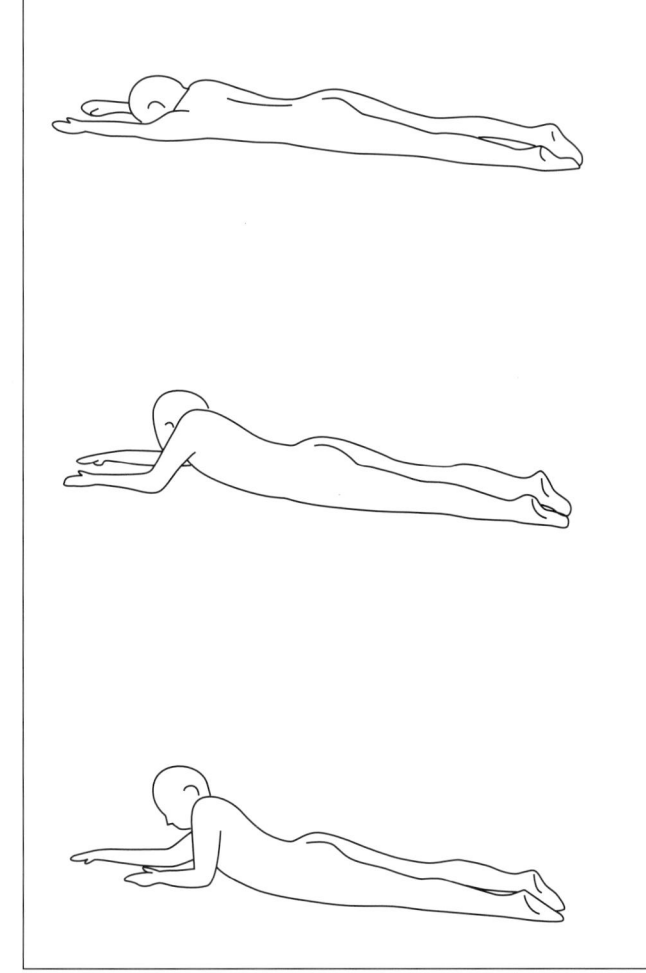

▶ 開始肢位は腹臥位，両上肢は肩関節180°屈曲位，頭部はやや伸展位である．

▶ 以下の動作では，視線は左手背に向けられている．頭部が左回旋し，つづいて上半身が左回旋しながら伸展する．肩甲帯の左側が床面から離れる．左肘もわずかに床面から離れる．

▶ 上半身の左回旋した姿勢は保持され，左肩関節で上肢が伸展する．左肘関節は屈曲する．
▶ 左肘が左肩関節の真下に位置するようになるまで，左上肢は引き寄せられる．
▶ 左側の上腕は床面に垂直となり，肘と前腕は床面に接し，肘で上半身（体重）の一部を支える．

▶ 頭部は右回旋し，正中位まで戻る．
▶ 左肘立ち位の姿勢になる．
▶ 体重心は，やや右側に片寄っている．

2）片肘立ち位から腹臥位へ（図 2-9）

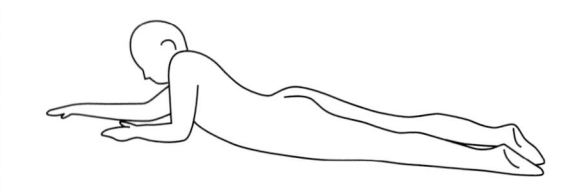

▶ 開始肢位は腹臥位，頭部はやや伸展し，左肩関節はおよそ 60°屈曲位，左肘関節は 90°屈曲位，左前腕は回内位となり，手掌とともに床面に接している．右上肢は肩関節 150°〜170°屈曲位，肘関節伸展位，前腕回内位で床面に接している．左肘立ち位である．

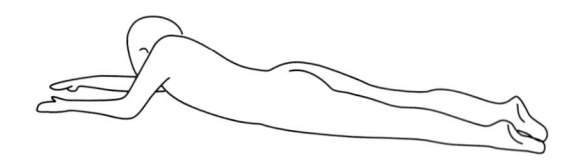

▶ 上半身は左回旋および伸展をやや強くし，左肘が軽く床面から離れる（左上肢による体重支持はない状態である）．
▶ 視線は左手に向けたまま，左手先は上方（元の位置）へ伸びる．

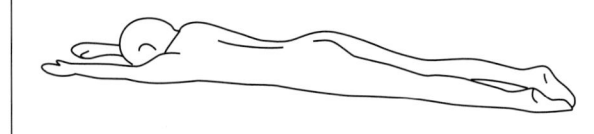

▶ 左上肢の肩関節屈曲および肘関節伸展が進むにつれて，上半身の左回旋と伸展は元に戻る．
▶ 腹臥位になる．

3）片肘立ち位から両肘立ち位へ（図2-10）

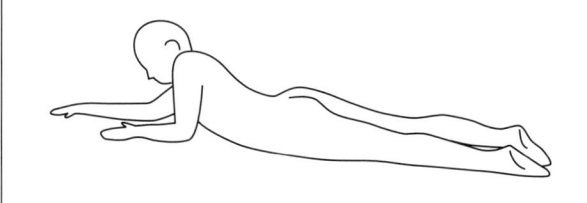

▶開始肢位は腹臥位，左片肘立ち位である．

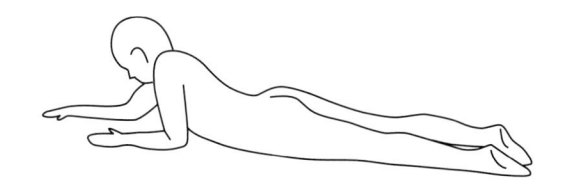

▶頭部は右回旋し，つづいて上半身が右回旋しながら伸展する（体幹の左側屈による代償運動の生じることがある）．
▶左肘が上半身（体重）を支える．
▶右肩が床面から離れる．右肘もわずかに床面から離れる．

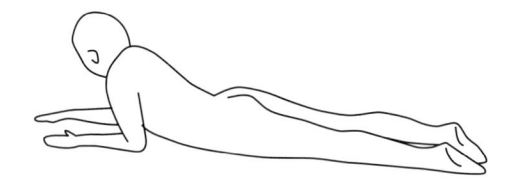

▶右肘が右肩関節の直下に位置するようになるまで，右上肢は引き寄せられる．
▶両肘間の距離は肩幅と一致している．

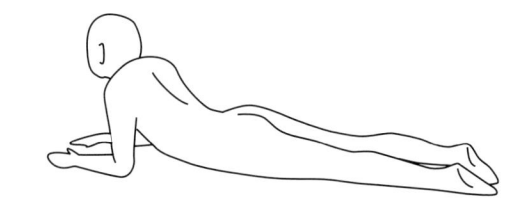

▶頭部と上半身が正中位に戻り，上半身は両肘で均等に支えられる．
▶両肘立ちになる．

 ＊両肘立ち位では，両肩関節で上腕が外転・内旋して，前腕が片仮名の"ハ"の字形になりやすい（正しい姿勢ではない）．

4）両肘立ち位から片肘立ち位へ（図2-11）

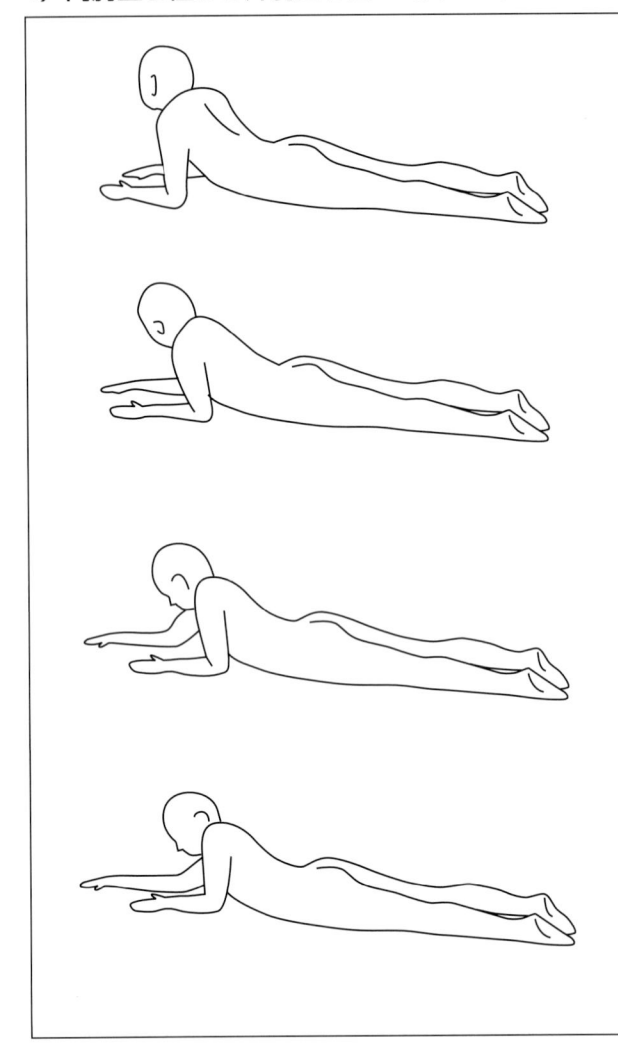

▶開始肢位は腹臥位，両肘立ち位である．肘は肩関節の直下に位置して，上半身を支えている．肩関節はおよそ60°屈曲位，肘関節は90°屈曲位，前腕と手掌は床面に接している．

▶頭部および上半身が右回旋しながら伸展し，上半身（体重）を左肘が支える．
▶右肘が床面から軽く離れる．

▶視線は右手に注がれたまま，右手先が上方（元の位置）へ伸びる．
▶右上肢の肩関節屈曲および肘関節伸展が進むにつれて，右肩は床面に接する．

▶左片肘立ち位になる．

2. 両肘立ち位から四つばい位へ
1）両肘立ち位から四つばい位へ（図2-12）

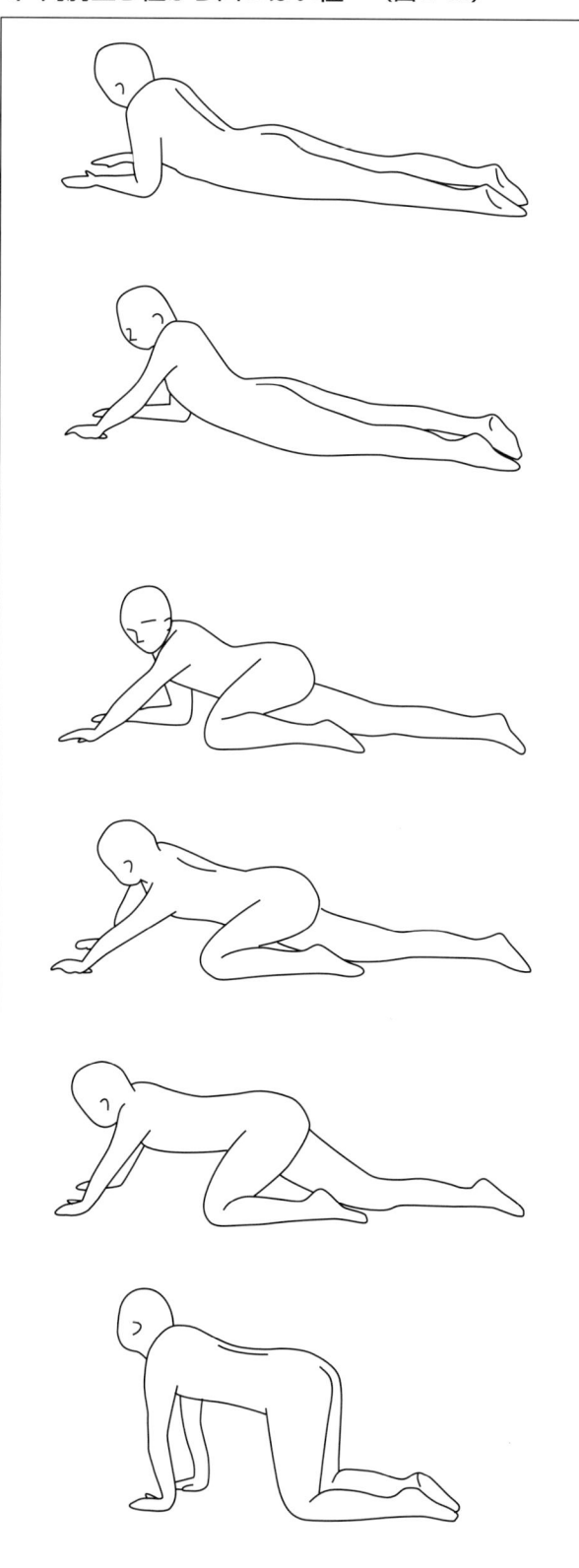

▶ 開始肢位は腹臥位，両肘立ち位である．肘は肩関節の直下に位置して，上半身を支えている．肩関節はおよそ60°屈曲位，肘関節は90°屈曲位，前腕と手掌は床面に接している．

▶ 両肘立ち位から，頭部および上半身が左側へ回旋して，左肘関節は伸展する．
▶ 視線は左手背に向けられている．
▶ 体幹が大きく左回旋することによって，上半身（体重）を右肘が支えるようにして，左肘関節が十分に伸展した姿勢となる．
　＊この姿勢では，骨盤帯も左回旋している．
　＊左手掌は床面に触れた位置にとどまっている．

▶ 左下肢の股関節および膝関節が十分に屈曲する．これによって，左手と左膝との距離が肩関節と股関節との距離におよそ一致するところまで，左下肢が引き上げられる．

▶ 頭部は右回旋し，つづいて体幹も右回旋する．
▶ 左上肢は上半身（体重）を支持する．屈曲位となっている左股関節および膝関節が伸展して，体幹を頭部および背面へ向かって押し上げる．同時に右側の肩関節と肘関節も伸展する．

▶ 右大腿前面は床面から離れ，右股関節および右膝関節の屈曲によって，両下肢は並んで位置するようになる．

▶ 体幹は，両側の手掌と膝によって，左右均等に支持され，四つばい位になる．

　＊股関節と膝関節を伸展する筋力が弱い場合，この運動パターンは困難である．

付 両肘立ち位から四つばい位への変法

変法として観察される動作を記しておく．（図 2-13）

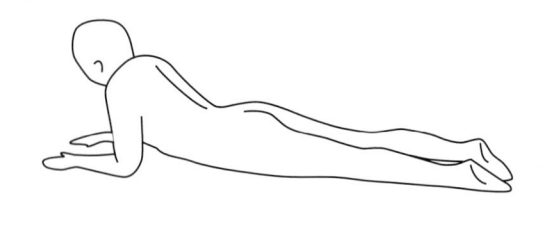

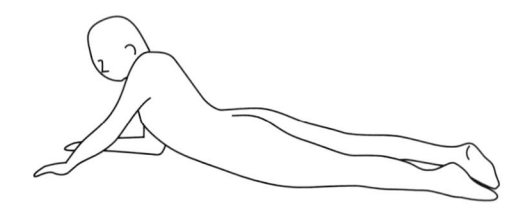

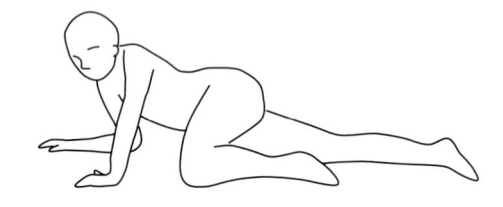

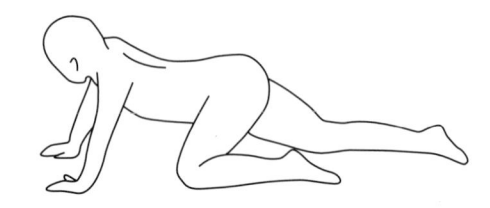

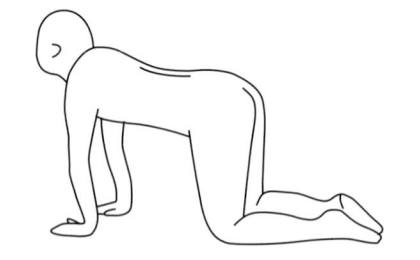

▶ 開始肢位は，腹臥位，両肘立ち位である．肘部は肩関節の直下に位置して，上半身を支えている．肩関節はおよそ 60°屈曲位，肘関節は 90°屈曲位，前腕と手掌は床面に接している．

▶ 頭部および上半身が左回旋して，伸展する．視線は左手背に向けられている．

▶ 体幹が大きく左回旋することによって，上半身（体重）を右肘が支えるようにして，左肘関節が十分に伸展した姿勢となる．
 * この姿勢では，骨盤帯も左に回旋している．
 * 左手掌は，床面を擦るようにして移動し，左肩関節の直下に位置する．

▶ 左下肢の股関節および膝関節が屈曲する（ただし，十分ではないことが多い）．これによって，左手と左膝との距離が肩関節と股関節との距離におよそ一致するところまで，左下肢が引き上げられる．

▶ 頭部が右回旋し，つづいて体幹も右回旋する．

▶ 左上肢は上半身（体重）を支持する．屈曲位となっている左股関節および膝関節を伸展して，体幹は背面に向かって押し上げられる．同時に右側の肘関節も伸展する．

▶ 右大腿前面は床面から離れ，右股関節および右膝関節が屈曲し，両下肢は並んで位置するようになる．

▶ 体幹は両側の手掌と膝や下腿で左右均等に支持され，四つばい位になる．

 * この動作パターンは，主として体幹の回旋運動で行われる．それに肘関節の伸展が加わる．下肢の可動域や筋力が低下している場合，このような動作・運動パターンが用いられる．

2）四つばい位から両肘立ち位へ（図 2-14）

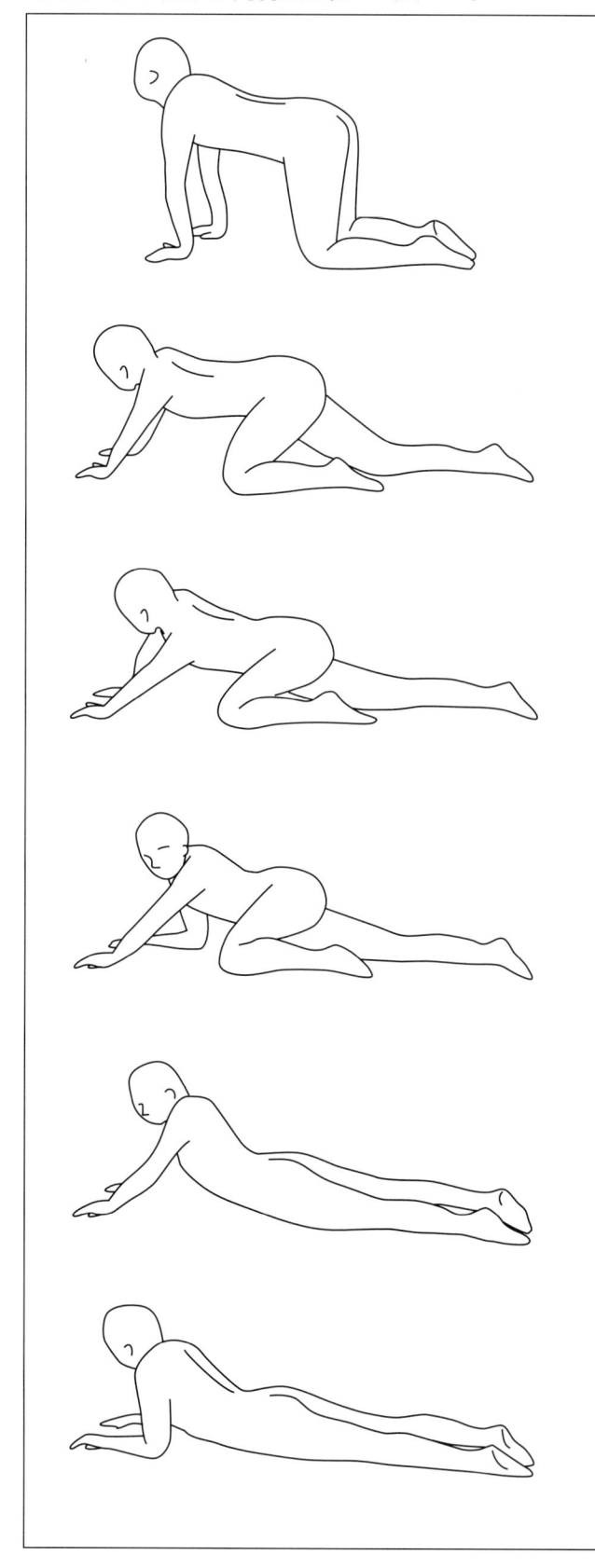

▶開始肢位は四つばい位，頭部はやや伸展位，両肩関節は 90°屈曲位，肘関節は伸展位，両手掌は肩関節の直下に位置して，肩幅だけ開いて床面に接し，両側の股関節および膝関節は 90°屈曲位，足関節は底屈位，両下腿前面と両足背は床面に接している．

▶頭部がわずかに左回旋し，視線は左手背に向く．

▶体幹が頭側へ，つづいて左側へわずかに移動する．

▶体幹は両手掌および左膝で支えらえ，右下肢が伸展する．骨盤帯は左回旋する．

▶左側の股関節と膝関節の屈曲および両肩関節と右肘関節の屈曲が始まる．この運動によって，体幹は尾側へ移動し，同時に上半身の左回旋が起こる．

＊このとき，左下肢の屈曲が十分に行われ，体幹が尾側へ大きく移動することが重要である．

▶右大腿前外側部が床面に接する．

＊この肢位の判定基準は，右肩の直下に右肘が位置して，右前腕が床面に接することである．

▶左下肢も伸展して，骨盤帯前面が左右とも床面に着く．

▶左肘関節が屈曲して，左前腕は床面に接する．

▶両肘立ち位（上腕は床面に垂直）になる．

3. 四つばい位から横座り位へ
1）四つばい位から横座り位へ（図 2-15）

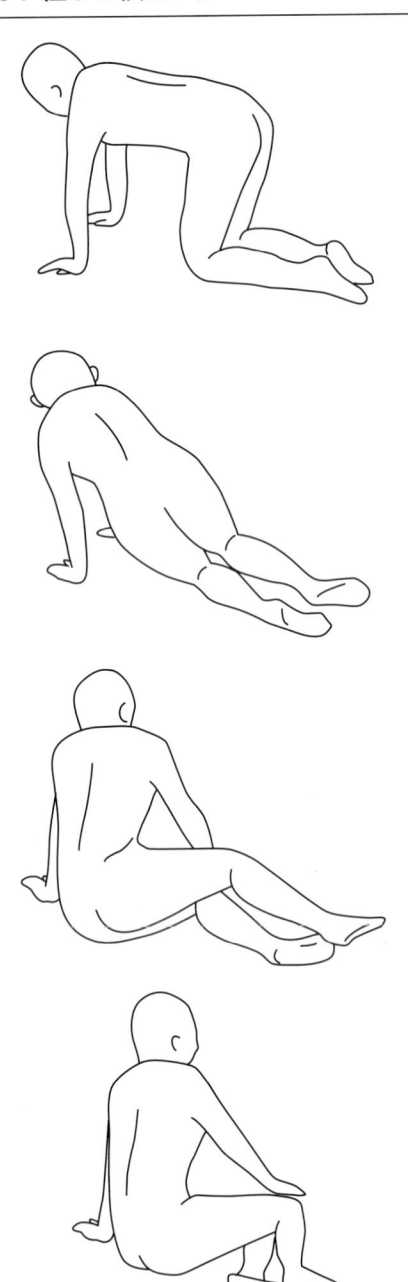

▶ 開始肢位は，四つばい位である．

▶ 頭部がやや伸展し，右回旋する．
▶ 左上肢が上半身（体重）を支持するように，体幹はわずかに頭側，左側へ移る．
▶ 左手掌を床面に接した左上肢は，垂直位に保持されたまま，左肩関節が軸となって，左殿部が床面に接するように，体幹がゆっくりと右回旋する．同時に体幹が左側の床面に向かって下降する．このとき，左手掌と左膝は，回旋の支点となっている．

▶ 殿部が左側から床面に接する．この間，両側の股関節および膝関節は，およそ 90°屈曲位を保持している．右手掌は，右膝辺りにくる．

▶ 横座り位になる．
▶ 終了肢位では，左手と左膝との距離が肩関節から股関節までの距離と一致している．体幹は主として左殿部で支えられ，右殿部は床面にかすかに触れる程度である．左上肢は，上半身（体重）を十分に支えている．
▶ その後，手先が前方に向くように，肩関節内旋や前腕回内の運動が起こることもある．

＊ここで扱っている横座り位は，日常的な正座から膝を崩した姿勢とは別である．
＊この動作が滑らかに行われるためには，体幹の筋群および股関節周囲の筋群の遠心性収縮による運動制動が重要である．
＊横座り位になったとき，両殿部が踵上に載ることがなく，直に床面に接していることが重要である．

2）横座り位から四つばい位へ（図2-16）

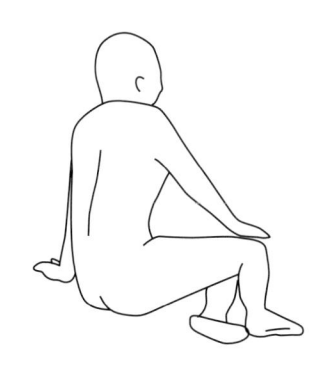

▶開始肢位は，左横座り位である．長座位から体幹を左側へやや傾け，左肩関節を外転，肘関節を伸展して，左手掌を左膝関節の外側に，およそ肩関節と股関節との距離だけ離して床面におく．体幹は，左手掌と左殿部で支える．両膝関節を十分に屈曲し，両足部は右殿部の外側に位置している．右手は，右膝辺りにある．

▶左手先は，左に向く．

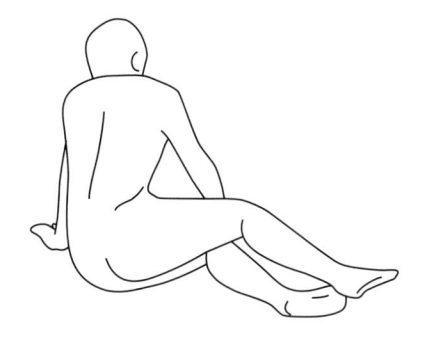

▶右手が左手と平行で，肩幅だけ離れたところに位置するようにする．右上肢は，肩関節で内転する．

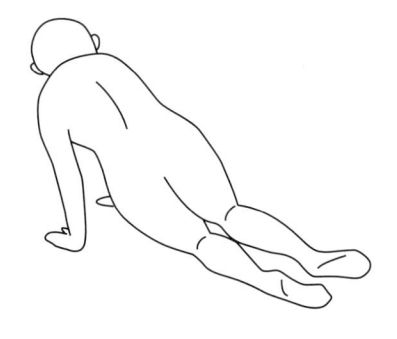

▶左手掌と左膝を支点にして，体幹は左へ回旋しながら，骨盤帯を上方へ移動させる．

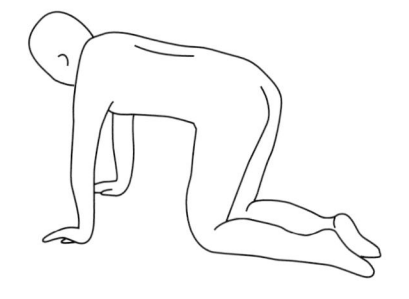

▶右手掌が床面に接する．
▶四つばい位になる．

＊この動作は，主として左股関節の外転，伸展および体幹の回旋によって行われる．

4. 横座り位から長座位へ

1）横座り位から長座位へ（図2-17）

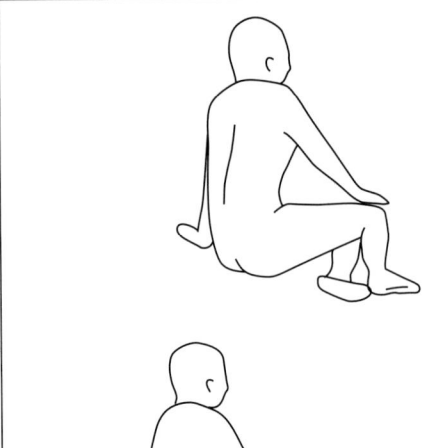

▶ 開始肢位は，左横座り位である．

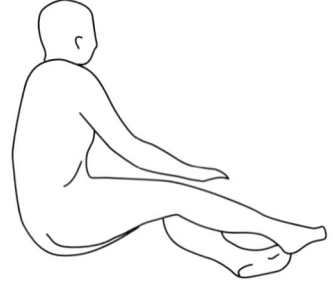

▶ 頭部が右回旋を始め，つづいて上半身も右回旋する．
▶ 骨盤帯が右回旋して，右殿部が床面に接する．同時に，両側の股関節と膝関節が伸展を始める．

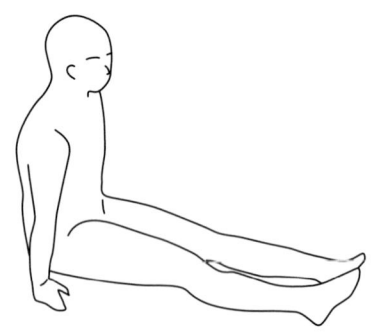

▶ 体幹は，左傾斜位から直立位になる．
▶ 両手は，両大腿の上に，あるいは体幹に沿って，床面に接している．

2) 長座位から横座り位へ（図2-18）

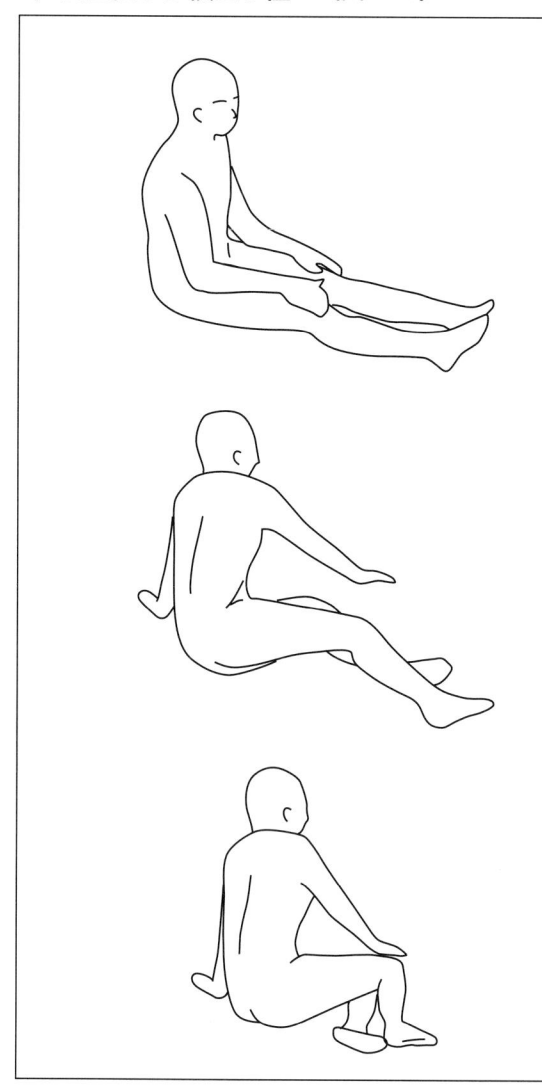

▶ 開始肢位は，長座位である．頭部と体幹は基本肢位，骨盤帯はやや後方へ傾斜して，両側の股関節は60〜70°屈曲位，膝関節は伸展位となっている．両上肢は体幹に沿い，両手掌は床面あるいは大腿部・膝部に接している．

▶ 頭部は大きく左回旋して，視線は肩越しに左後方へ向く．

▶ 肩甲帯が左回旋する．左上肢は，肩関節を外転・外旋して，肘関節を伸展位，前腕回外位として，手掌を左後方の床面に接する．

▶ 両側の股関節と膝関節が屈曲しながら，体幹と骨盤帯が左回旋する．
　＊このとき，左手掌が接している場所と左膝の場所との距離は，左肩関節と左股関節との距離におよそ一致している．

▶ この姿勢では，体幹（体重）は左手掌と左大腿外側部で支えられている．

▶ つづいて，両膝を屈曲して，両踵が殿部に近づき，横座り位になる．

5. 背臥位から片肘立ち位へ
1）背臥位から片肘立ち位へ（図 2-19）

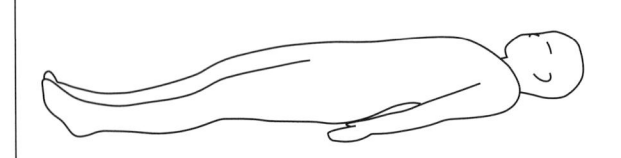

▶ 開始肢位は，背臥位における基本肢位である．ただし，両前腕は回内位で，手掌は床面に接している．

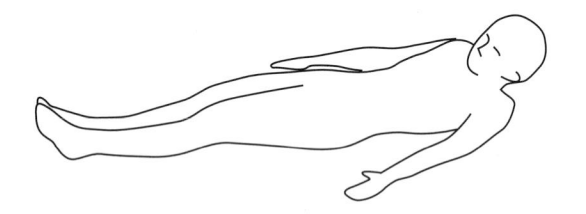

▶ 頸部は屈曲し，左回旋する．左肩関節が 30～40°外転位となり，手掌は床面に接する．
▶ 肩甲帯はやや左回旋し，右肩関節は屈曲・内転して，右上肢が左前下方（体幹の対角線方向）へ向かう．

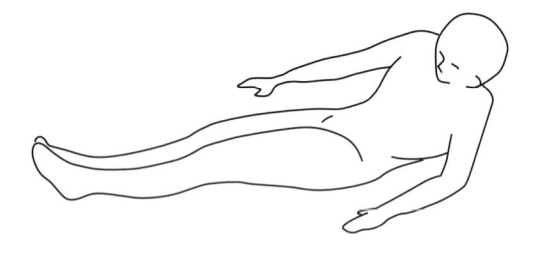

▶ 右肩甲部が床面から離れ，上半身が左回旋する．左肩甲部も床面を離れる．
▶ 左肘を支点として，上半身の回旋運動が進み，起き上がる．
▶ 右手掌は，およそ左大腿前面の近くに位置している．

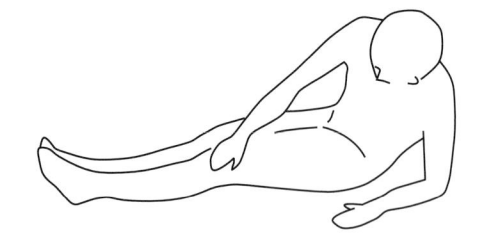

▶ 体幹（体重）は，左側の肘，殿部および大腿後外側部で支持されている．右殿部は，床面からわずかに離れている．
▶ 左片肘立ち位になる．左股関節はやや外旋位，右股関節は内旋位となる．視線は，右前方へ向けられる．

＊起き上がりのとき，体幹の回旋運動がなく，左肘を支点として，左肩関節の伸展によって上半身を起こし，その後に体幹を回旋する動作もある（理念型ではない）．
＊この動作の理念型は，体幹の回旋・屈曲運動によって行われる動作である．

2) 片肘立ち位から背臥位へ（図 2-20）

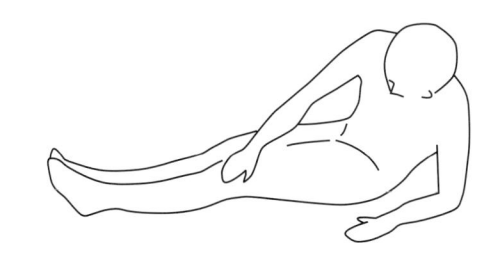

▶ 開始肢位は，左片肘立ち位である．基本体位で背臥位から，体幹はやや左回旋・前屈位，左肩は 40〜50°外転・外旋位として上腕が床面に垂直になって，肘で上半身を支える．前腕は回内位で，手掌とともに床面に接する．右殿部はわずかに床面から離れる．視線は前方の床面に向けられている．

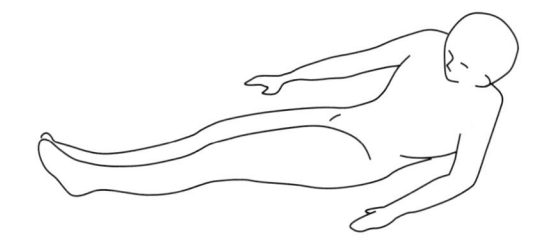

▶ 頭部はやや右に回旋して，視線は正面を向く．
▶ 体幹下部からのねじれを解くようにして，体幹が右回旋する．
▶ 体幹がゆっくりと床面に近づき，左背部，つづいて左肩甲部が床面に接する．

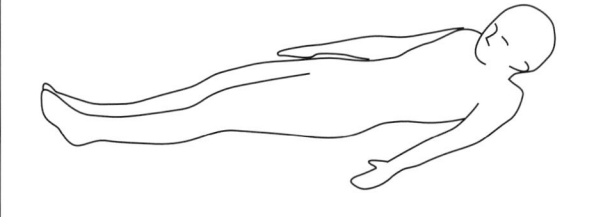

▶ 上半身のねじれが解けて，右殿部や右肩甲部，つづいて後頭部が床面に接する．

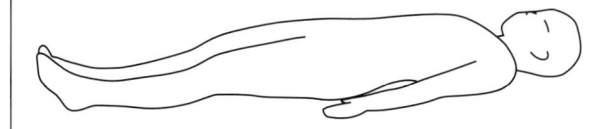

▶ 左手掌は体幹からやや離れて床面に接し，終了肢位となる．

* この動作は，主として体幹筋群の遠心性収縮によって行われる．
* 動作の開始直後に体幹のねじれを解いて，背面が床面と平行になり，その後に左肩関節の屈曲によって背臥位になる運動も，多く観察されている（理念型ではない）．

6. 片肘立ち位から横座り位へ

1）片肘立ち位から横座り位へ（図 2-21）

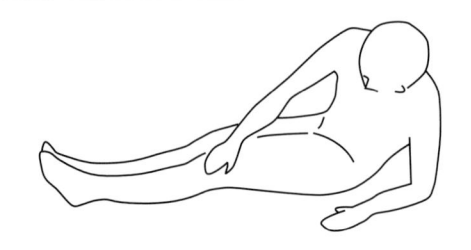

▶ 開始肢位は，左片肘立ち位である．

▶ 視線は左前方へ向いている．胸腹部もやや正面左を向き，体幹は左側に傾斜している．

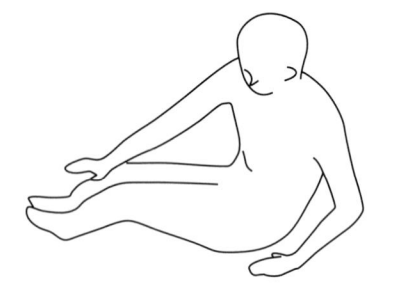

▶ 体幹を右方へ回旋させながら起き上がり，左側への傾斜が減少する．左肘関節は伸展する．手掌は元の位置にとどまっている．

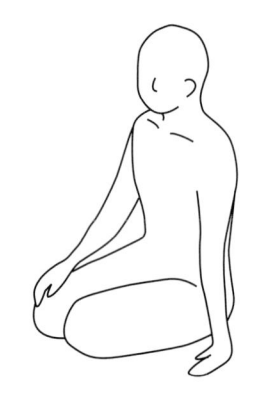

▶ この間に，両下肢の股関節および膝関節を屈曲する．

▶ 横座り位になる．

2）横座り位から片肘立ち位へ（図 2-22）

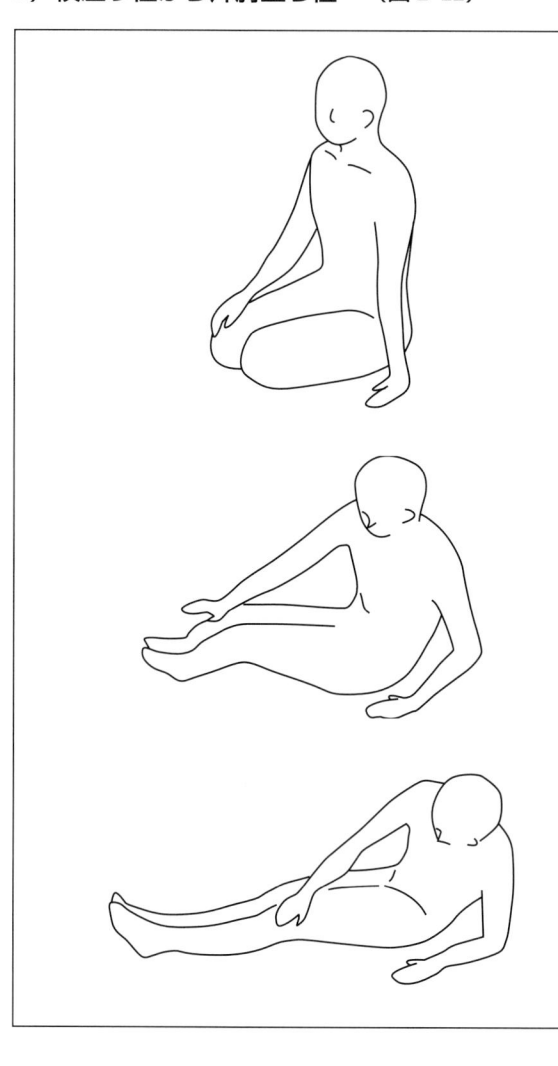

▶開始肢位は，左横座り位である．

▶両下肢の伸展が始まる．
▶同時に，体幹が左側へ回旋しながら，背面が床面に近づく．左肘が屈曲する．
▶左肘が床面に接する．両側の股関節と膝関節が伸展位になる．

▶この間に，右手は左大腿前面に位置するようになる．
▶左肘は左肩の直下に位置する．
▶左片肘立ち位になる．

7. 片肘立ち位から長座位へ

1）片肘立ち位から長座位へ（図 2-23）

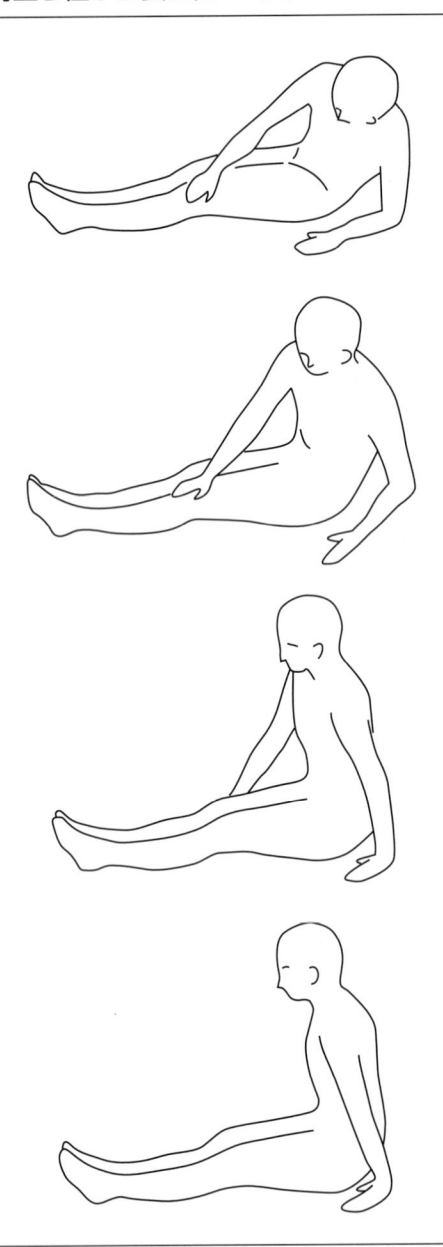

▶開始肢位は，左片肘立ち位である．

▶頭部がやや右回旋する．
▶肩甲帯が右回旋を始め，回旋は体幹下部に及ぶ．
　＊体幹は前上方へ移動し，直立位に近づく．

▶体幹の左傾斜が減少して，左肘関節が伸展する．左手掌は床面に接したままである．

▶頭部と体幹は正面を向き，右上肢が体幹の右側へ移動して，手掌を床面に接する．
▶左手も右手と対称の床面に位置する．
▶長座位になる．

2）長座位から片肘立ち位へ（図2-24）

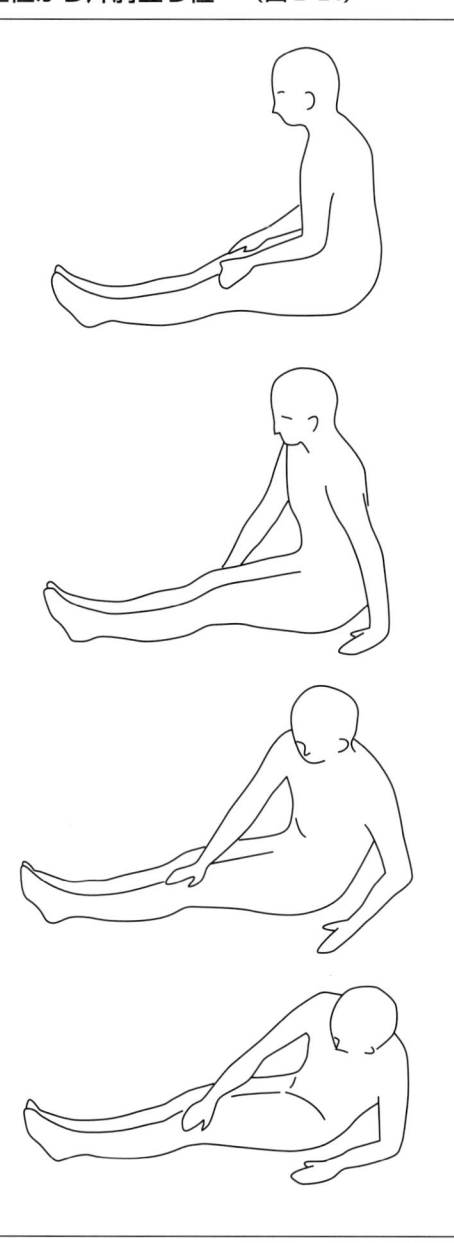

▶開始肢位は，長座位である．

▶頭部がわずかに左回旋する．
▶左肩関節が軽く外転・外旋し，手掌が床面に接する．

▶肩甲帯が左回旋して，体幹は左後方へゆっくりと倒れる．
▶つづいて骨盤帯がわずかに左回旋する．
▶左肘が左肩の直下で床面に接する．

▶体幹（体重）は，左肘，左殿部および左大腿外側で支えられている．
▶左片肘立ち位になる．

8. 背臥位から長座位へ
1）背臥位から長座位へ（図 2-25）

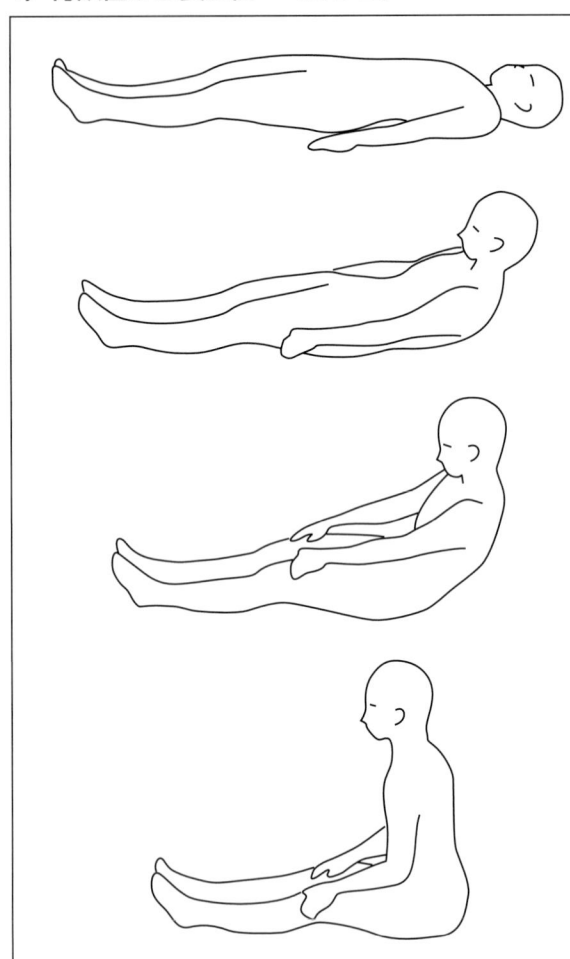

▶ 開始肢位は，背臥位における基本肢位である．
　＊前腕は，軽く回内位になってもよい．

▶ 頭部が屈曲する．視線は足先に向けられる．

▶ 両肩関節が屈曲（前方挙上）して，手先は足先に向く．上半身が屈曲を開始し，肩甲帯が床面から離れる．

▶ 下半身と股関節が屈曲して長座位になる．多くは，やや円背である．両手先は，足先に向かっている．

▶ 脊柱が伸展して，円背は消失し，体幹は直立し，骨盤はやや後方回旋している．

▶ 両手掌を膝上に置いた長座位になる．

2）長座位から背臥位へ（図2-26）

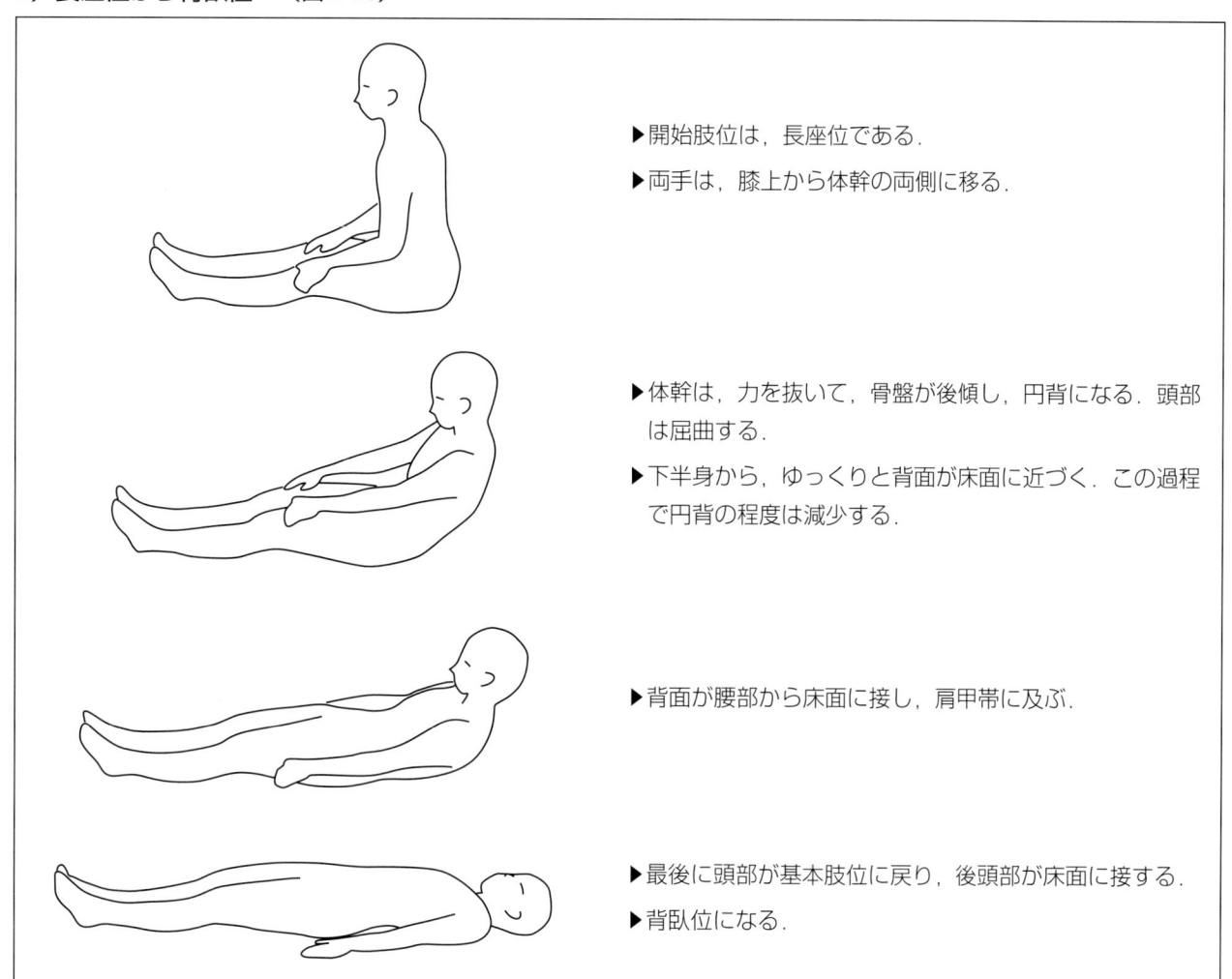

▶ 開始肢位は，長座位である．
▶ 両手は，膝上から体幹の両側に移る．

▶ 体幹は，力を抜いて，骨盤が後傾し，円背になる．頭部は屈曲する．
▶ 下半身から，ゆっくりと背面が床面に近づく．この過程で円背の程度は減少する．

▶ 背面が腰部から床面に接し，肩甲帯に及ぶ．

▶ 最後に頭部が基本肢位に戻り，後頭部が床面に接する．
▶ 背臥位になる．

付 背臥位から蹲踞位へ（図 2-27）

- ここに掲げた蹲踞位とは，両側の足底を床面に着けて，しゃがみ，うずくまった姿勢である．相撲の仕切り直前の蹲踞の構えでは，膝を開いて深く曲げ，踵を上げた形で体幹は直立位になっている．急速な起き上がり動作における蹲踞位は，和式便所を使用するときの姿勢に類似している．
- 一気に起き上がっても，直ちに蹲踞位にはなれず，下肢をやや屈曲した長座位になることが多い．その後，下肢が屈曲し，両膝が体幹に引き寄せられ，体幹の両側で手掌が床面に着き，体幹を押し上げるようにして，蹲踞位になる（理念型ではない）．

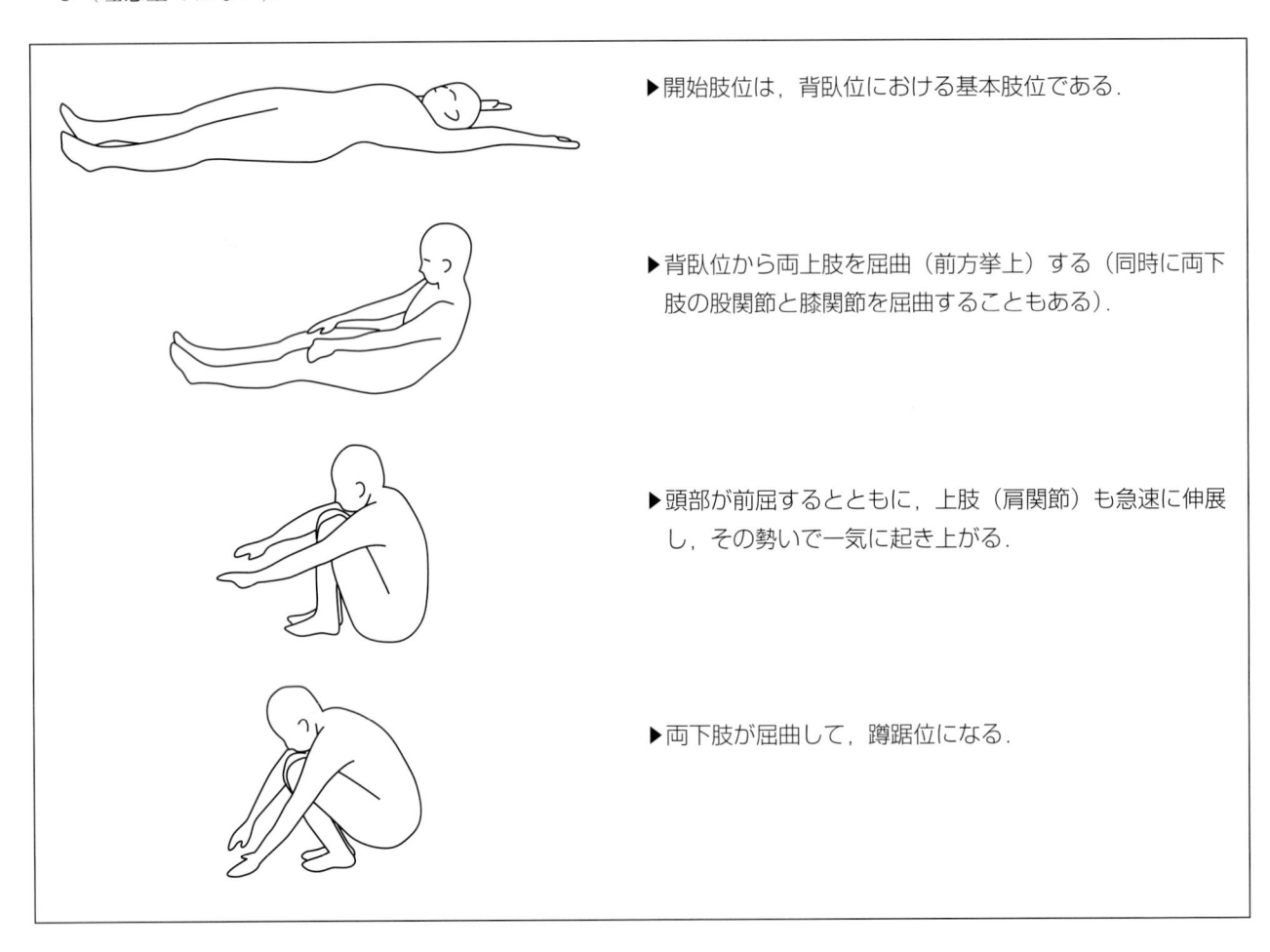

▶開始肢位は，背臥位における基本肢位である．

▶背臥位から両上肢を屈曲（前方挙上）する（同時に両下肢の股関節と膝関節を屈曲することもある）．

▶頭部が前屈するとともに，上肢（肩関節）も急速に伸展し，その勢いで一気に起き上がる．

▶両下肢が屈曲して，蹲踞位になる．

3：膝立ち位

- 膝立ち位は，横座り位あるいは四つばい位から移行する姿勢であり，それらに比べると，床面からの体重心の位置は高く，支持基底は狭く，静的バランスが不安定な姿勢である．
- 膝立ち位は，日常生活において，片膝立ち位を経て立位へ移行するために頻繁に用いられている姿勢である．

1. 四つばい位から膝立ち位へ

- 膝立ち位では，支持基底は両下腿で形成される，幅の狭い長方形に近い面であり，体重心の投影（重心線）は両膝の中央，すなわち長方形の前端に位置している．重心線が両膝前端よりも前に出れば，直ちに前方に転倒する姿勢である．
- 四つばい位から動作を開始する場合，両手掌が床面から離れるときには，重心線は支持基底よりも前方に位置する可能性がある．重心の後上方へ向かう速度ベクトルが十分でないと，重力に抗した動作は困難になる．これには股関節および膝関節の伸展に働く筋力が必要である．理念型では，矢状面の重心の軌跡は開始肢位から終了肢位まで，後上方に向かう直線に近似すると想定されている．
- 正座姿勢では，重心線は長方形のやや後方に位置している．正座から膝立ち位になる場合，重心線は，やや後方からゆっくりと前上方へ移動し，支持基底から逸脱することはない．そのため，動的バランスは比較的安定した動作となる．
- 動作の開始時，四つばい位で両下肢の屈曲が強まり，体幹が尾側へ大きく移動し，下肢は正座に近づいた肢位になることも多い．その姿勢から，両側の股関節と膝関節が伸展して膝立ち位になる．ただし，伸展は十分ではないことが多い．このような動作では，重心の軌跡は三角形の2辺に類似したものになる．

1）四つばい位から膝立ち位へ（図 2-28）

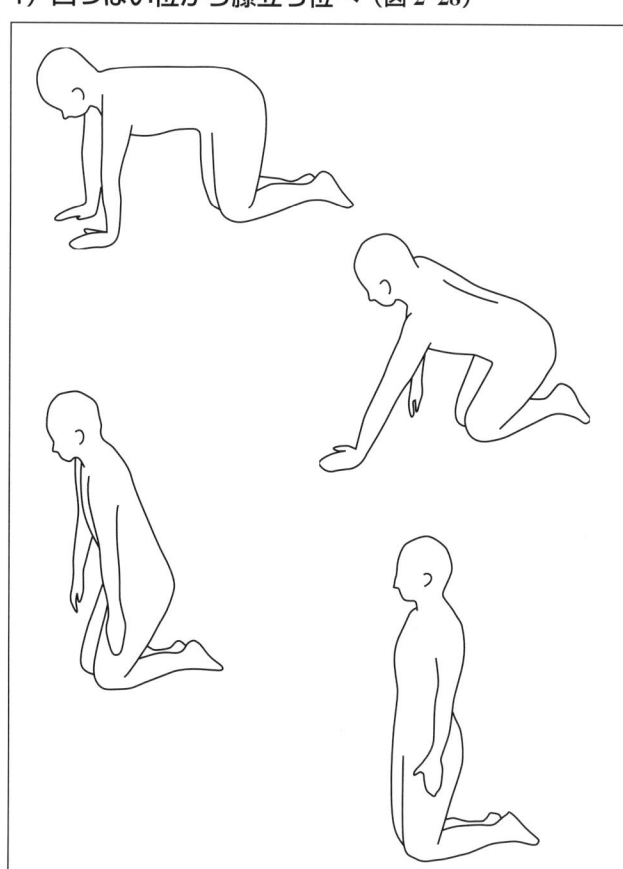

▶ 開始肢位は四つばい位である．頭部はやや伸展位である．

▶ 体幹（体重）を両膝と左手掌が支えるようにして，体幹が尾側に向かって軽く移動する．
▶ 両側の股関節と膝関節の屈曲がやや強くなる．
▶ 上半身は，わずかに右回旋して，右手掌が床面からわずかに離れる．

▶ 両膝関節の屈曲が増加して，両股関節の屈曲が減少するようにして（両股関節は伸展して），体幹が引き起こされる．
▶ 両手掌が床面から離れ，両膝関節の運動は直ちに屈曲から伸展へ変わる．

▶ 体幹は直立位，上肢と股関節は基本肢位，膝関節は90°屈曲位の膝立ち位になる．

2）膝立ち位から四つばい位へ（図 2-29）

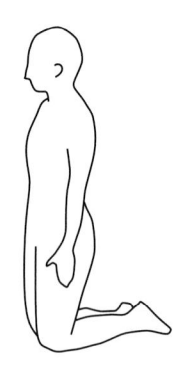

▶開始肢位は，膝立ち位である．

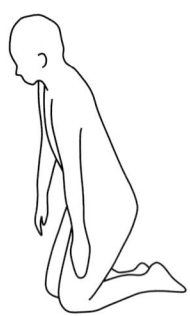

▶頭部は軽く屈曲し，床面で両手掌が着く辺りの場所に視線が向けられる．
▶両側の股関節が屈曲し，体幹は床面に対して前傾した姿勢になる．両手先は床面へ向かう．

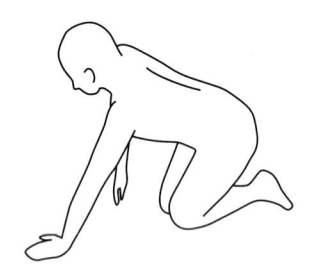

▶股関節の屈曲によって，体幹が床面に近づき，両手掌は左から右（右から左）の順序で床面に接する．

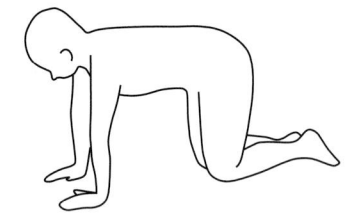

▶両側の股関節は屈曲して，四つばい位になる．

＊動作はゆっくりと行われる．股関節の周囲筋群の遠心性収縮による運動の制動が重要である．
＊一連の動作において，体重心が膝付近に位置し，矢状面の体重心の軌跡が直線に類似した運動となるのが理念型である．

2. 横座り位から膝立ち位へ

- 左横座り位における支持基底は，両下腿部，左殿部，左手掌である．左手が床面から離れるとき，重心線は支持基底の外側に位置する時期があり，右前上方へ向かう速度ベクトルが不十分であると，その時期に転倒しやすい．
- 股関節周囲筋群の筋力を要する運動パターンである．筋力が低下している場合，左上肢で体幹（体重）を支えて，四つばい位で右手を床面から離したような姿勢になり，左上肢で体幹を押し上げるようにして，膝関節を伸展し，その後に股関節が伸展する（理念型ではない）．

1) 横座り位から膝立ち位へ（図 2-30）

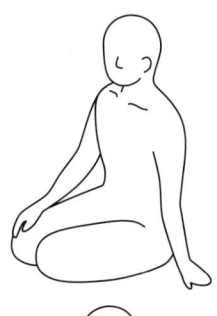

▶開始肢位は左横座り位である．左手掌はしっかりと床面に接している．

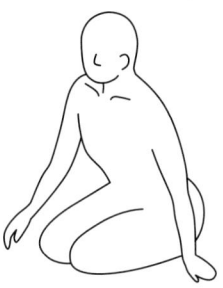

▶左上肢を軸にして，肩関節が外転・内旋し，同時に体幹が左回旋しながら，股関節と膝関節が伸展して，左殿部は床面から離れる．

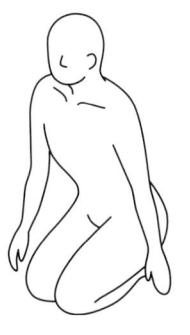

▶左手掌が床面から離れる．体幹は左傾斜から直立位に向かって動く．同時に両側の股関節が基本肢位まで伸展する．

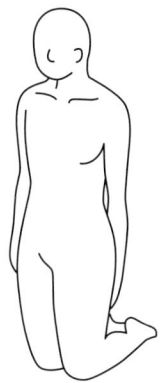

▶体幹は直立位，股関節は基本肢位，膝関節は 90°屈曲位の膝立ち位になる．

2) 膝立ち位から横座り位へ（図 2-31）

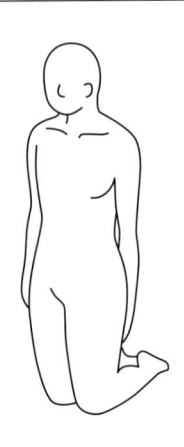

▶ 開始肢位は，膝立ち位である．

▶ 膝立ち位で，体幹（体重）はやや左側へ移り，骨盤帯はわずかに右回旋する．視線は，左前方の床面に向いている．

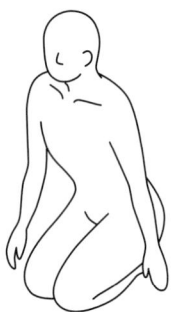

▶ 左上肢が左側方の床面に向かって伸びる．左手が床面に接したとき，左側の手掌と膝との距離は肩関節と股関節との距離におよそ一致する．

▶ 両側の股関節と膝関節が屈曲しながら，体幹はやや左側へ傾き，右回旋する．

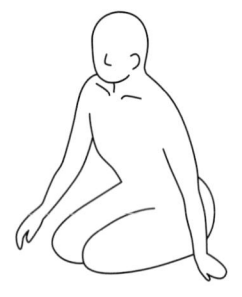

▶ 左手が床面に接したら，左手掌と左膝とを支点として，ゆっくりと体幹は右回旋する．

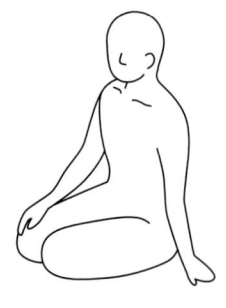

▶ 左殿部が床面に接する．

▶ 視線が正面を向いた横座り位になる．

＊主として股関節周囲筋群の遠心性収縮によって運動が制御される動作である．動作が自由落下で行われるかのようになりやすいので注意する．

4：立ち上がり（立位へ）

- 基準となる座位から立位への動作は，**四つばい位→高ばい位→立位**，**膝立ち位→片膝立ち位→立位**および**背臥位→蹲踞位→立位**の3通りに分けられる．
- 高ばい位は，両側の手掌と足底が床面に着いた姿勢であり，発達的には**四つばい位→高ばい位→立位**の系列で，幼児が初めて立つときに現れる姿勢である．
- 高ばい位は，蹲踞位から両手掌を前方の床面に着いて，腰をやや高くした姿勢とも言える．
- 高ばい位は，基本的立位から，両足をやや開き，体幹を前屈し，下肢を屈曲して，手掌を床面に着いた姿勢でもある．

1. 高ばい位から立位へ

1）四つばい位から高ばい位へ（図 2-32）

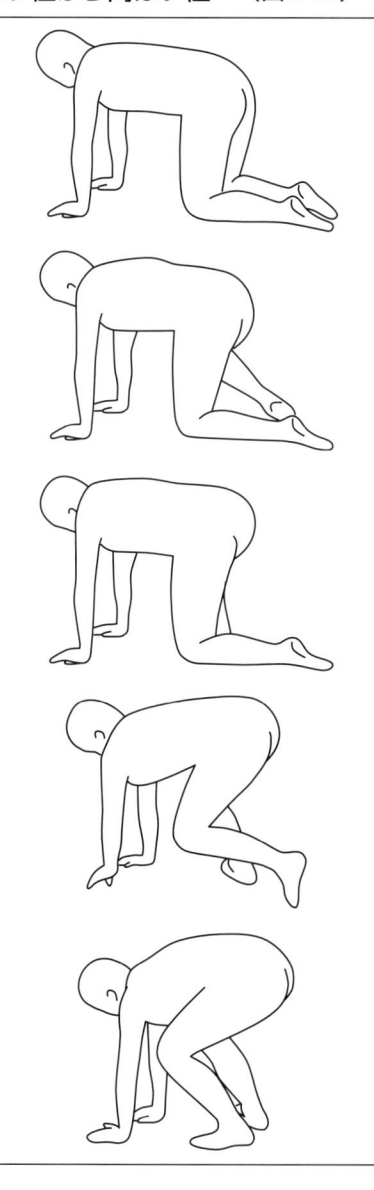

▶ 開始肢位は，四つばい位である．

▶ 体幹（体重）が左前方へわずかに移動し，両手と左膝が支持基底を形成する．

▶ 右側の股関節と膝関節は屈曲して，右足が左膝に並ぶところに，やや幅（およそ両股関節間の距離）を取って位置する．
　＊右踵は床面からわずかに浮いていてもよい．

▶ 体幹が右前方へわずかに移動し，両手掌と右足底が支持基底を形成する．

▶ 左側の股関節と膝関節が屈曲して，左足が右足に並ぶ．両下肢とも，足底が床面に接している．

▶ 頸部は伸展し，肩関節は屈曲位，肘関節は伸展位，股関節と膝関節は屈曲位の高ばい位になる．

2) 高ばい位から四つばい位へ（図2-33）

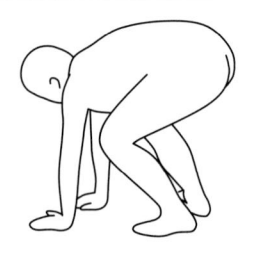

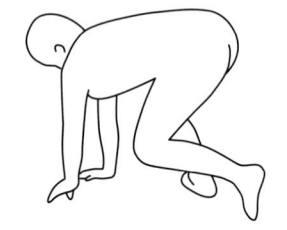

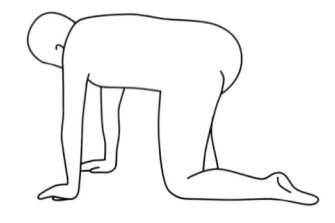

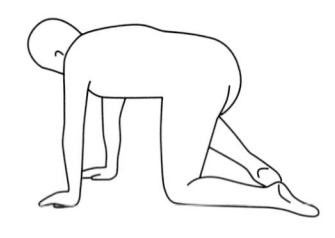

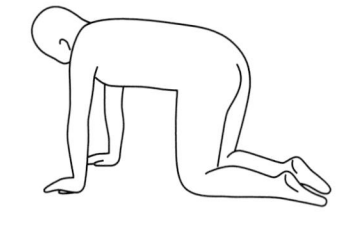

- ▶ 開始肢位は，高ばい位である．両側の肩関節の直下に位置した手掌および股関節の真下に位置した足底によって，体幹が支えられている．頸部は，やや伸展している．

- ▶ 頭部はやや屈曲し，視線が両足部に向く．
- ▶ 体幹が右前方へわずかに移動し，両手掌と右足底が支持基底を構成する．
- ▶ 左下肢は，足底が床面から離れ，股関節と膝関節が伸展する．

- ▶ 左膝が右足に並ぶようにして床面に接する．
- ▶ 体幹（体重）が左前方へわずかに移動して，両手掌と左膝が支持基底を構成する．

- ▶ 右下肢が床面から離れ，股関節と膝関節が伸展して，右膝が左膝と並ぶところに位置するようにして，右下腿が床面に接する．

- ▶ 体幹（体重）は両手掌と両膝で均等に支えられて，四つばい位になる．頭部はやや伸展位になる．

3) 高ばい位から立位へ（図 2-34）

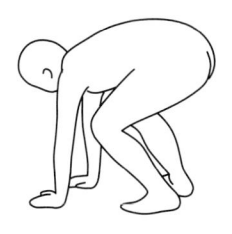

▶ 開始肢位は高ばい位である．

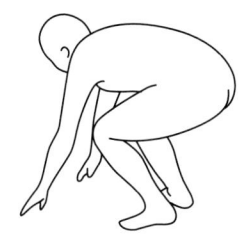

▶ 両側下肢の屈曲がやや強まり，体幹は右後方へ移動する．体幹はやや左回旋している．左手掌が床面からわずかに離れる．

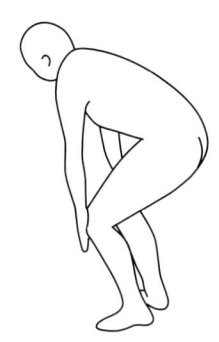

▶ 体幹が正中位に戻りながら，やや後上方へ移動する．右手掌が床面から離れる．

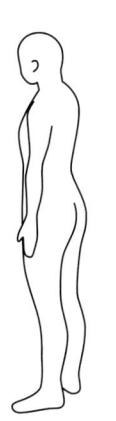

▶ 両下肢と体幹は伸展して，立位になる（両足の間隔はやや開いている）．

＊体重心の軌跡が斜めに後上方へ直線的に描かれるのが理念型である．
＊筋力低下や動的バランスが不安定である場合，体重心が両足底で形成される支持基底内にとどまるように，高ばい位からしゃがみ込み，蹲踞位に近い姿勢となり，それから体重心を上方へ押し上げる運動パターンになる．体重心の軌跡は三角形の2辺を描く．

4）立位から高ばい位へ（図2-35）

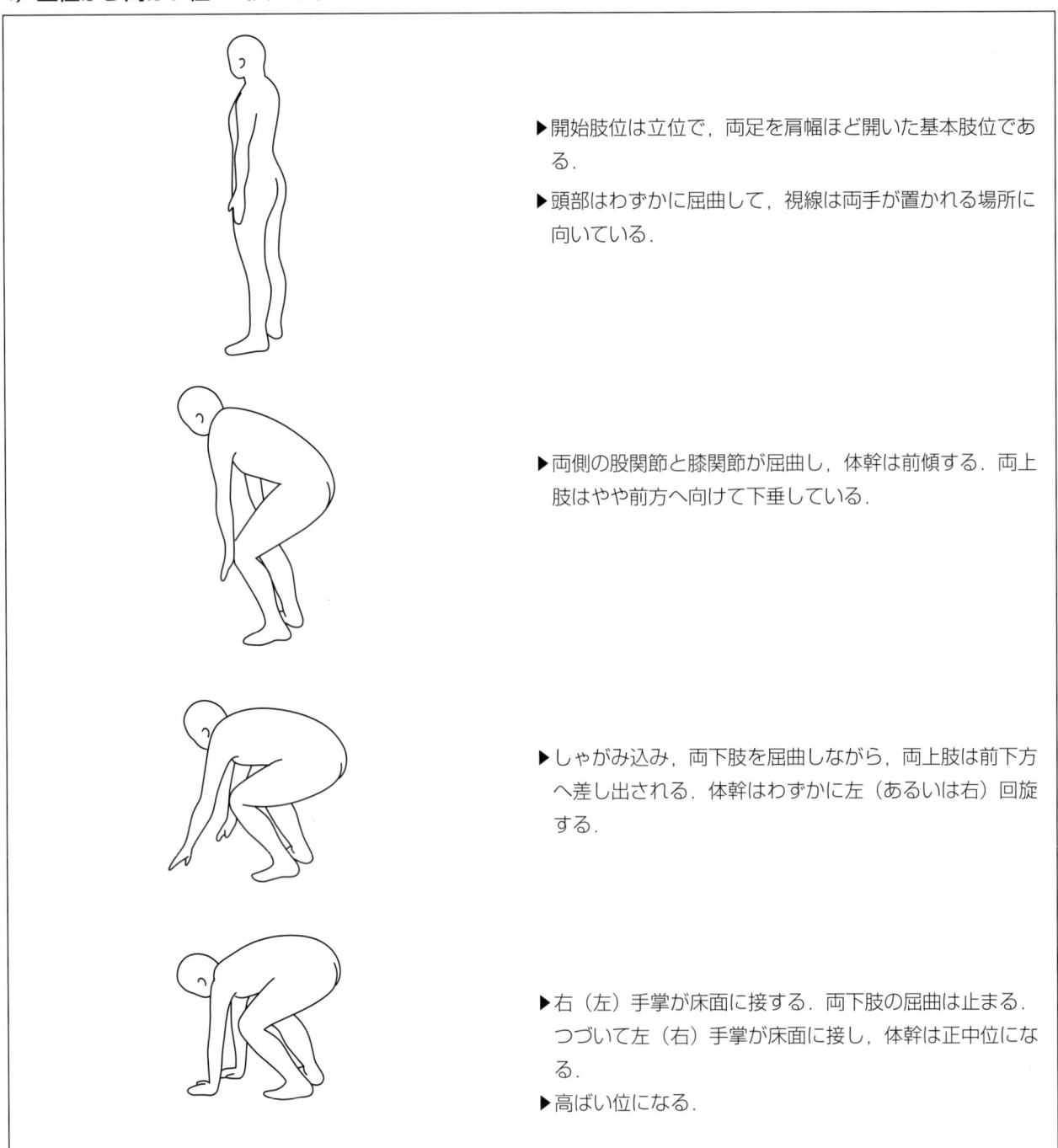

▶ 開始肢位は立位で，両足を肩幅ほど開いた基本肢位である．

▶ 頭部はわずかに屈曲して，視線は両手が置かれる場所に向いている．

▶ 両側の股関節と膝関節が屈曲し，体幹は前傾する．両上肢はやや前方へ向けて下垂している．

▶ しゃがみ込み，両下肢を屈曲しながら，両上肢は前下方へ差し出される．体幹はわずかに左（あるいは右）回旋する．

▶ 右（左）手掌が床面に接する．両下肢の屈曲は止まる．つづいて左（右）手掌が床面に接し，体幹は正中位になる．

▶ 高ばい位になる．

2. 膝立ち位から立位へ

- 膝立ち位から立位になる動作は，**膝立ち位から片膝立ち位へ**および**片膝立ち位から立位へ**の基本動作で構成される連続動作である．
- 左片膝立ち位になると，支持基底が広がるように右足先が外側へ向いたり，左股関節が外旋して，左下腿が前後方向から斜めにずれた位置になることがある．静的バランスが不安定な場合である．
- 膝立ち位のとき，両側の股関節および膝関節の屈曲が強まり，重心線が膝よりも後方へ移した姿勢となり，そのまま片膝立ち位への動作が遂行されることもある．静的バランスおよび動的バランスが不安定な場合である．

1）膝立ち位から片膝立ち位へ（図 2-36）

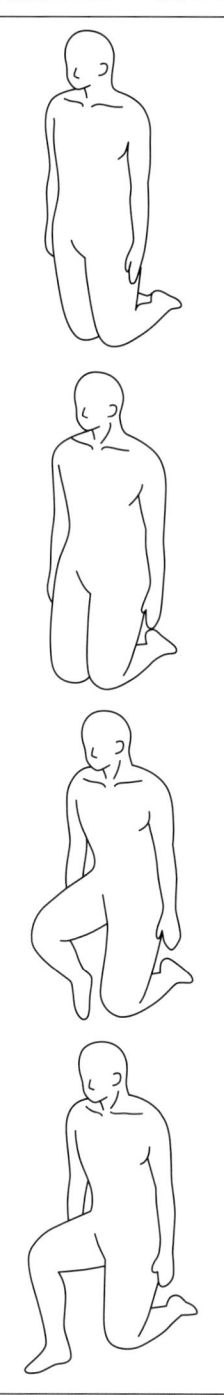

▶ 開始肢位は，基本肢位から両膝関節をおよそ90°屈曲位にして，両膝と下腿で支持基底を構成する姿勢である．

▶ 体幹（体重）が右側へわずかに寄り，直ちに左側へ戻る．
　＊ゆっくりと動作が行われる場合には，体幹（体重）ははじめにわずかに左側に寄る．
　＊この姿勢では，左膝と左下腿で形成される支持基底の前縁近くに重心線が位置している．

▶ 右膝が床面から離れ，右側の股関節と膝関節の屈曲によって右下肢が前方へ振り出される．この間，右足関節は底屈位にとどまっている．

▶ 右下肢の振り出し終期には，股関節の屈曲は続き，膝関節の伸展と足関節の背屈が起こる．

▶ 右足底が踵から床面に接する．右下腿は床面に垂直となった片膝立ち位となる．

▶ 重心線は右足底および左下腿前面で形成される支持基底の内部にとどまる．

2) 片膝立ち位から膝立ち位へ（図 2-37）

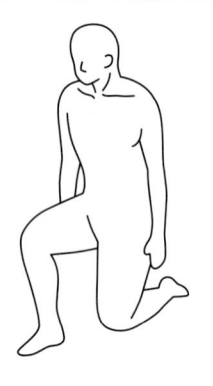

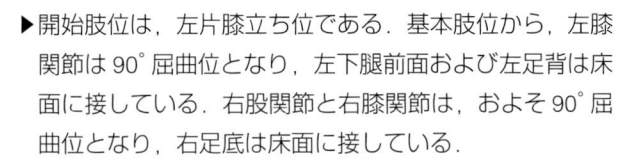

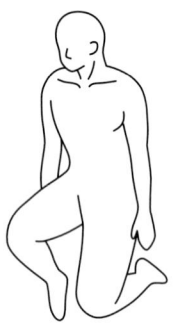

▶ 開始肢位は，左片膝立ち位である．基本肢位から，左膝関節は 90°屈曲位となり，左下腿前面および左足背は床面に接している．右股関節と右膝関節は，およそ 90°屈曲位となり，右足底は床面に接している．

▶ 左下腿前面と右足底によって支持基底が構成されている．

▶ 体幹（体重）は左側に寄り，左膝と左下腿で形成される支持基底に重心線が移動する．

▶ 右股関節がわずかに屈曲する．右足底が床面から離れる．

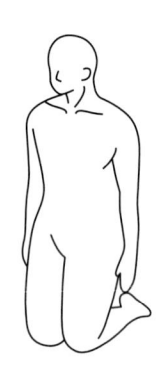

▶ 右下肢は，股関節が伸展，膝関節が屈曲，足関節が底屈の運動を行い，足底を後上方へ向けるようにして，左下肢に平行した位置にくる．

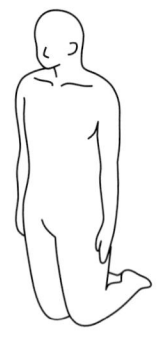

▶ 体幹が正中位に戻り，右側の足背と膝，下腿前面が床面に接して，膝立ち位となる．

3）片膝立ち位から立位へ（図2-38）

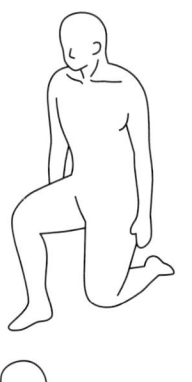

▶開始肢位は，左片膝立ち位である．

▶はじめに左股関節が伸展，右膝関節が屈曲して，体幹（体重心）は右前方へ移動する．

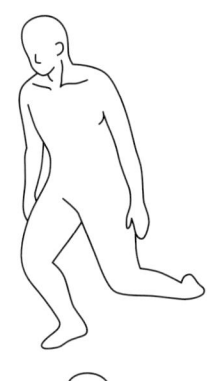

▶右側の股関節と膝関節が伸展し，立ち上がる．左下肢は，足背が床面に接しているが，体幹の支持は行っていない．

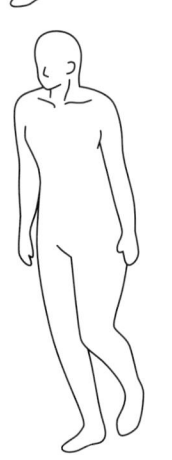

▶立ち上がり終期になると，左下肢は，足先が床面をわずかに接するかのようにして，前方へ振り出される．

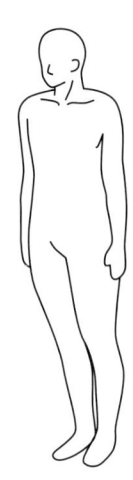

▶右下肢が基本肢位になるときに，ほとんど一致して左下肢が右下肢に並び，基本肢位になる．

＊この動作では，重心の軌跡は斜前上方に向かう直線に近似する．
＊開始肢位において，右膝関節の屈曲角度が大きくなり，右足が左膝の近くに位置して，動作が行われることがある．このような動作では，体重心の軌跡は上方に向かう直線に近似される．したがって，支持基底との関連からみた動的バランスの安定性は，理念型よりもよくなる．
＊片膝立ち位になるとき，右下肢の踏み出し幅が小さくなり，右踵が左膝に接するほどにすると，前後方向への重心移動は減少し，そのまま立位になる動作は容易になる．
＊膝立ち位から立位への連続動作では，右足底が床面に接したときには，立ち上がり動作として，右側の股関節と膝関節は伸展を始めている．

4) 立位から片膝立ち位へ（図2-39）

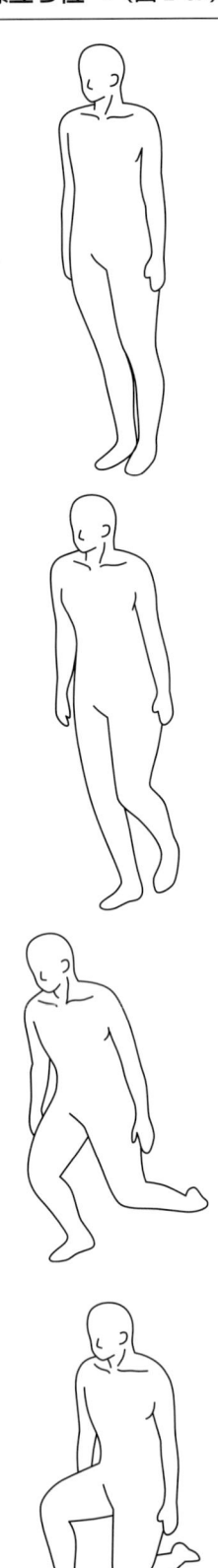

▶開始肢位は，立位で基本肢位である．

▶はじめに，体幹（体重）が左側へ軽く寄り，直ちに戻って，右下肢が体幹（体重）を支持する．

▶左下肢は，股関節が伸展，膝関節が屈曲，足関節が底屈して，後方へ向かう．

▶右下肢の股関節と膝関節が屈曲する．

▶左足背が床面に接して，滑るようにして後方へ移動する．

▶右側の股関節と膝関節は屈曲をつづけ，左膝が床面に接して，片膝立ち位になる．

3. 蹲踞位から立位へ
1）蹲踞位から立位へ（図 2-40）

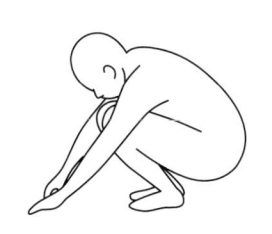

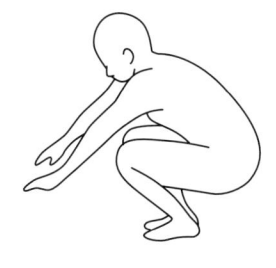

▶開始肢位は，蹲踞位（しゃがんだ姿勢）である．股関節と膝関節は十分に屈曲した肢位になり，足関節は背屈位である．体幹は前傾し，両上肢は膝の外側に位置して，手先が前方の床面を指している．視線は前方の床面に向いている．

▶蹲踞位では，重心線は支持基底の中心近くに位置して，静的バランスの安定性はよい．
▶頭部が軽く伸展して，視線が前方へ向く．

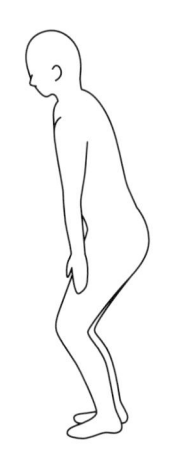

▶立ち上がりのときには，股関節と膝関節は伸展し，足関節は底屈し，体幹は前傾から直立姿勢に戻る．

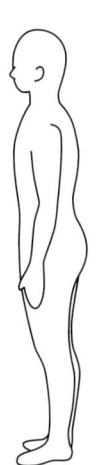

▶頭部が基本肢位に戻り，両足を開いた立位となる．

＊この動作では，重心の軌跡は基本矢状面にとどまり，床面に対して垂直になっている．
＊下肢の関節可動域および筋力が十分であれば，動的バランスは安定した動作である．

2) 立位から蹲踞位へ（図 2-41）

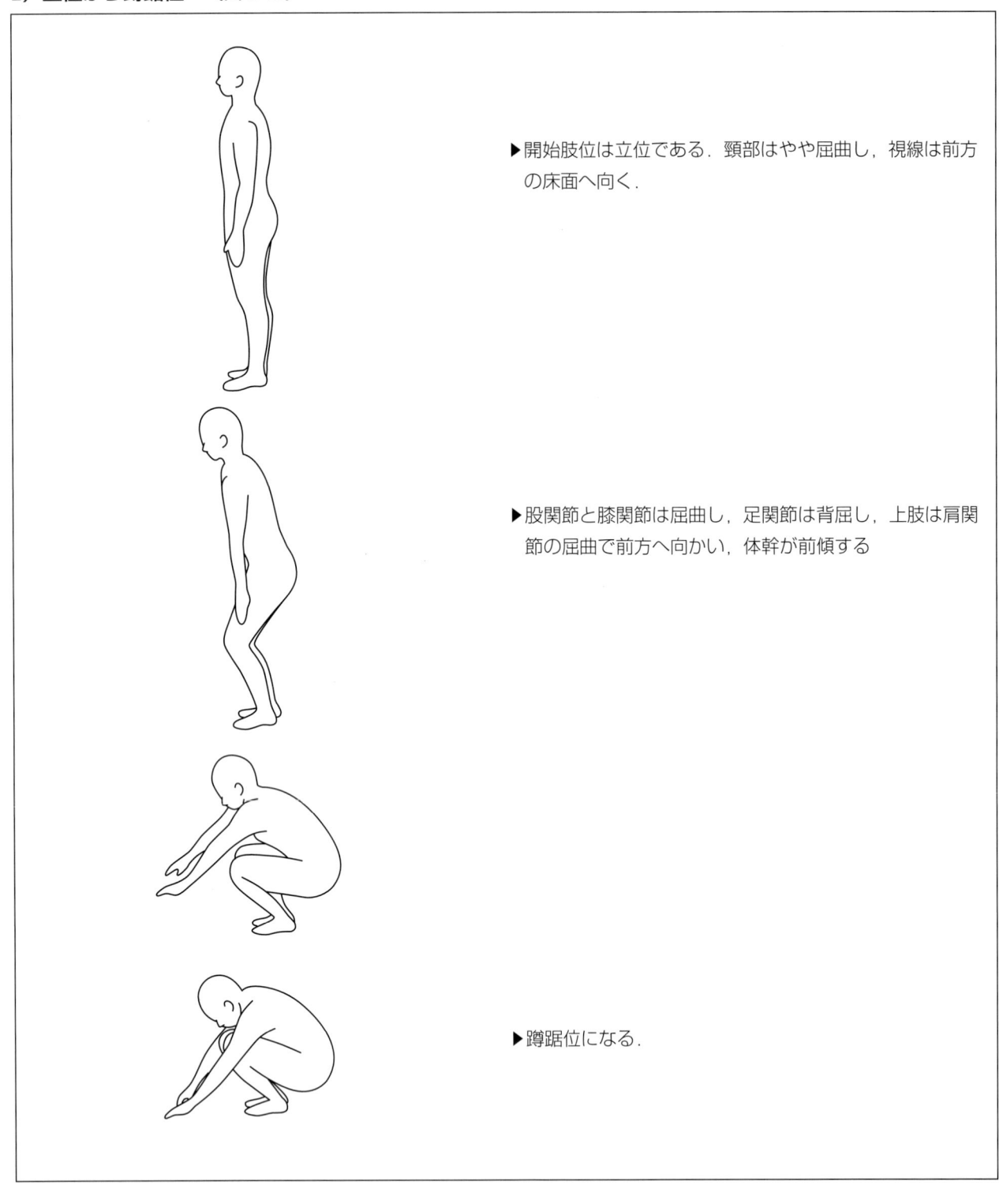

▶開始肢位は立位である．頸部はやや屈曲し，視線は前方の床面へ向く．

▶股関節と膝関節は屈曲し，足関節は背屈し，上肢は肩関節の屈曲で前方へ向かい，体幹が前傾する

▶蹲踞位になる．

5：移動

- 人間が移動に用いる動作は，主として這うことと歩くことである．
- 這うとは，手足や体幹を地面や床面に密着させて動くことであり，腹ばい位（腹部が床面に着く）および四つばい位（両手と両膝が床面に着く）の両者を意味している．
- ここでは，四つばい移動および歩行を取り上げる．
- 上肢および下肢の運動の順序には，複数の組み合わせがある．なお，四つばい移動では，四足動物に準じて，上肢・下肢ではなく，前肢・後肢と表現することもある．進行方向へ向かって，肩関節および股関節を屈曲する系列で分類すると，

　①左上肢→左下肢→右上肢→右下肢（相同性：両生類パターン）
　②左上肢→右下肢→右上肢→左下肢（相反性：爬虫類パターン）となる．
　　＊左右の運動が同期する例もある．
　③両上肢→左下肢→右下肢
　④左上肢→右上肢→両下肢

1. 四つばい移動

1）四点移動（図 2-42）

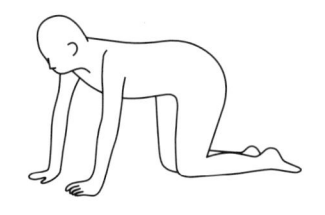

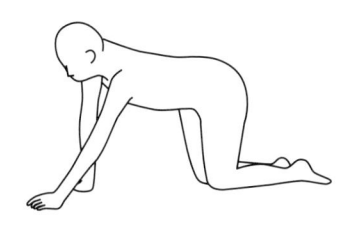

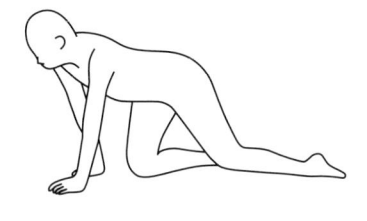

- ▶発達初期の四肢が1肢ずつ交互に動く動作パターンである．支持基底が残りの3肢で形成される三角形であり，重心線は動作中も支持基底の内側にとどまっている．
- ▶開始肢位は，四つばい位である．頭部は伸展し，視線は前方の床面に向く．

- ▶わずかに上半身が右側に寄り，右上肢と両下肢が体幹を支え，体幹は左回旋する．
- ▶左手掌は床面から離れ，左上肢は左肩関節の屈曲によって，前方へ振り出される．同時に両股関節と右肩関節が伸展する．
- ▶体幹（体重）は斜めに左前方へ移動し，左手掌も床面に接して，体幹を支える．右膝は床面にわずかに接した状態になる．

- ▶体幹は両手掌と左膝で支えられている．右下肢は股関節と膝関節が屈曲して，前方へ振り出される．この間に，両肩関節と左股関節は伸展する．
- ▶体幹（体重）は左前方へ移動する．

（次頁につづく）

(前頁からのつづき)

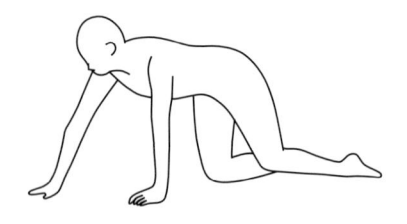

▶右手掌は床面から離れ，右肩関節の屈曲によって，右上肢は前方へ振り出される．同時に左肩関節と両股関節は伸展し，体幹は右前方へ移動する．

▶左膝は床面にわずかに触れている．左股関節と左膝関節が屈曲し，左下肢は前方へ振り出される．この間に，両肩関節と右股関節は伸展する．

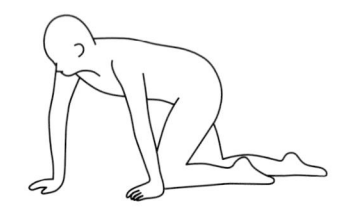

▶体幹（体重）は，右上肢に寄っている．同じ運動パターンの系列が反復して，四つばい移動となる．

＊この動作では，各ステップごとに上下肢で体幹が支持されて静止する状態がある．松葉杖歩行における四点歩行と同じである．
＊これが連続動作となっても，基本的には四点歩行に準じている．
＊この動作パターンでは，体重心は両手掌と片膝あるいは片手掌と両膝で構成される支持基底（3点支持）の内側に位置している．そのため，動的バランスの安定性はよい．

2）二点移動（図 2-43）

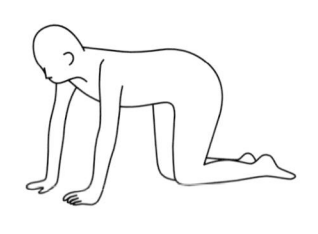

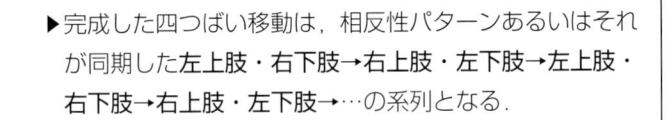

▶完成した四つばい移動は，相反性パターンあるいはそれが同期した**左上肢・右下肢→右上肢・左下肢→左上肢・右下肢→右上肢・左下肢→**…の系列となる．

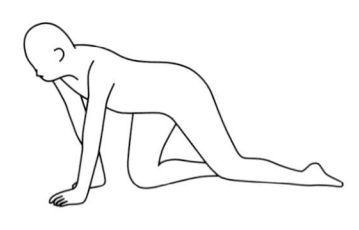

▶開始肢位は四つばい位である．右手掌と左膝が体幹（体重）を支持し，左上肢と右下肢がほとんど同時に前方へ振り出される（下肢の運動の開始と停止がわずかに遅れていることもある）．

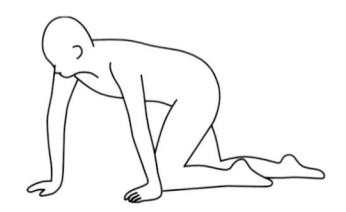

▶つづいて，左手掌と右膝が体幹（体重）を支持し，右上肢と左下肢が前方へ振り出される．

＊四肢による体幹（体重）の支持が行われている期間はわずかである．

2. 歩行

- 歩行は，空間内における時間的な身体位置の移動であり，その動作を距離と時間によって表すことが記述の基本になる．
- 歩行中に体幹と四肢は，同期したり，位相を半周期ずらしたりして，周期的な繰り返し運動を行っている．
- 歩行中の周期の時間変動はわずかであり，歩行運動のリズム性はきわめて高い．
- 歩行の運動学的記載は，その周期性の記述を基本とする．歩行の基本が下肢の運動によるため，歩行の周期性は，下肢の運動を基準にして記述される．
- 歩行周期の基本単位を**表 2-1**，**図 2-44** に示す．
- 歩行に必要な生物学的要素は，①バランス，②足踏み，③抗重力（支持）である．
- 正常歩行は，立位姿勢から開始される．歩行の開始時

表 2-1　歩行周期の基本単位

伝統的定義
立脚相(stance phase)
　踵接地(heel contact)
　足底接地(foot flat)
　立脚中期(mid-stance)
　踵離地(heel off)
　足尖離地(toe off)
遊脚相(swing phase)
　加速期(acceleration)
　遊脚中期(mid-swing)
　減速期(deceleration)

新定義(ランチョ・ロス・アミゴス式)
着床初期(initial contact)　……踵接地
荷重反応期(loading response)……踵接地から足底接地まで
立脚中期(midstance)　……足底接地から立脚中期まで
立脚終期(terminal)　……立脚中期から踵離地まで
遊脚前期(preswing)　……足指離地
遊脚初期(initial swing)　……足指離地から加速期まで
遊脚中期(midswing)　……加速期から遊脚中期まで
遊脚終期(terminal swing)……遊脚中期から減速期まで

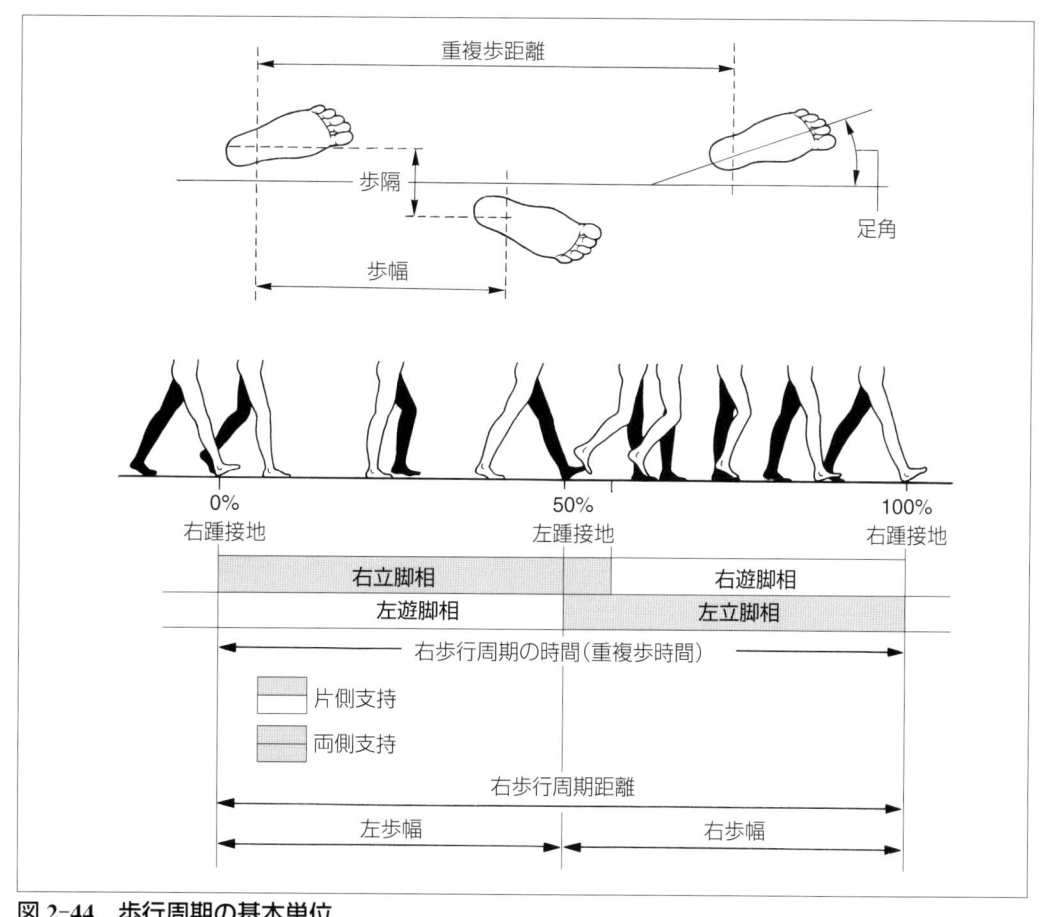

図 2-44　歩行周期の基本単位

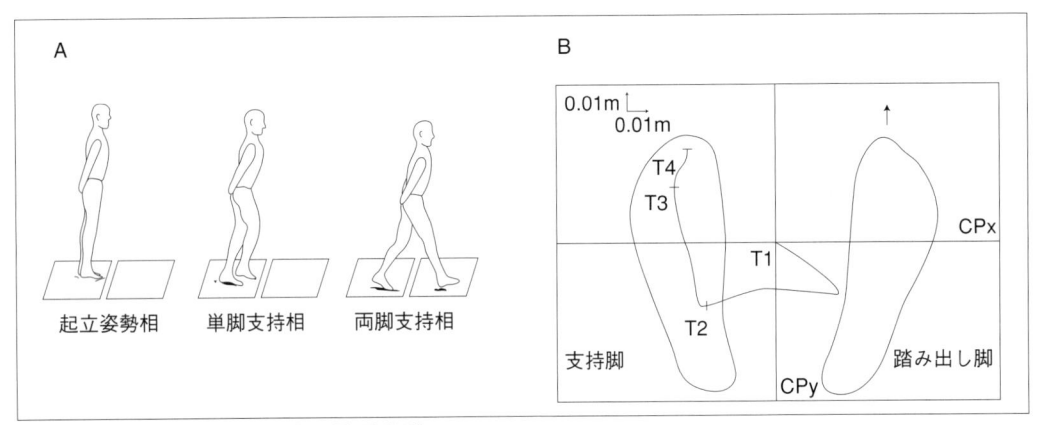

図 2-45　歩行開始時の下肢の体重移動

左下肢が支持脚となり，右下肢を踏み出すことによる歩行開始を示す．
A：歩行開始の相．
　起立姿勢相（postural phase）：両足底を床面に着けた立位姿勢である．
　単脚支持相（monopodal phase）：左下肢で立つ．
　両脚支持相（double support phase）：左下肢ははじめの場所にとどまっているが，右下肢は前方に接床する．
B：両足圧中心の軌跡．
　T1：両足圧中心は右後方へ向かって移動し，つづいて左側へ向かう．
　T2：右足が動き始めるタイミングにある．
　T3：右足が前方に接床する．
　T4：左足が離床するタイミングである．

(Viton et al. 2000)

には，はじめに踏み出す側の下肢に体重をかけ，直ちに対側へ体重を移すことが多い（図2-45）．

- ゆっくりと動作を行い，最初から片側に体重をかけ，対側を踏み出すこともできる．
- 両側下肢は，交互に身体を支え，また前方へ踏み出されて新たな支持基底を構成する．
- 二足歩行では，力学的にバランスが失われたり，元に戻ったりする現象が規則的に反復して起こっている．
- 身体を前方へ傾斜すること，あるいは片足で蹴り出すことで，重心線を支持基底より前方へ移し，慣性を超えてバランスを崩すことが片側下肢を踏み出す動因になる．
- 1歩を踏み出し，静止姿勢のバランスを取り直し，改めて対側下肢で次の1歩を踏み出す動作，歩行の要素である足踏み（リズム運動）を欠いている．
- 発達的には，リズムのある下肢の交互運動が数歩連続したときが歩行の始まりである．
- わが国における小児および成人の歩行周期データを表2-2に掲げておく（これらの数値はおよその目安となる基準値であり，理念型ではない）．
- 幼児から高齢者までの歩行周期をみると，歩行速度と歩幅は，幼児から20歳代まで急速に増加し，それ以降は緩やかに減少して，70歳代後半からは減少が加速する．他方，歩行率は幼児から成人に達するまでに急激に減少し，それ以降の変化は少ない．

表 2-2　わが国における小児および成人の歩行周期データ

	人数	歩幅(m)	歩行率(steps/min)	歩行速度(m/sec)
1歳	9	0.25	160.2	0.67
2歳	9	0.31	157.8	0.83
3歳	6	0.41	174.7	1.18
4歳	5	0.45	157.8	1.18
5歳	10	0.44	149.4	1.09
6歳	6	0.48	143.1	1.15
7歳	8	0.55	129.9	1.20
8歳	9	0.53	137.8	1.22
9歳	8	0.59	134.0	1.31
10歳	5	0.59	134.5	1.32
20歳代	22	0.76	110.6	1.41
30歳代	21	0.71	116.0	1.31
40歳代	20	0.69	121.6	1.39
50歳代	21	0.67	115.5	1.30
60歳代	13	0.71	119.1	1.41
70歳代	22	0.67	116.5	1.31

1〜2歳（田中・他　1996），3〜10歳（野口　1986），20〜70歳代（衣笠・他　1994）：一部改変

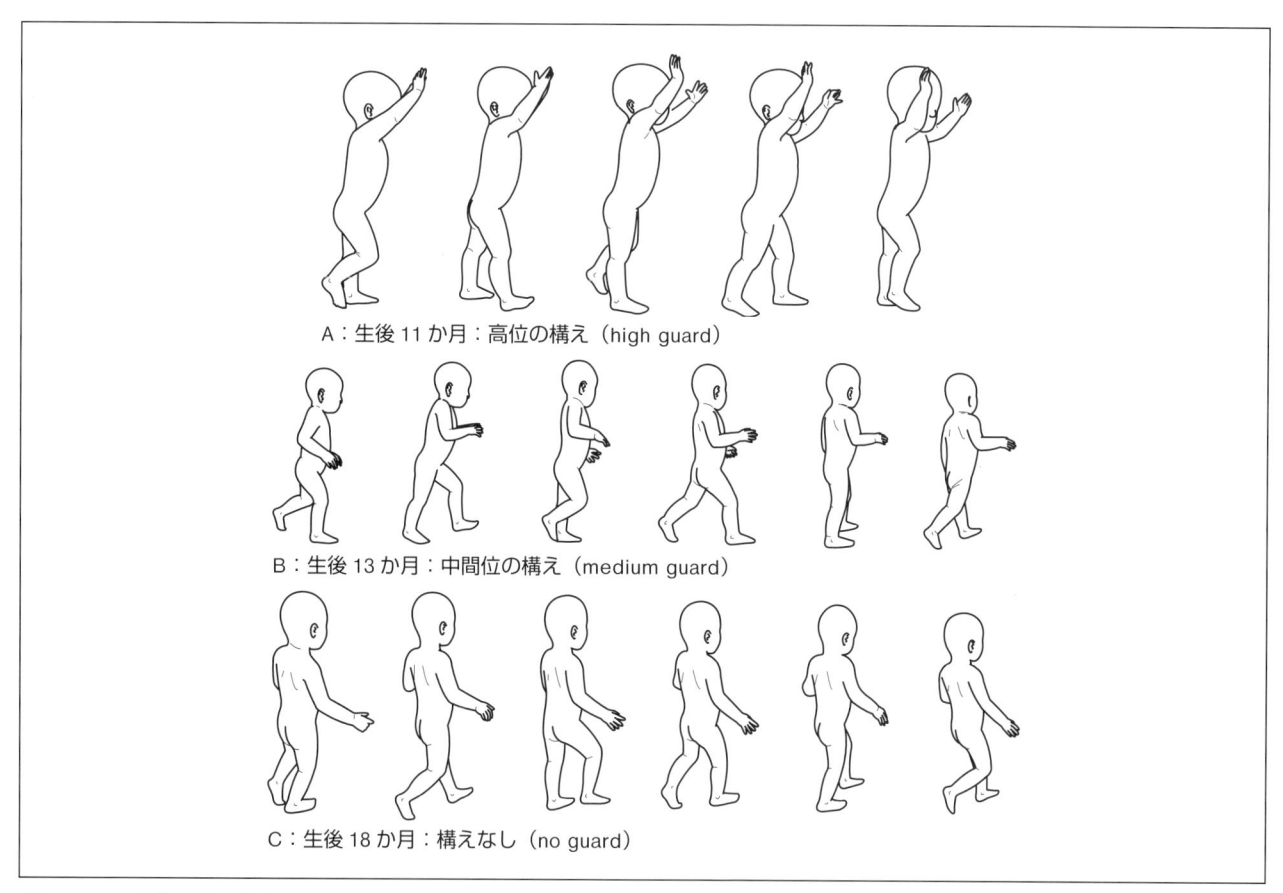

A：生後11か月：高位の構え（high guard）

B：生後13か月：中間位の構え（medium guard）

C：生後18か月：構えなし（no guard）

図 2-46a　歩行の運動パターン（歩容）

- 高齢者の歩行速度の低下は，主として歩幅の減少に起因している．若年成人では，歩行比（歩幅/歩行率×1,000）≒6と一定であるが，高齢者では著しく低下する．
- 任意の速度の自由歩行では，歩行率が一定になり，歩行周期は定型化している．さらに，可能な歩行周期パターンのうちでエネルギーコストが最小になる．このパターンによる歩行が日常生活で最も頻度が高く，そのリズム性は心理的負担の面でも最適化されている．
- 自由歩行における運動パターンから，歩行の理念型は想定されうる．

1）小児（図 2-46）

① 1歳児

- ひとり歩きが始まる時期（1〜1.5歳），歩行中には，上肢は高く挙げられている（high guard：高位の構え）．それが肩よりも低くなり（medium guard：中間位の構え），そのうちに体幹に添うようになる（no guard：構えなし）．しかし，前後への上肢の振りはない．このような上肢の肢位変化は短期間に推移する．
- 歩隔（両踵間距離）は広く，両脚支持期に広く安定した支持基底を形成している．
- 遊脚期には，股関節が外転して，下肢を斜め前方へ運び，そのまま足底全体で床面に接する．
- 両脚支持期には，支持基底は横に広く，左右（前額面）の安定性はよいが，前後（矢状面）のバランスは不安定である．
- 単脚支持期は短いが，歩行率は高い．

② 2歳児

- 2歳児になると，踵接地が現れる．歩隔は狭くなり，股関節の外転は減少し，支持基底は小さくなる．立脚中期以降および足指離地の直前に膝関節は屈曲して，膝関節の動きが成熟した歩行に近づく．

③ 3歳児以降

- 3歳児の歩行パターンでは，踵接地や各関節の動き，上肢の交互振り運動など，成人に近い運動パターンが備わって，滑らかな歩行になる．

D：3歳児

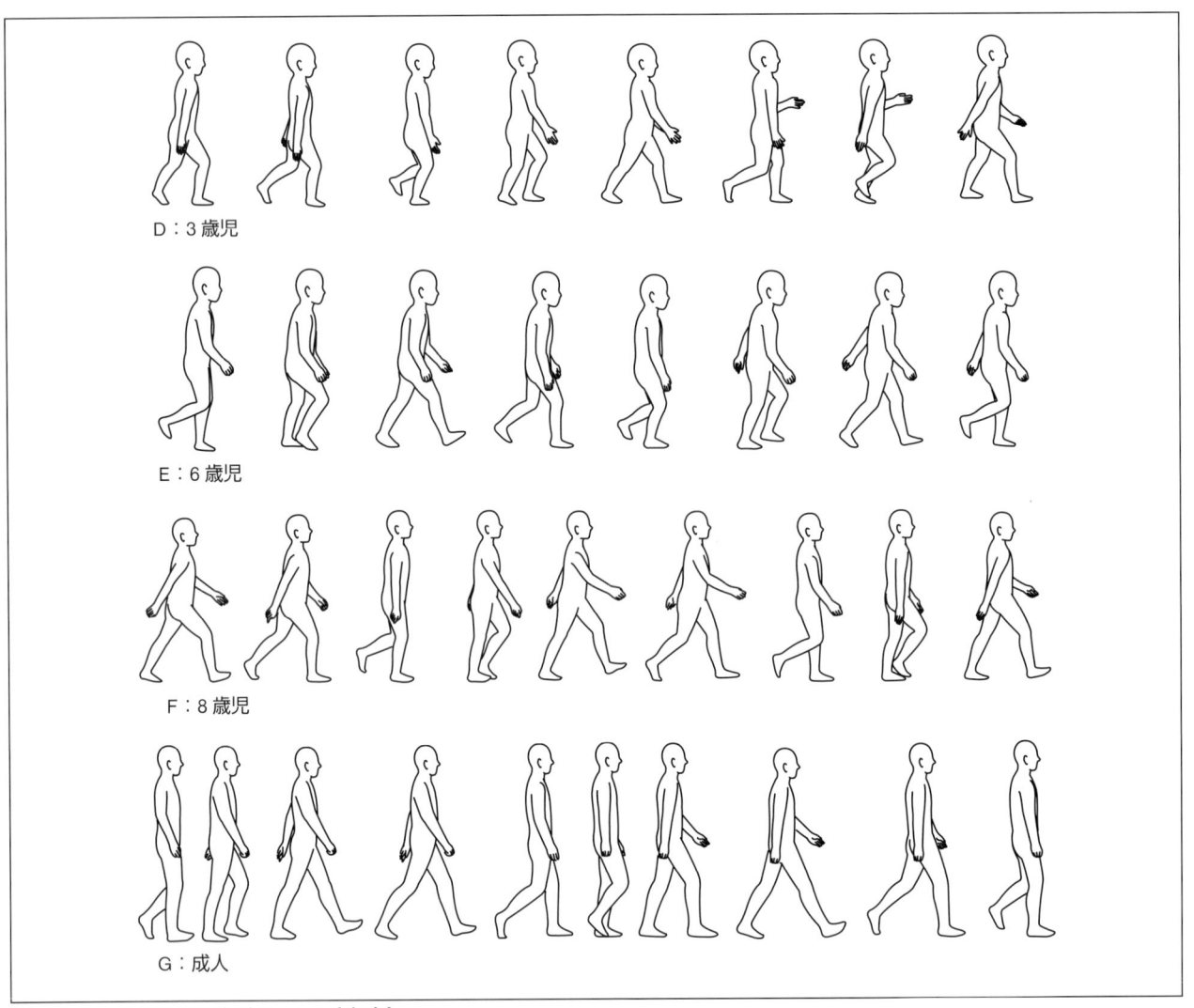

E：6歳児

F：8歳児

G：成人

図 2-46b　歩行の運動パターン（歩容）

- 小児歩行では，7歳くらいまでは歩行パターンの変化がある．

2）成人

- 身体を剛体とみなすと，基本的立位肢位における成人の体重心は，足底を基準としたとき，下から身長の55〜56％の高さで，仙骨前面に位置している．
- 歩行時の体重心移動の軌跡は，上下方向および左右方向に正弦曲線を描く（図 2-47）．

①上下移動：体重心の上下移動の軌跡は，立脚中期に最高となり，踵接地期に最低となる．その振幅は，およそ4.5 cmである．速い歩行では，振幅が大きくなる．

②左右移動：体重心の左右移動は，立脚中期が限界となって，振幅はおよそ3 cmである．

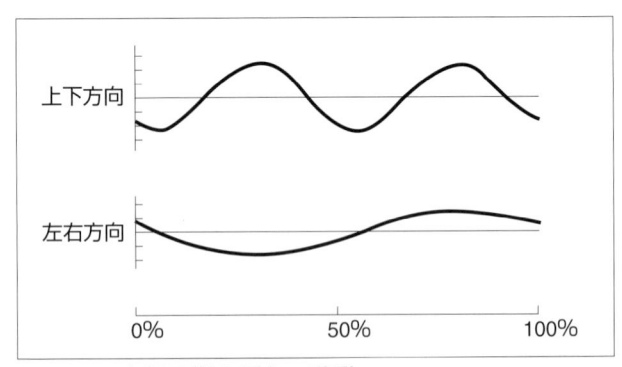

図 2-47　歩行周期と重心の移動

- エネルギー消費からみれば，この2方向の振幅を最小にして，滑らかに直線方向に進むのが経済的な歩行になる．
- 歩行中，体幹の上部（胸郭）と下部（骨盤）とは，逆

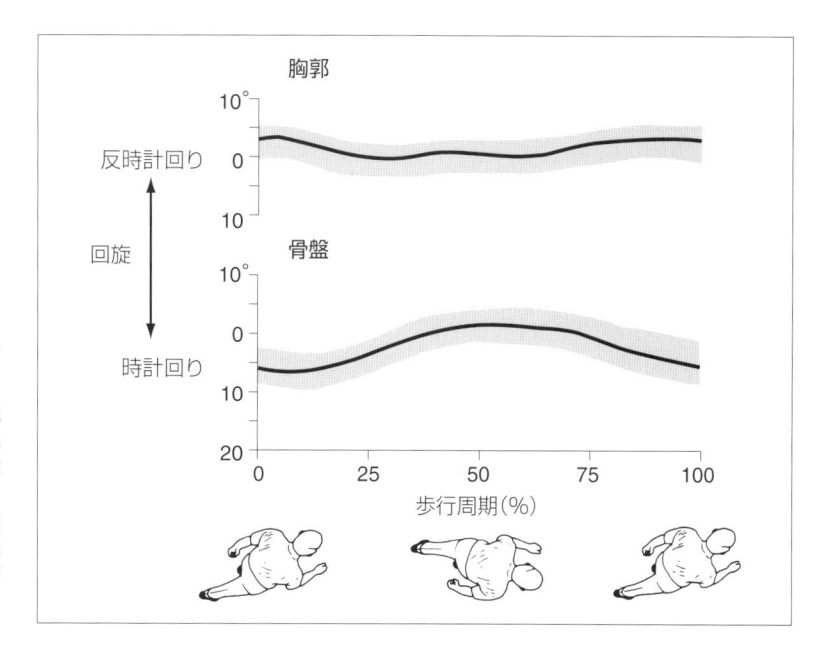

図 2-48 歩行中に胸郭と骨盤にみられる回旋運動

健常男性の 30 人の 2 試行の平均である．仙骨部と胸骨部に貼付した標的によって測定されている．運動は地面に投影されていると考えると理解しやすい．グラフの上方への移動は反時計回り，下方への移動は時計回りの運動である．歩行周期は左踵接地から始まり，次の踵接地で終わっている．縦軸の 0°は先行する右踵接地時の胸郭および骨盤の位置である．影帯は 2 標準偏差である．
(Murray 1967)

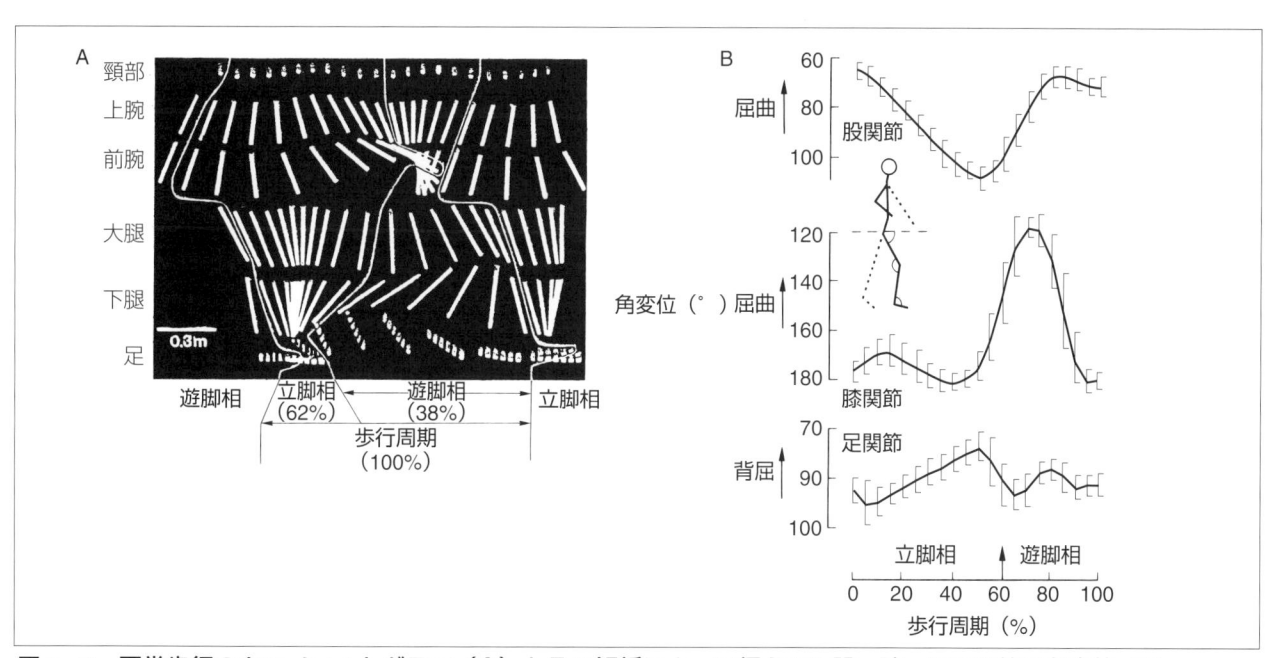

図 2-49 正常歩行のクロノフォトグラフ（A）とその解析によって得られた股，膝，足の関節の角変位（B）

A：自由な速さによる正常歩行のクロノフォトグラフ（記録の頻度は 15 Hz）．左に身体部位を記す．左方から右方への移動を身体の右側から記録．下は歩行周期．
B：歩行周期における股，膝，足の関節の角変位．正常者 10 例の平均と 2 標準偏差．矢印は立脚相から遊脚相への移行点を示す．

(Knutsson et al.1979)

方向の回旋運動を行う（**図 2-48**）．

- 歩行周期における下肢の関節運動を**図 2-49** に示す．ここでは立脚相は歩行周期の 60 ％であり，左踵接地から記録が開始されている．
- 1 歩行周期に，股関節は伸展と屈曲を 1 回行う．膝関節と足関節は 2 回行っている．
- 歩行中に，股・膝・足の 3 関節が同時に屈曲あるいは伸展することはない．たとえば，踵接地後，股関節と足関節は伸展（背屈）するが，膝関節は屈曲する．

第3章
動的バランス

> - 起き上がり，立ち上がり，あるいは移動の動作には，動的バランスが不可欠である．
> - 動的バランスに関与する生理的機能は，平衡速動反応（バランス反応）と予期的姿勢調節に分けられる．
> - ここには発達的アプローチで利用されている複数の姿勢や動作における動的バランスの訓練手法を記載する．
> - 記載されている身体運動は，理念型ではない．健常者で観察される標準的なもの，あるいは基準型とされるものである．

1：平衡速動反応（バランス反応）

- バランス反応は，突然に外力が加えられ，重心の位置が変化したとき，四肢や体幹に自動的な運動が起こり，安定した姿勢を取り戻そうとする反応である．
- 神経生理学的には，刺激の受容器によって，①固有感覚系への刺激，②前庭迷路系への刺激，③体性感覚系（動き受容器）への刺激，に分けられる．
- ここで扱う自動反応(automatic reaction)は，主として水平方向に加わる外力に対する応答である．
  - ＊ここに掲げてある操作を，患者あるいは障害者に行う場合，防御反応を欠いているために，頭部を床面に打ちつけたり，転倒したりする危険性もある．外力を加えるときには，弱い力で，動きの範囲が小さい，遅い運動から始め，応答運動の有無など，安全性を確認しながら，次第に加える力を強くする．
  - ＊立位の場合，たとえば患者を前方へ押すような外力を加えるには，検者は患者の前面に立って，患者の肩甲帯あるいは骨盤帯を手前に引くようにして，外力を加える．転倒を防止するためである．
  - ＊膝立ち位では，わずかの外力でも容易にバランスを失って，転倒することが多い．上肢の防御伸展として，床面に向かって両上肢を伸ばす応答運動がない場合には，検者は直ちに抱えて転倒を防止する．

1. 長座位

- 長座位姿勢において，外力によって体幹の姿勢が崩されたとき，自動的に上肢を伸展して床面に着き，転倒を防ぐ反応である．上肢の防御伸展（protective extension of arm）ともいう．
- ここでは，操作の仕方で区分する．

1）肩甲帯に加わる外力
①体重心が斜後方へ移動（図 3-1）

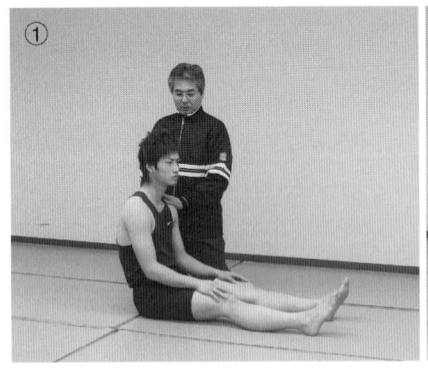

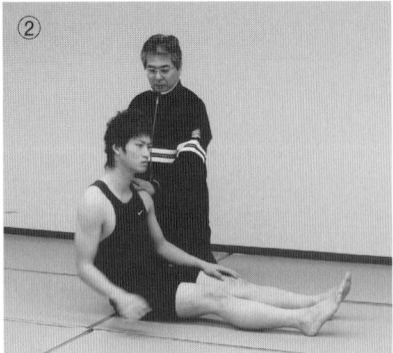

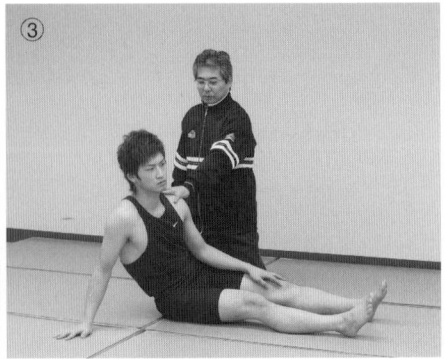

- 左肩が右斜後方へ向かって急に押されると，右肩関節が伸展・外転・外旋し，右肘関節は伸展して，右上肢が斜後方へ向かう．
- 右手掌が床面に着いて体幹を支え，転倒を防ぐ．

②体重心が後方へ移動（図 3-2）

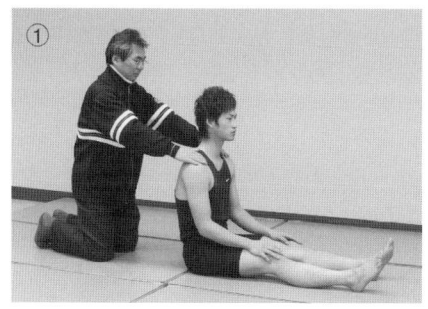

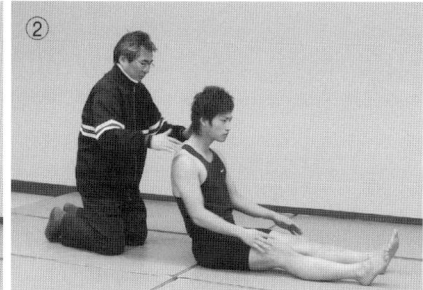

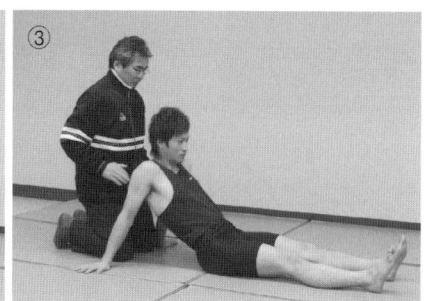

- 両側の肩が後方へ向かって急に引かれると，両側の上肢は，肩関節で伸展・外転・外旋し，肘関節を伸展する．両上肢が後方へ向かう．
- 両手掌が後方の床面に着き，体幹の転倒を防ぐ．

2）骨盤帯あるいは下肢に加わる外力
①体重心が斜後方へ移動（図 3-3）

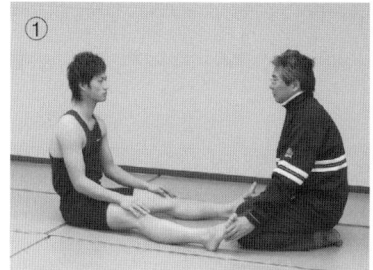

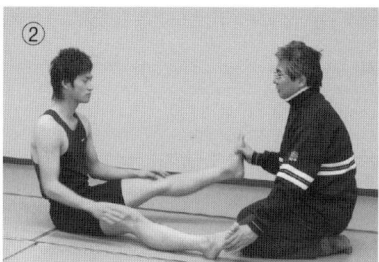

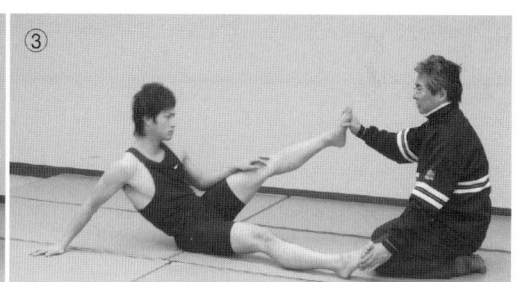

- 左足先が右上方へ向かって急に押し上げられると，右上肢は，肩関節で伸展・外転・外旋，肘関節は伸展し，体幹も右回旋して，右上肢が斜後方へ向かう．
- 右手掌が床面に着いて体幹を支え，転倒を防ぐ．

②体重心が後方へ移動（図 3-4）

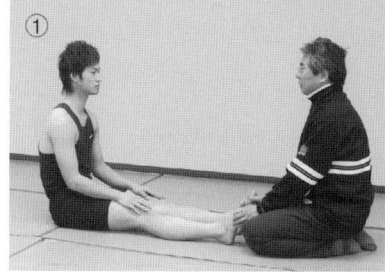

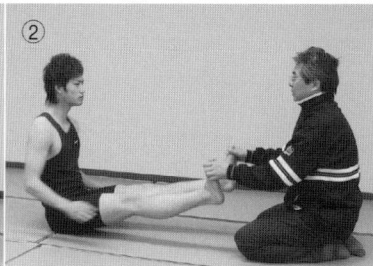

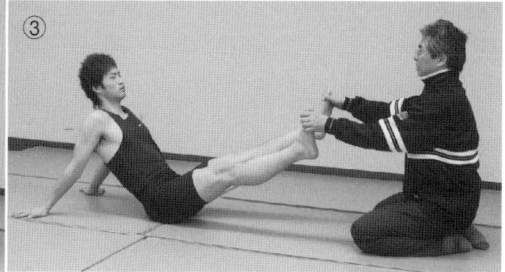

- 両足先が上方へ向かって急に引き上げられると，両側上肢は，肩関節で伸展・外転・外旋し，肘関節で伸展して，手先が後方へ向かって伸展する．
- 両手掌が床面に着き，体幹の転倒を防ぐ．

2. 膝立ち位

- 膝立ち位において，バランス反応は，外力によって体重心の投影点（重心線）が支持基底から前方に逸脱するときに起こり，外力の程度によって2つの応答がある．

1）背面へ加わる外力（図3-5）

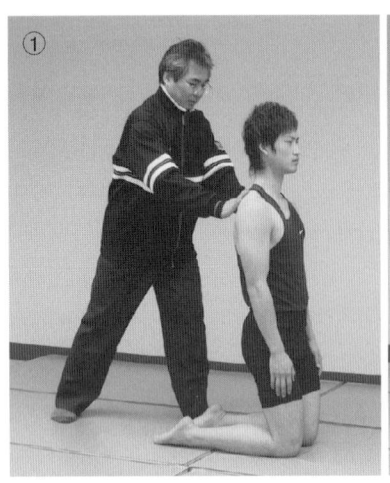

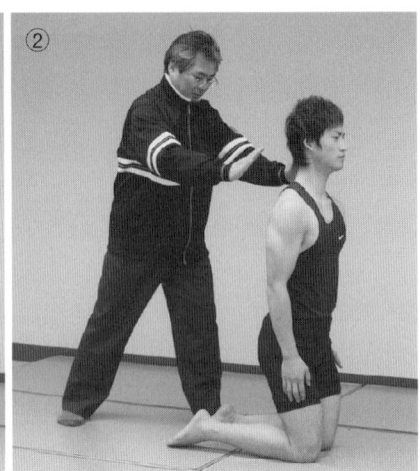

- 両側肩甲骨が前方へ向かって背面から軽く押され，重心線が支持基底から前方へわずかに逸脱すると，股関節と膝関節が屈曲して，重心線を支持基底内に戻す運動が起こる．
- 膝立ち位は保持される．

2）背面へ加わるやや強い外力（図3-6）

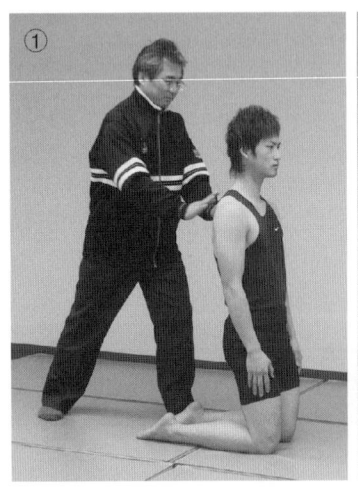

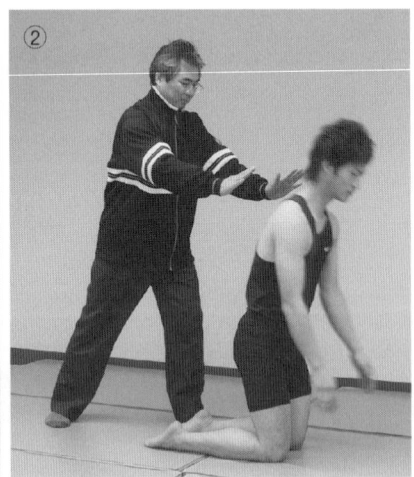

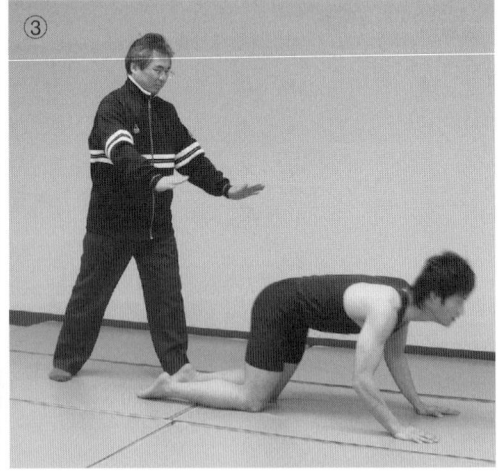

- 両側肩甲骨が前方へ向かって背面からやや強く押されると，両側の肩関節が屈曲して，上肢は前方へ伸展する．
- 股関節が屈曲し，体幹は前方へ倒れる．
- 両手掌が床面に着き，四つばい位になる．両手掌が床面に接すると，両肘はわずかに屈曲して，クッションの役割を果たしている．

  ＊加わる外力が強くなくても，膝立ち位を保持しようとしなければ，容易に四つばい位になってしまう．

3. 立位

- 立位において，バランス反応は肩甲帯あるいは骨盤帯に水平方向の外力が加わったとき，重心線が支持基底から逸脱するのを防止する反応である．
- ここで記載されている名称（足関節戦略: ankle strategy，股関節戦略:hip strategy，足踏み戦略:stepping strategy）は，システム理論による用語である（Shumway-Cook, et al. 1995）．

1）肩甲帯に加わる外力
①体重心が後方へ移動
a. 足関節戦略（図 3-7）

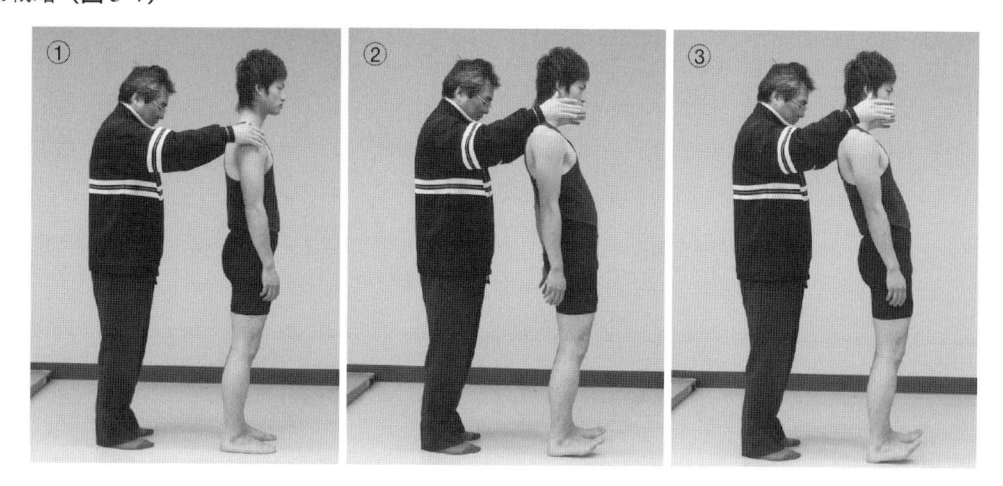

- 肩甲帯が後方へ向かって軽く引かれると，体幹が後方へやや傾斜し，同時に足関節の背屈が起こる．
- 両肩関節がわずかに屈曲（上肢の前方挙上）することもある．
  - ＊足部が床面に固定されていれば，この応答運動は身体を前方へ向かって移動させ，重心線を支持基底内に戻すのに役立つ．
  - ＊上肢の前方挙上は，体重心を前方へ移すのに役立つ．

b. 足踏み戦略（図 3-8）

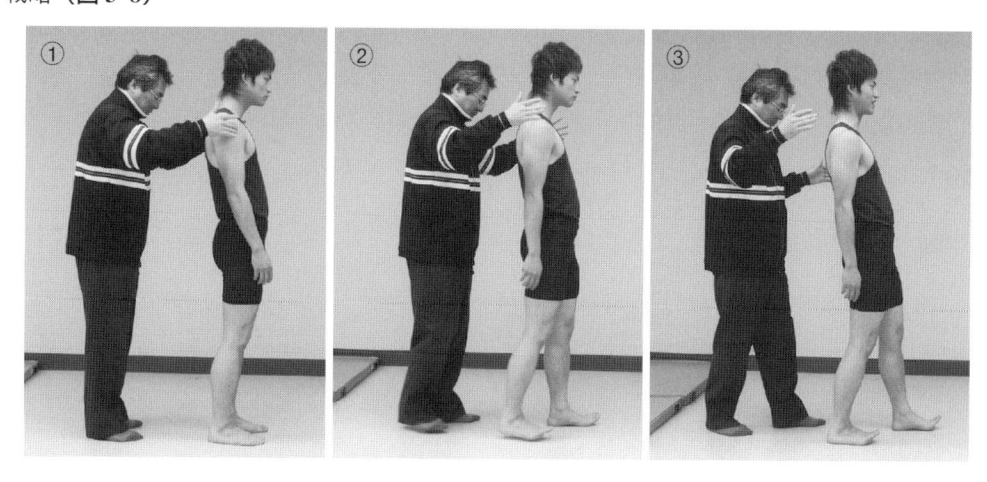

- 肩甲帯が後方へ向かって大きく引かれると，片足が後方へ一歩踏み出される．
- 新たな支持基底が形成され，立位姿勢は保持される．

② 体重心が前方へ移動
　a. 足関節戦略（図 3-9）

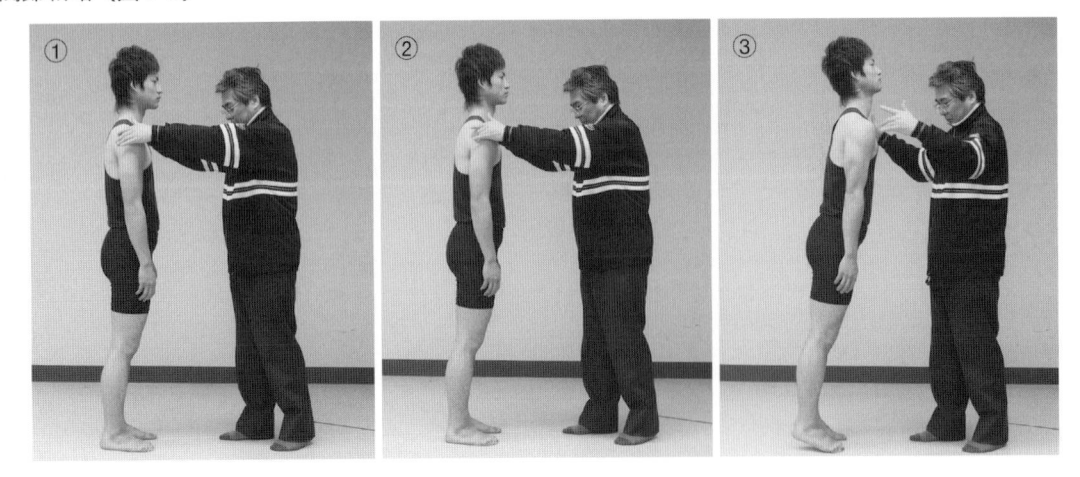

- 肩甲帯が前方へ向かって軽く引かれると，体幹は前方へやや傾斜し，つづいて足関節の底屈が起こる．
- つま先立ちの姿勢になる．

　b. 股関節戦略（図 3-10）

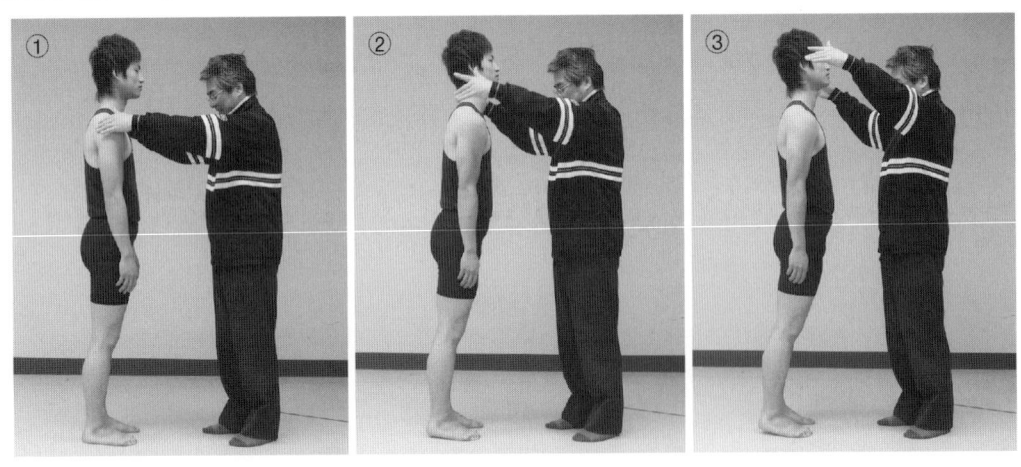

- 肩甲帯が前方へ向かってわずかに引かれると，体幹が前傾する．
- 直ちに股関節および体幹が伸展して，重心線を支持基底の内側に戻す．

c. 足踏み戦略（図3-11）

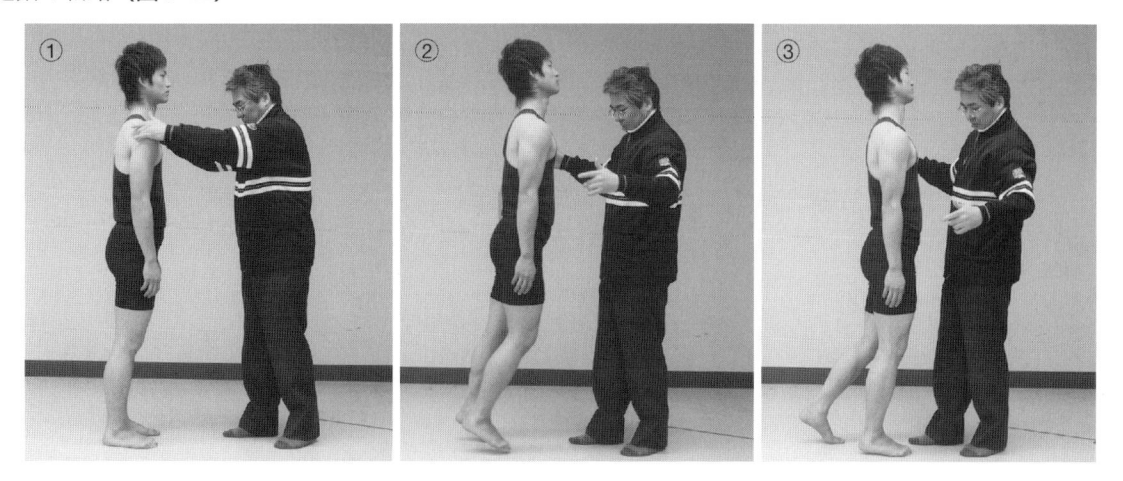

- 肩甲帯が前方へ向かって強く引かれると，直ちに片足が前方へ踏み出され，新たな支持基底が形成される．
  *前方へ引かれる力が強くなくても，両足の位置を動かさないように意識していない（指示されていない）ときには，足関節戦略や股関節戦略よりも，足踏み戦略が起こりやすい．

2）骨盤帯に加わる外力
- 応答運動の多くは，肩甲帯に外力が加わったときと同じである．
①体重心が後方へ移動
  a. 足関節戦略（図3-12）

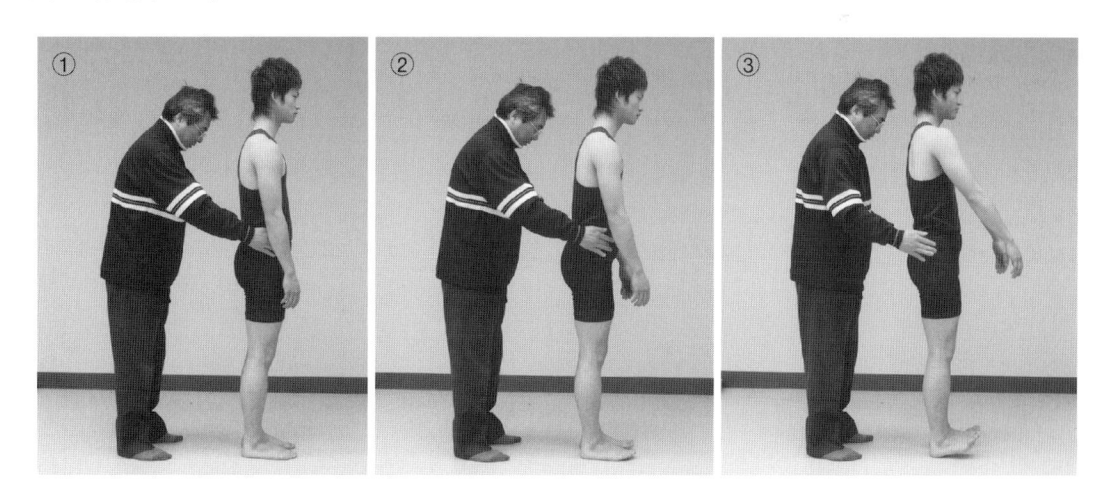

- 骨盤帯が後方へ向かって軽く引かれると，足関節の背屈，つづいて肩関節の屈曲（上肢の前方挙上）が起こる．
  *応答運動は，肩甲帯に外力が加わった場合と同じである．

b. 股関節戦略（図 3-13）

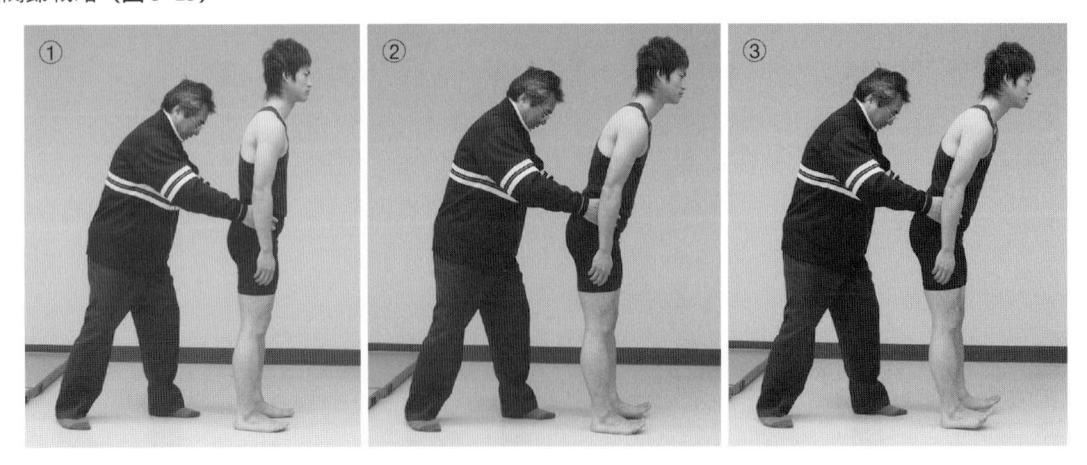

● 骨盤帯が後方へ向かってわずかに引かれると，股関節が屈曲して，体幹も前傾する．足関節の背屈が伴うこともある．
＊この応答運動は，肩甲帯に外力が加わったときには，あまり観察されない．

c. 足踏み戦略（図 3-14）

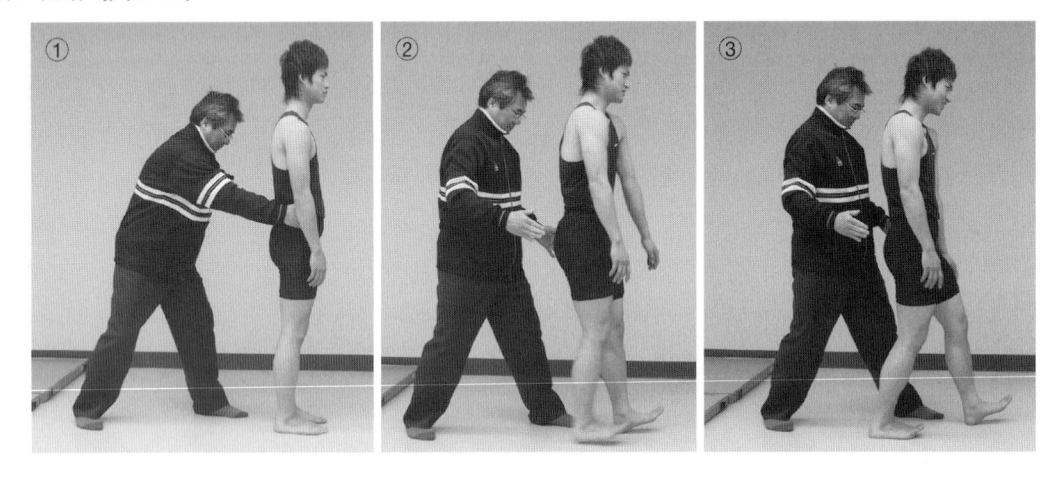

● 骨盤帯が後方へ向かって強く引かれると，片足が後方へ一歩踏み出されて，新たな支持基底が形成される．

②体重心が前方へ移動
　a. 足関節戦略（図 3-15）

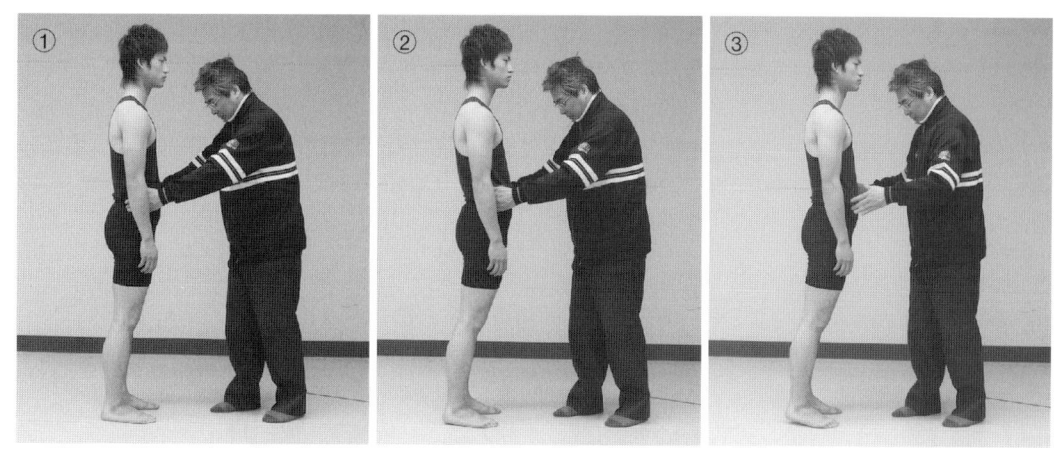

- 骨盤帯が前方へ向かって軽く引かれると，足関節の底屈が起こる．
  ＊足部が固定されていれば，この応答運動は，身体を後方へ移動させ，重心線を支持基底内に戻すのに役立つ．

　b. 股関節戦略（図 3-16）

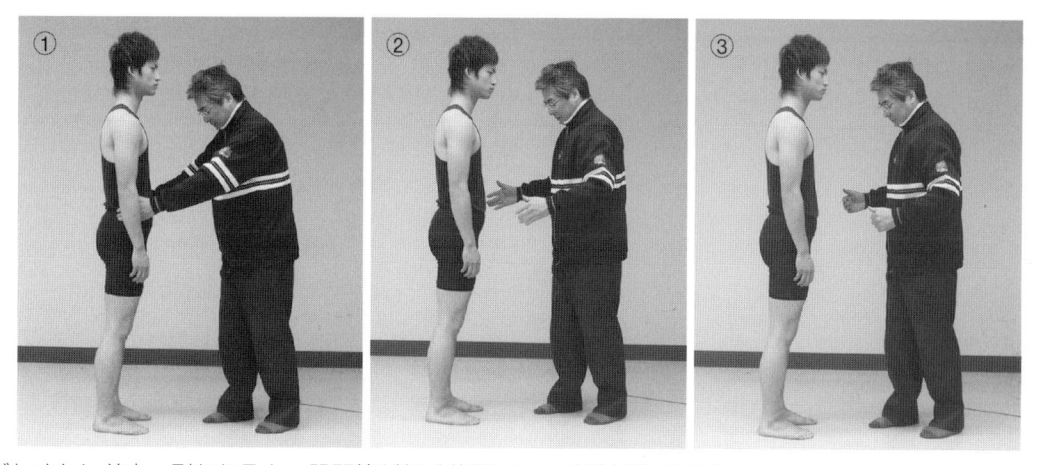

- 骨盤帯がわずかに前方へ引かれると，股関節が軽く伸展して，体幹が後傾する．

　c. 足踏み戦略（図 3-17）

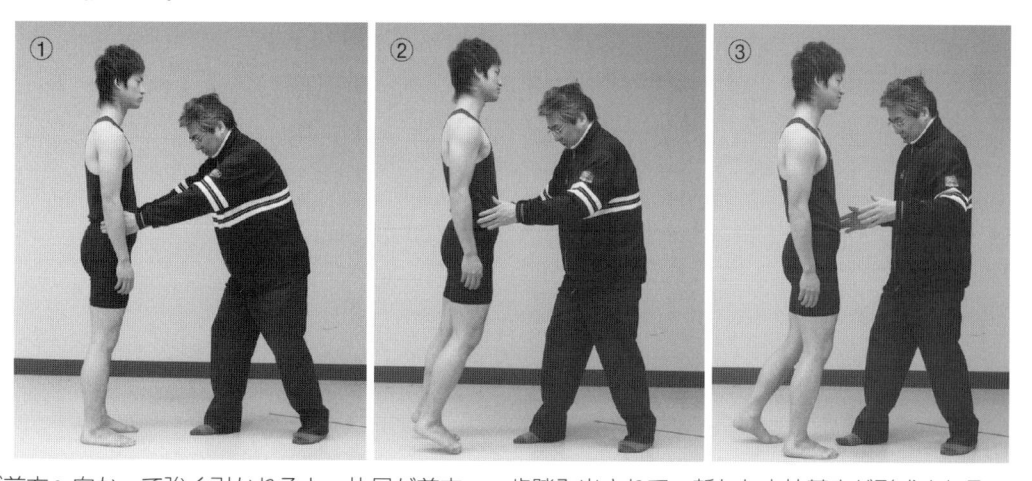

- 骨盤帯が前方へ向かって強く引かれると，片足が前方へ一歩踏み出されて，新たな支持基底が形成される．

2：予期的姿勢調節

- 意図的運動に伴う姿勢変化は，無意識に起こる．
- 姿勢変化は，予測される体重心の空間における位置の変化，外力の影響に対して合目的的である．
- この姿勢調節（姿勢制御）には，①自動的である，②物理的力に対する反応である，③バランス（平衡）の必要に応じて起こる，④自覚していない，⑤立位では絶えず動揺し，常に調節されている，という特徴がある．
- 意図的運動には，①意思によって起こる，②精神的刺激への反応である，③バランスには関係なく，それ自体の目的がある，④自分がそれを十分に自覚している，⑤連続的ではない，という特徴がある(Martin 1967)．
- 随意運動の開始の姿勢が定まることを，動的支持の状態にあるという．
- 目標に向かう身体部位の運動を，目的運動性あるいは特殊運動性という．
- 目的運動を支える身体部位の運動を，支持運動性あるいは全体運動性という（中村・他　2012）．

1. 両肘立ち位：右上肢の水平外転（図3-18）

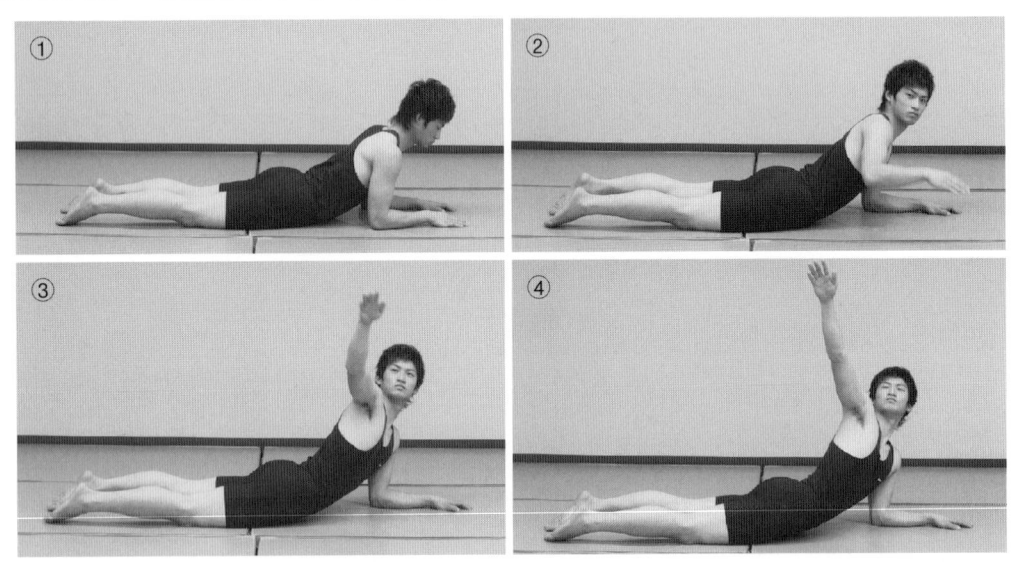

- 開始肢位は，両肘立ち位である．
- 頭部が右回旋し，同時に上半身はやや左側へ移動する．
- 頭部はやや伸展して，視線は右手に向けられている．
- 右上肢の肩関節が水平外転（側方挙上）する．肘関節は伸展する．
- 右上肢の挙上が高くなるにつれて，左肩関節の外転は大きくなり，体幹もさらに伸展して，右後方へ回旋する．
- 右上肢の手先は，天井を指している．左上腕は，垂直位で肘を床面に着いて，上半身を支えている．
- 左側の肘部と大腿前面，右下腿前面で形成される支持基底内に，重心線はとどまる．
- 基準型から逸脱した姿勢には，以下のものがある．
  * 体幹が左側へ屈曲し，左肩関節の外転は不足し，左上腕が傾斜した肢位になる．
  * 左肩関節が内旋して，左手先が右側へ向くことで支持基底を広くする．
- 元に戻る．
- 視線は右手先に向いたまま，右肩関節が内転，体幹が左回旋して，右手が床面に近づく．
- 右手掌が肩幅だけ離れて，左手と並んだ位置で床面に接する．
- つづいて前腕と肘が床面に接し，頭部はやや伸展位となって正面を向く．
- 両肘立ち位になる．

2. 四つばい位

1) 頭側への重心移動（図3-19）

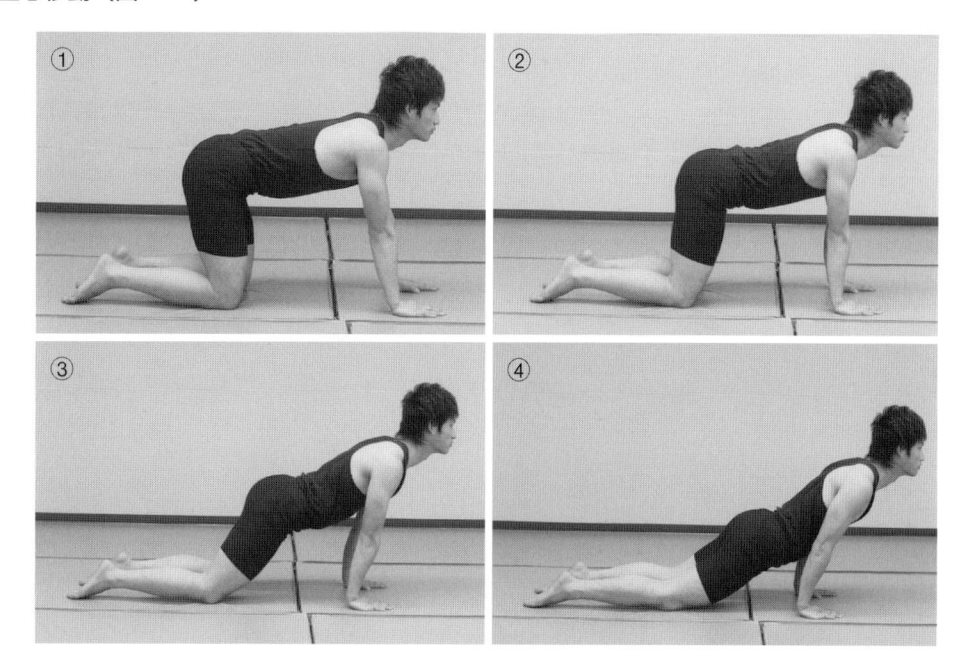

- できるだけ頭側へ体幹を移動して，その姿勢を保持する課題である．
- 四つばい位を保持したまま，体幹が頭側（前方）へ移動する．
- 両側の肩関節，手関節，股関節および膝関節が伸展する．
- 元に戻る．
  * 上肢伸筋群の筋力が必要とされる．

2）尾側への重心移動（図3-20）

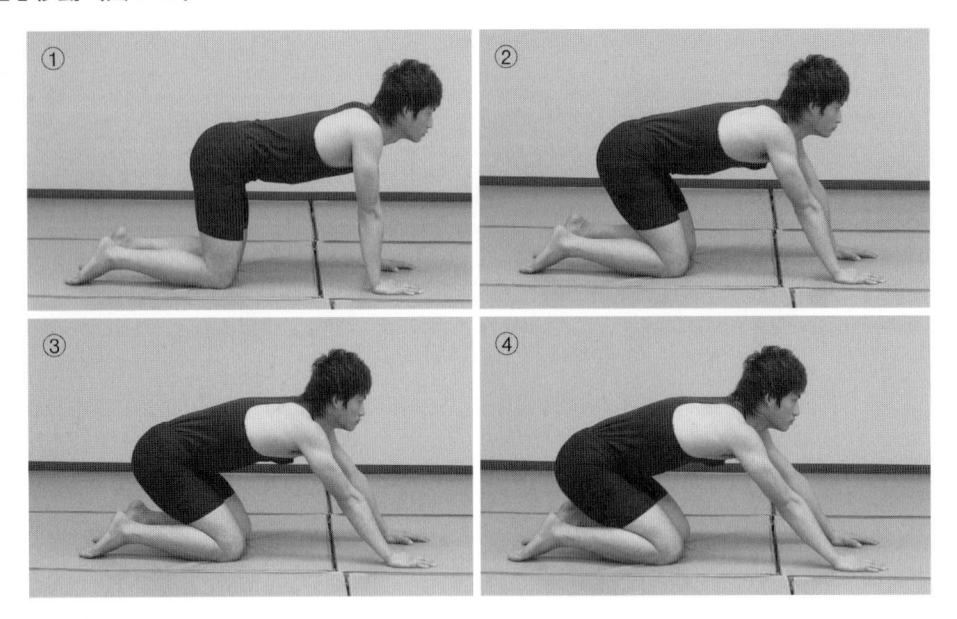

- 四つばい位を保持したまま，体幹を尾側（後方）へ移動し，その姿勢を保持する課題である．
- 両側の肩関節，手関節，股関節および膝関節が屈曲する．
- できるだけ尾側へ体幹を移動して，その姿勢で静止する．
- 元に戻る．
  * 下肢伸筋群の筋力が必要とされる．

3) 右上肢の水平外転（側方挙上）（図 3-21）

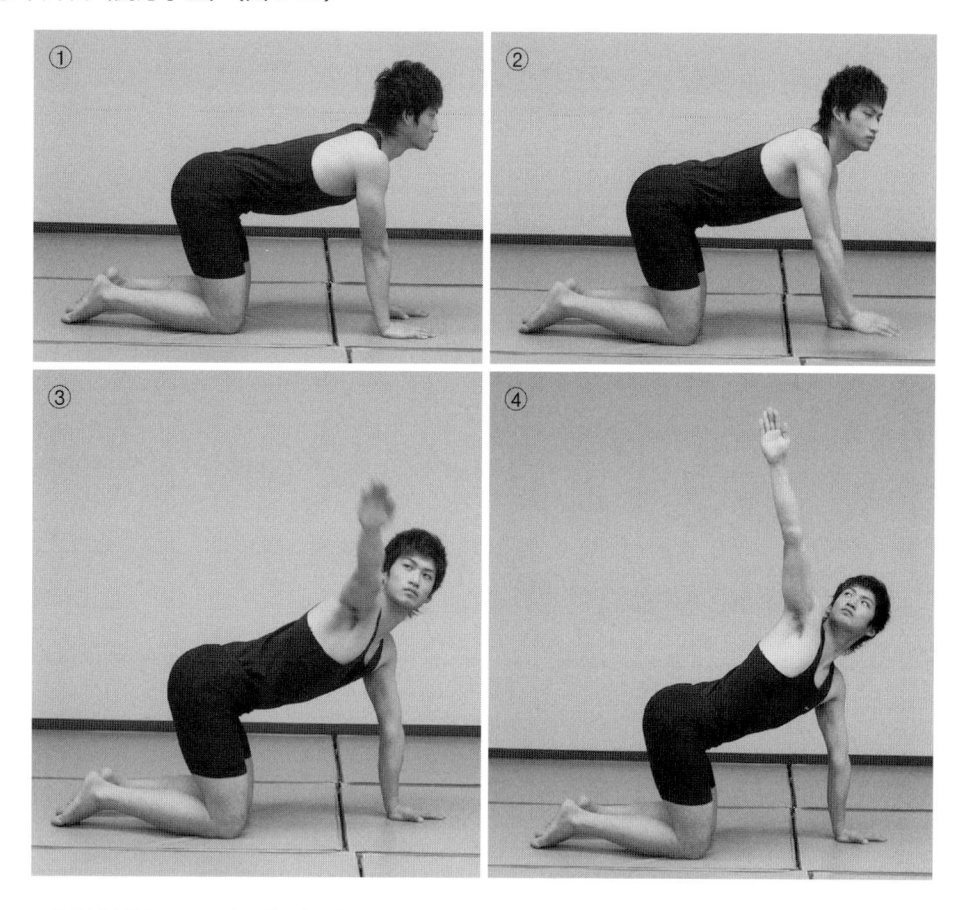

- 開始肢位は四つばい位（4点支持）である．視線は右手背に向けられている．
- 頭部は伸展しながら，やや右回旋する．同時に上半身がわずかに左側へ移動する．
- 右肩関節の水平外転が始まり，右手掌が床面から離れる．左肩関節もわずかに水平外転する．
- 上半身が伸展しながら，右回旋する．
- 右上肢はやや斜めになり，手先が天井に向く．
  - ＊終了肢位では，3点支持バランスが必要とされる動作である．
- 基準型から逸脱した姿勢には，以下のものがある．
  - ＊終了肢位では，骨盤帯も左側に寄っている．
  - ＊体幹の回旋がわずかであり，右肩の水平外転が大きくなる．

- 以下の運動系列に従って，元へ戻る．
- 視線は右手先に向けられている．
- 上半身（体幹）の伸展，右回旋した構え（姿勢）が元に戻り始める．
- ほとんど同時に右肩関節の水平内転が始まる．頭部の右回旋した構えも元に戻り始める．
- 左肩関節がわずかに水平内転して，上半身は正中位へ移動する．
- 右手は肩幅だけ開いて左手と並び，手掌が床面に接する．
- 四つばい位になる．
  - ＊一連の動作において，肩関節屈曲（上肢の前方挙上）も利用するとよい．この場合，上半身の伸展，回旋はわずかになり，上半身の左側への移動が大きくなる．

4）右下肢の伸展（図 3-22）

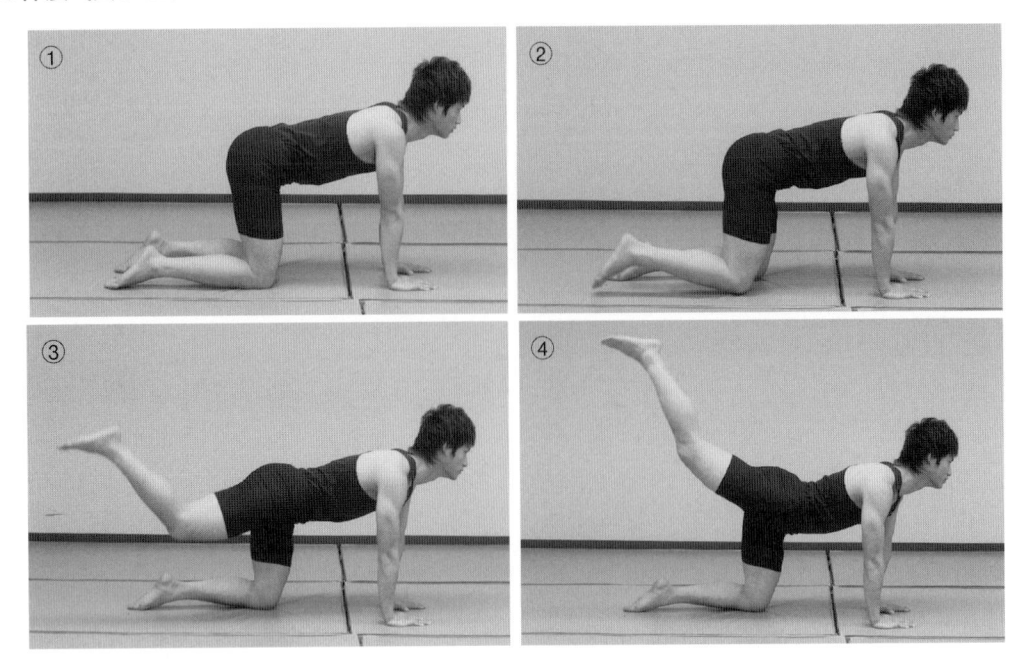

- 開始肢位は四つばい位（4点支持）である．頭部はやや伸展して，視線は前方に向いている．
- 体幹は左頭側へ移動し，主として両手掌と右膝が体幹（体重）を支える．
- 下半身（骨盤帯）がわずかに右回旋，左股関節は外転して，右膝が床面から離れる．
- 下半身の伸展と右回旋に伴って，右側の股関節と膝関節が伸展する．
- 終了肢位は3点支持となる．
- 基準型から逸脱した姿勢には，以下のものがある．
   - はじめに体幹が頭側へ大きく移動して，主として両上肢で体幹（体重）を支持して，骨盤帯が回旋することなしに，下肢が伸展する．
   - 骨盤帯の回旋が少なく，下半身も左側へ寄った姿勢になる．

- 以下の運動系列に従って，元に戻る．
   - 体幹（下半身）の伸展，右回旋した構え（姿勢）が元に戻り始める．
   - ほとんど同時に右側の股関節と膝関節の屈曲が始まる．
   - 左股関節がわずかに内転して，上半身は正中位へ移動する．
   - 右下腿は左下腿と並び，床面に接する．
   - 四つばい位になる．

5）左上肢の外転（側方挙上）と右下肢の伸展（図 3-23）

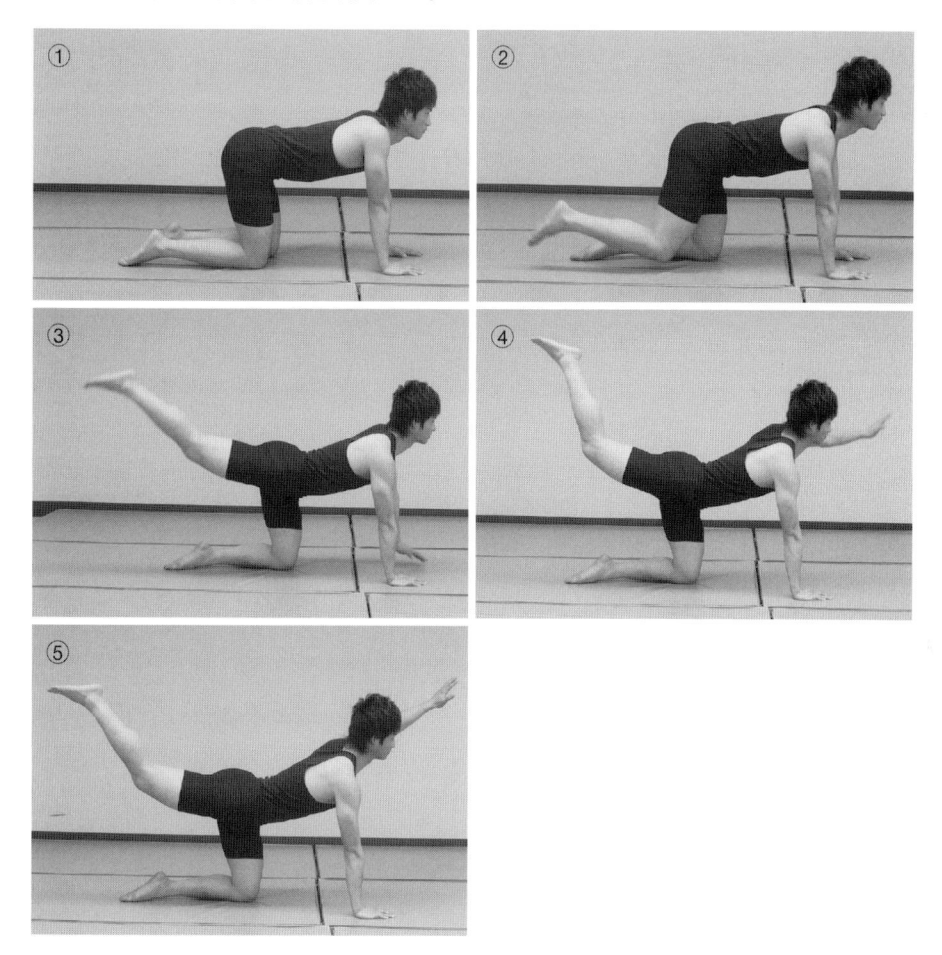

- 開始肢位は四つばい位（4点支持）である．視線は前方の床面に注がれている．
- 下半身がやや左側へ寄り，左股関節が内転する．体幹（体重）は両手掌と左膝で支持されている．
- 骨盤帯がわずかに右回旋して，右側の股関節と膝関節が伸展する．
- 上半身はやや右側へ寄り，右肩関節がわずかに水平内転する．
- 肩甲帯が左回旋し，左上肢は肩関節で水平外転する．
   - *はじめは連続動作で行われる．その場合，上下肢の動作は，下肢の伸展が先である．
   - *左上肢の水平外転に代えて，屈曲（前方挙上）や水平外転と屈曲の中間の運動も利用する．
   - *運動技能のレベルが高くなれば，上下肢の運動を同時に開始することもできる（同時動作）．
- 終了肢位では，2点支持バランスが必要とされる．

- 以下の運動系列に従って，元に戻る．
   - *左上肢を元の位置に戻す．
   - *右下肢を元の位置に戻す．

6) 右上肢の水平外転と右下肢の伸展（図 3-24）

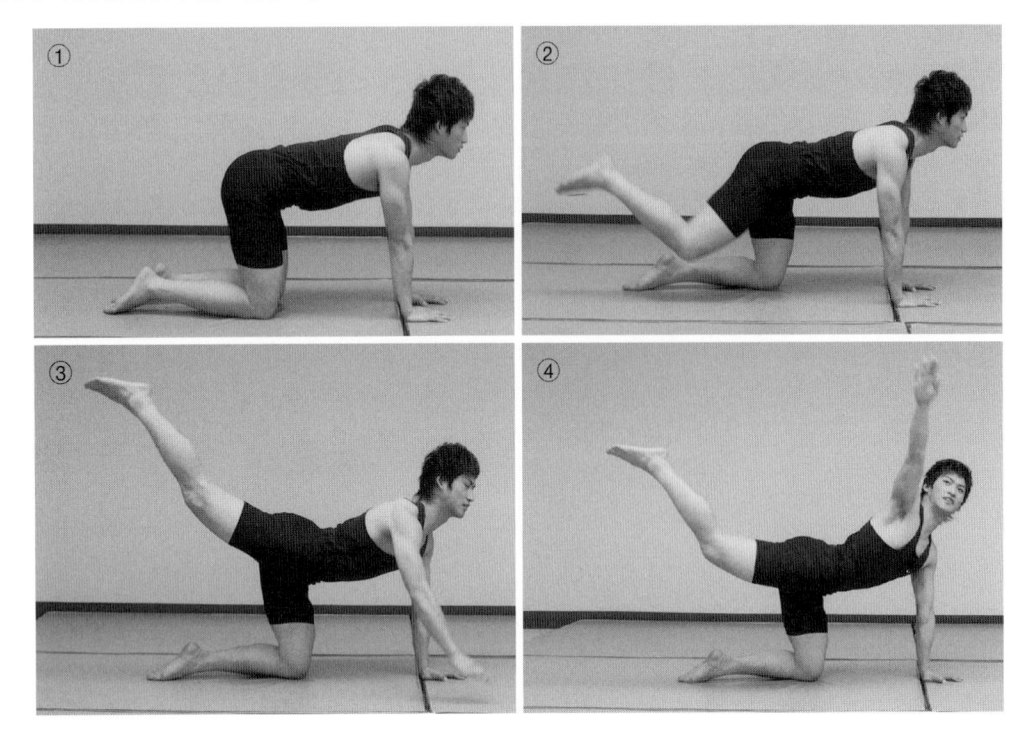

- 左上下肢で体幹（体重）を支持する場合を取り上げる．まず右下肢が伸展し，それに右上肢の水平外転が加わる連続動作である．
- 開始肢位は四つばい位である．
- 頭部がやや右側へ回旋する．つづいて下半身が右回旋して，体幹（体重）は左膝と左手で支持される．
- 右下肢が伸展する．
- 上半身の右回旋が大きくなり，次に右上肢が水平外転する．
  ＊この姿勢では，支持基底は左側の下腿と手掌で作られる直線状の狭い面になる．
- この動作では，終了肢位における静的バランス（2 点支持バランス）の保持がかなり困難である．
- 左股関節を内旋あるいは外旋して，左下腿を斜めにして，支持基底を広げることが多い．これは基準型から逸脱した姿勢である．

- 四つばい位に戻るときには，上肢から始まり，次に下肢の順序で戻る．

付 高ばい位

- 四つばい位で取り上げた，動的バランスの訓練に利用される動作は，高ばい位でも行うことができる．

3. 膝立ち位：体幹（体重）の側方移動 (図3-25)

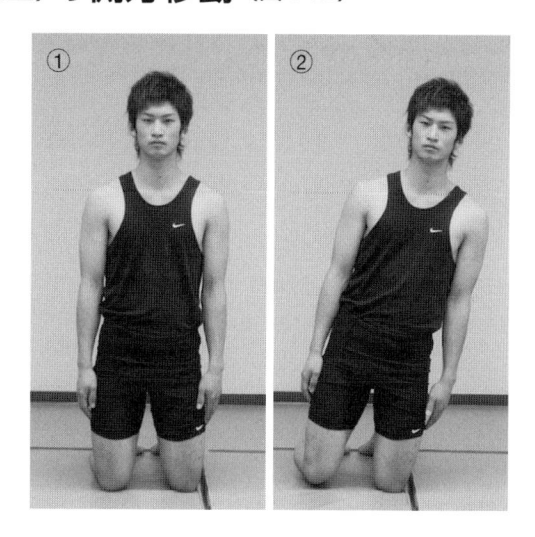

- 左側への体幹の移動を取り上げる．
- 開始肢位は，膝立ち位である．
- はじめに一瞬，右側へ体幹（体重）が移動する．
- 直ちに体幹は左側へ振られ，左側の膝と下腿で体幹を支える．右膝がわずかに床面から離れる．右足背は床面に接している．
- 体幹はやや左側へ傾斜しているが，頸部は右側屈して頭頂は真上に向いている．
- その姿勢を保持する．
- 元に戻る．
  * 片側下肢によって保持される静的バランスが不安定であると，終了肢位で両側上肢がやや外転することがある．両股関節が一瞬，外転することもある．右側の股関節と膝関節が屈曲して，重心線が支持基底の中央に近づくことも多い．これらは基準型から逸脱したものである．

4. 片膝立ち位：体幹(体重)の前後移動 (図3-26)

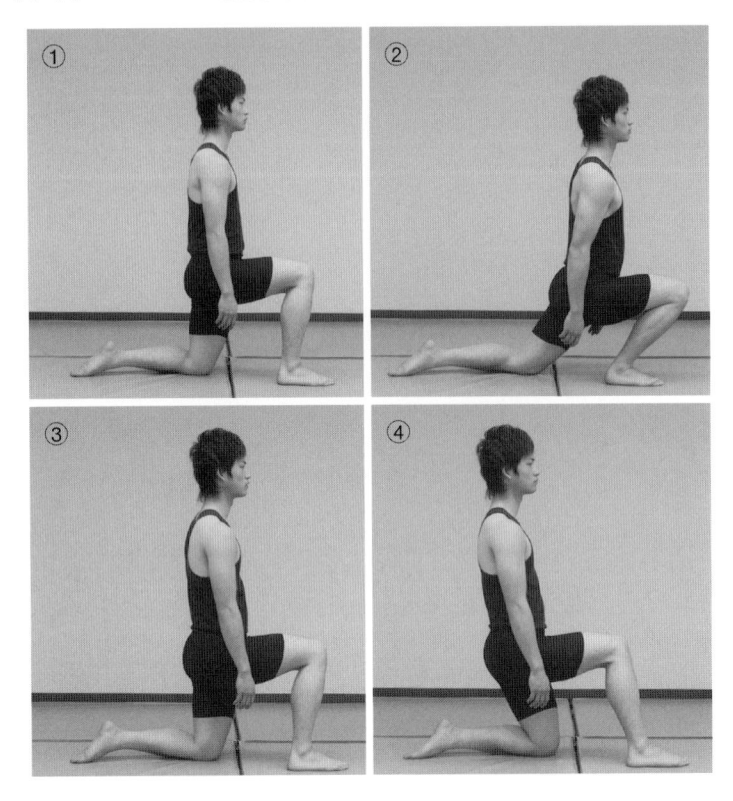

- 右下肢を前方へ出した片膝立ち位を取り上げる．
- 開始肢位は片膝立ち位である．視線は前方に向いている．
- 左股関節の伸展，右膝関節の屈曲に伴って，体幹は直立位を保持したまま，前方へ移動する．
- 左側の股関節と膝関節の伸展，右側の股関節と膝関節の屈曲，足関節の背屈した終了肢位になる．
- 元に戻る．
  ＊支持脚（左下肢）の股関節伸展が不十分であって，体幹が前傾することがある．
- 体幹の後方移動では，左股関節と左膝関節の屈曲，右膝関節の伸展が起こる．これは座り込むような動作となる．
  ＊ただし，このような姿勢は，膝立ち位でも，筋力低下やバランスの不安定性があれば,直ちに生じてしまう．

5. 立位：体重心の前後移動 (図3-27)

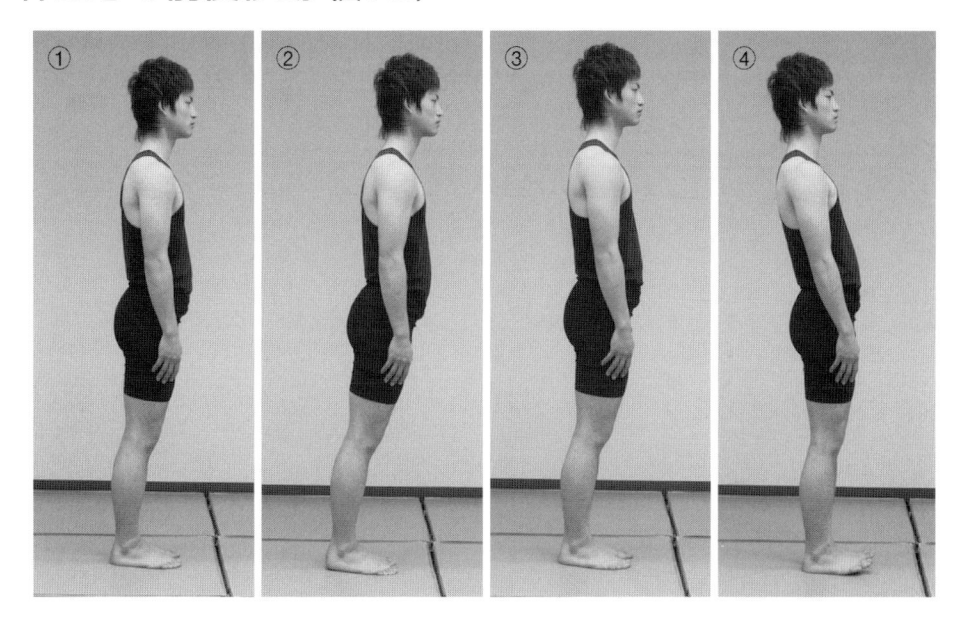

- 開始肢位は，両足の間隔をわずかに開いた立位姿勢である．
- 両側の股関節と膝関節は伸展位を保持したまま，体重心が前方へ移動する．足関節は背屈して，下肢と体幹が前傾する．
- 元に戻る．
    * 股関節が屈曲して体幹だけ前傾した姿勢となることが多い．このような姿勢では，体重心の前方移動はあまり起こらない．
    * 機能的リーチ検査に利用されている姿勢である．動作中は動的バランス，静止姿勢になったときは，静的バランスである．
- 体重心の後方移動では，足関節がわずかに底屈して，体幹は後傾するが，その程度はわずかである．
    * 足指の底屈を伴うこともある．
    * 基本的立位肢位では，床面への体重心の投影点（重心線）は踵から足底長のおよそ40％のところに位置している．支持基底内における体重心の移動距離は前方のほうが長い．
- 足関節を荷重点，つま先あるいは踵を支点，下腿三頭筋や前脛骨筋などの付着部を力点とした第2のてこと理解すれば，体重心の前方移動のほうが容易である．

第4章
諸動作の操作（ハンドリング）の実際

- ここでは，2名の学生あるいは理学療法士が一組になって実習することを前提にして，記述がなされている．
- それぞれが理学療法士（PT）および患者（S）となって実施する．
- PTは，Sの身体を操作して，望ましい身体運動を誘導する．
- はじめに，PTはSの身体に触れた状態で，Sは課題となっている身体運動を，できるだけ理念型に沿ったパターンで行う．
- Sの運動が開始肢位から終了肢位に至るまで，PTはSに触れている手の位置を変えたり，床面に対する自分の位置を移動したりする必要はないことを確認する．
  - ＊手の位置や，自分の位置を動かさなければならないのであれば，Sに対するPTの位置が不適切である．
  - ＊PTは，自分の上肢や体幹の動きがSの身体運動に滑らかに従うかどうかによって，自分の位置や姿勢の良否を感じ取る．
- 次に，Sは言語指示で与えられた運動を行う以外は，身体を弛緩させる．
- PTは，Sの身体を滑らかに操作する．一部の動作を除いて，はじめは他動運動を意識して実施する．Sは，自分の身体が滑らかに動いているか否か，運動感覚に注意し，操作後にPTに伝える．
- つづいて，自動介助運動へと移る．Sの運動が理念型に近い場合，自動介助運動においてPTが抵抗を感じるとすれば，操作が不適切と判断すべきである．
- 身体運動の制御にかかわる筋群が遠心性収縮を行う場合，PTはその収縮を感じ取れるようになるとよい．
- 以下の記述では，各動作の説明で"右"あるいは"左"と記されているが，"右""左"を"左""右"と読み替えて2通りの手技を実施するとよい．

1：寝返り

- 寝返りの動作は，「背臥位から側臥位へ」と「側臥位から腹臥位へ」を基本動作として，それを連続動作として行うことで成り立っている．「腹臥位から背臥位へ」という逆の動作も同様である．
- 乳児や幼児（およそ1〜5歳）では，連続動作として行う．少年（6〜18歳）から成人では，それぞれの基本動作を個別に行い，その後に連続動作とする．

A 頭部への操作

1. 背臥位から側臥位へ
1）背臥位から側臥位へ（図 4-1a）

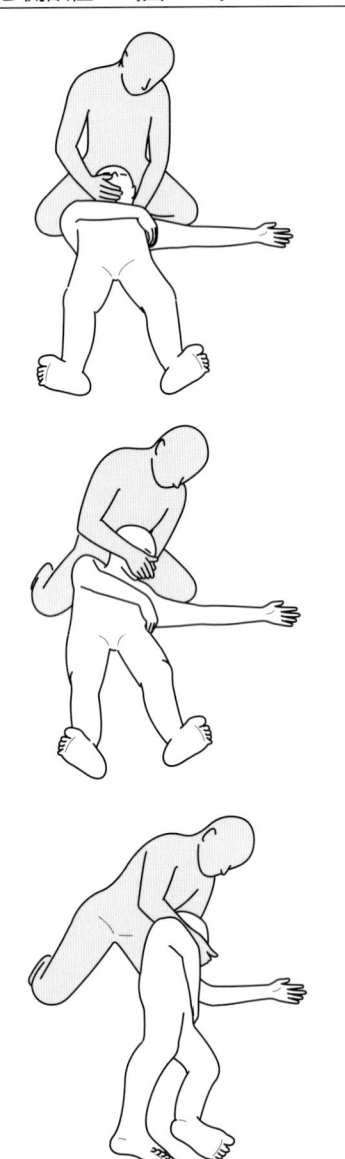

▶ 開始肢位は，背臥位である．右上肢は，肩関節をおよそ60°内旋位，肘関節を80°屈曲位として，前腕を上腹部に置く．左上肢は，肩関節をおよそ90°外転位として，床面におく．

▶ PTは，Sの頭側に位置して，右手掌でSの下顎を包むようにして保持する．左手掌は，Sの後頭部を支えるようにして保持する．

▶ PTは，Sに「頭を軽く引いて，左を向いて」と指示しながら，Sの頭部をやや屈曲して、そのまま左側へ回旋する．
＊指示として「左脇（下）を見て」としてもよい．

▶ 頭部の回旋につれて，右肩甲部が床面から離れ，体幹が左回旋する．
▶ 右殿部，つづいて右下肢が床面から離れる．
▶ Sは，左側臥位になる．

＊下半身の回旋が不十分であれば，顔面を床面にやや近づけるとよい．
＊はじめは他動運動として行い，自動介助運動へ移行するのがよい．

クリニカル・ヒント
▶ 痙性麻痺患者では，操作中あるいは終了時に下肢が交差することがある．その場合，下肢の筋緊張を低下（あるいは弛緩）させてから操作を開始する．以下の操作でも，同じように行う．

背臥位から側臥位へ（図 4-1b）

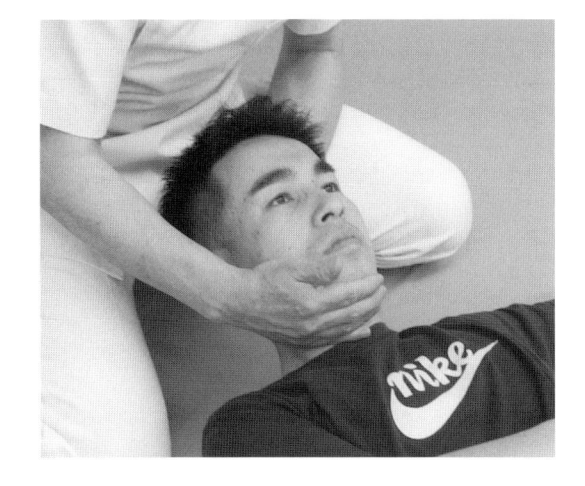

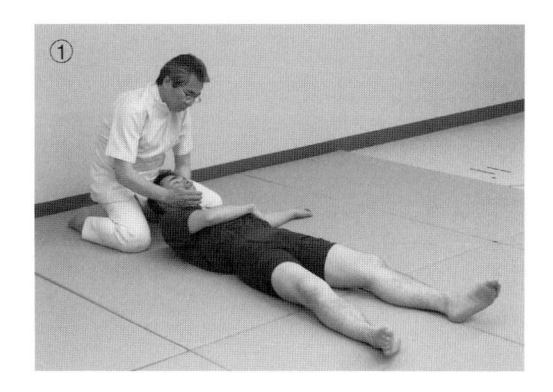

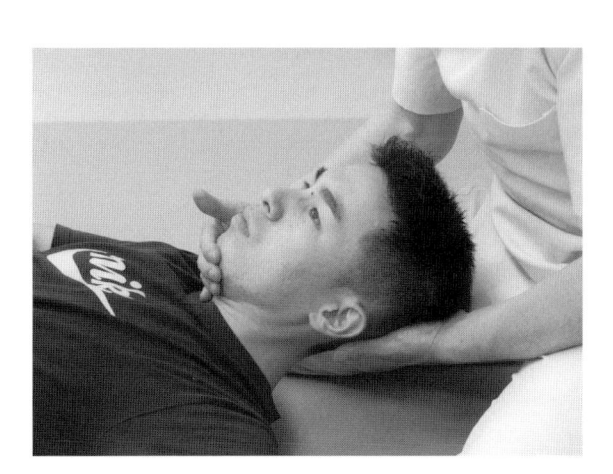

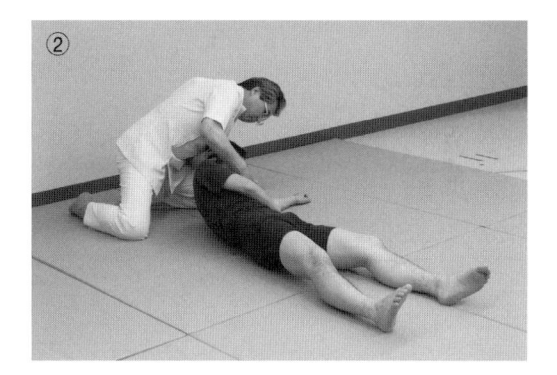

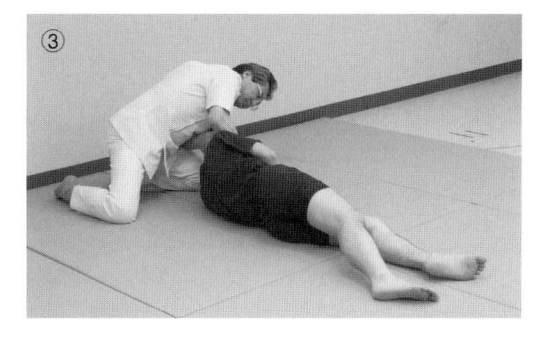

2) 側臥位から背臥位へ（図 4-2a）

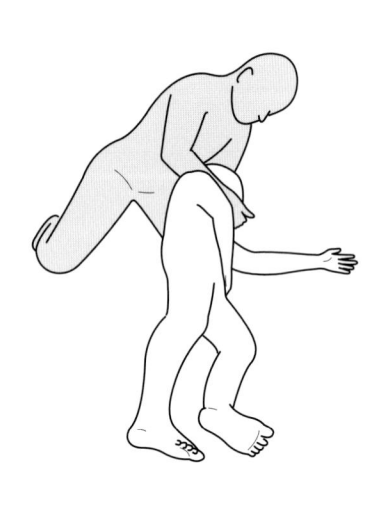

▶ Sの開始肢位は，側臥位である．左上肢は，肩関節をおよそ90°屈曲位として，床面におく．右上肢は，肩関節をおよそ60°内旋位，肘関節を80°屈曲位として，右前腕が上腹部に接している．

▶ PTは，Sの頭側に位置して，右手掌でSの下顎を包むようにして保持する．左手掌は，Sの後頭部を支えるようにして保持する．

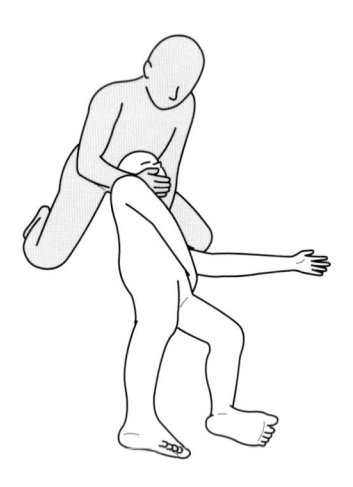

▶ PTは，Sに「顎を引いて，右を向いて」と指示しながら，Sの頭部を軽く屈曲し，つづいてゆっくりと右側へ回旋する（自動介助運動）．

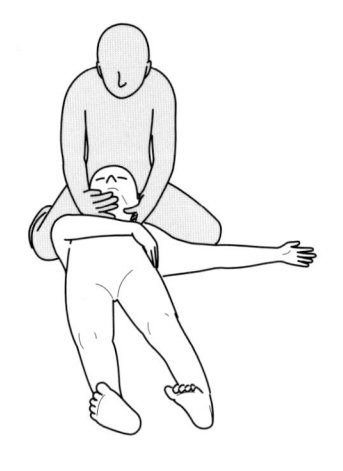

▶ Sは，右側の肩甲部，殿部，下肢後面の順に床面に接して，背臥位になる．

▶ PTは，Sの後頭部をゆっくりと床面に下ろす．

側臥位から背臥位へ（図 4-2b）

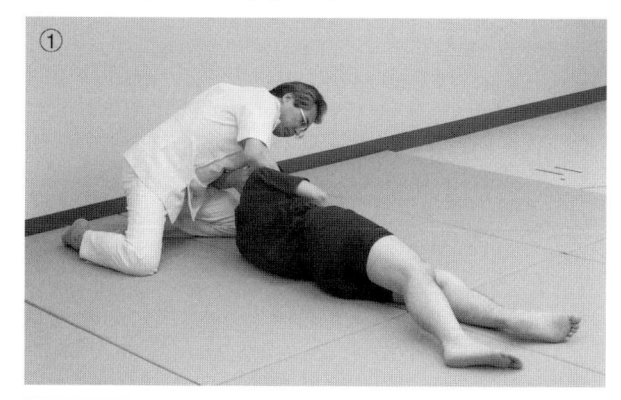

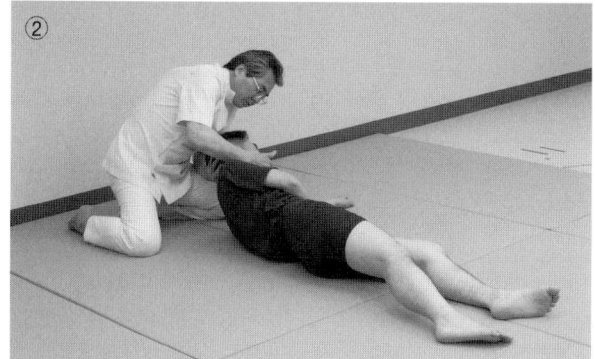

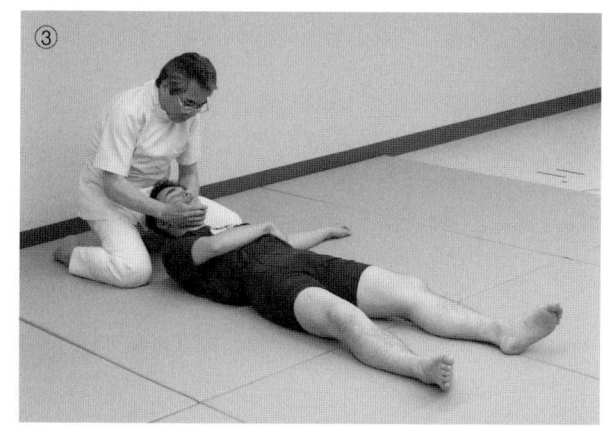

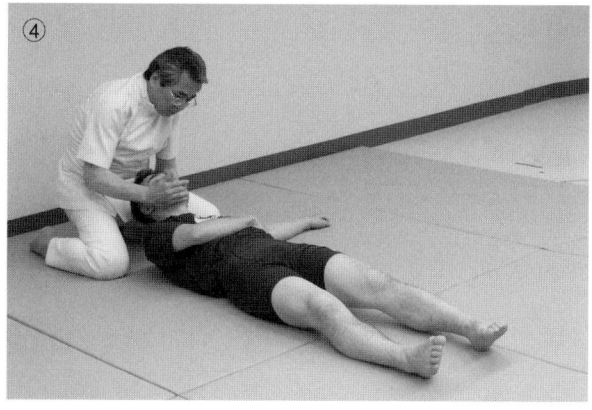

①

②

③

④

2. 腹臥位から側臥位へ
1) 腹臥位から側臥位へ（図 4-3a）

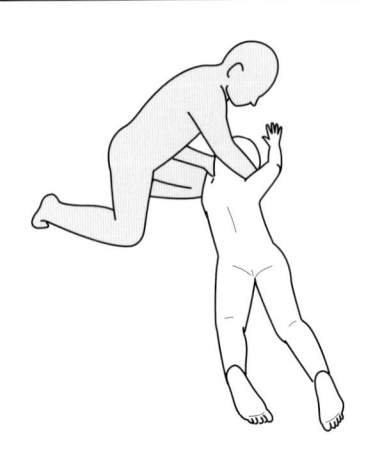

▶ 開始肢位は，腹臥位である．顔面は床面に向き，頭部がわずかに伸展した姿勢である．両上肢は肩関節を150～170°屈曲位，やや外転位として，手掌は床面に軽く接している．

▶ PT は，S の頭側に位置して，右手掌で S の下顎を包むようにして保持する．左手掌は，S の後頭部を保持する．

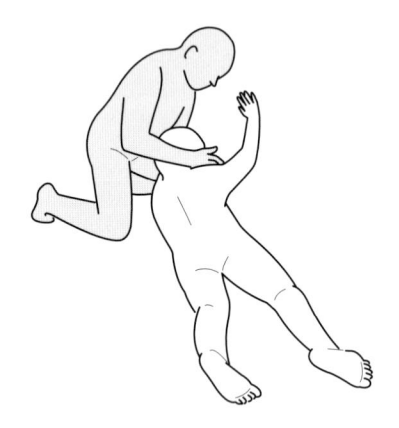

▶ PT は，S に「顔を少し上げてから，右を向いて」と指示してから，頭部を右回旋する．

▶ 右肩が床面から離れ，肩甲帯の回旋が骨盤帯に及ぶ．

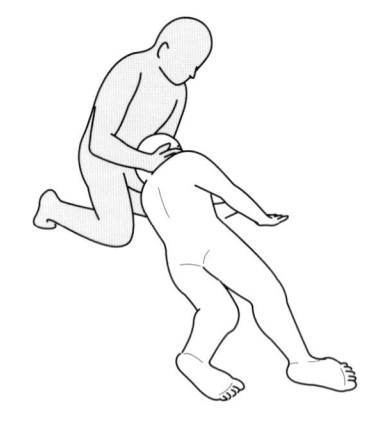

▶ 右下肢の股関節と膝関節がやや屈曲する．

▶ 肩甲帯の回旋につれて，両肩関節は屈曲位から次第に伸展し，90～120°屈曲位でとどまる．

▶ 上半身は側臥位になる．骨盤帯は，前面が床面に向かって，わずかに傾いている．

▶ 頭部の伸展は，戻って正中位となり，一部が左上腕に載っていることがある．
　＊左肩関節の屈曲角度は右肩関節と同じか，あるいは右肩関節に比べるとやや大きい（左手は右手より上方に位置するようになる）．

▶ S は，左側臥位となる．

腹臥位から側臥位へ（図 4-3b）

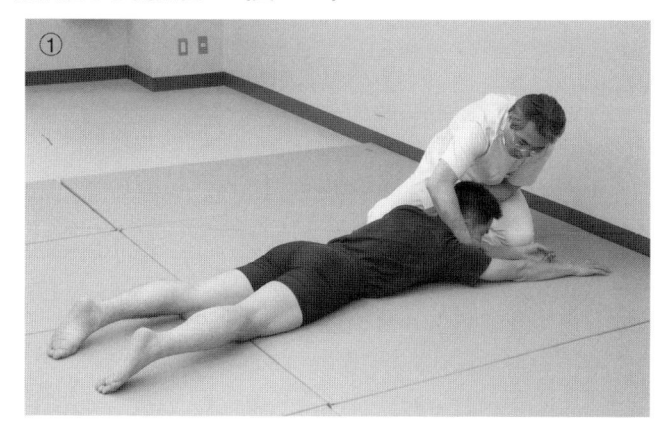

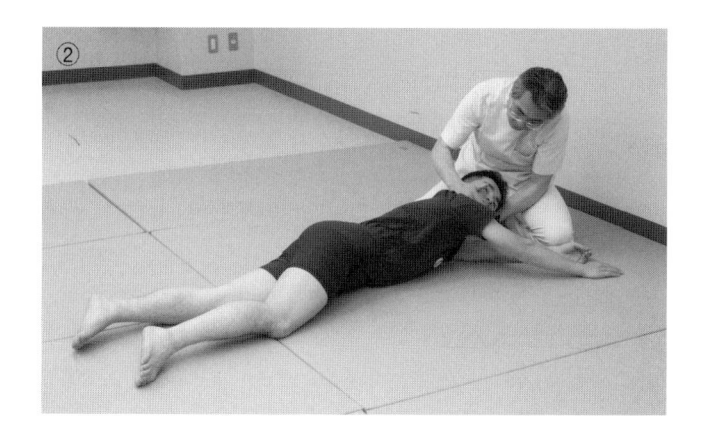

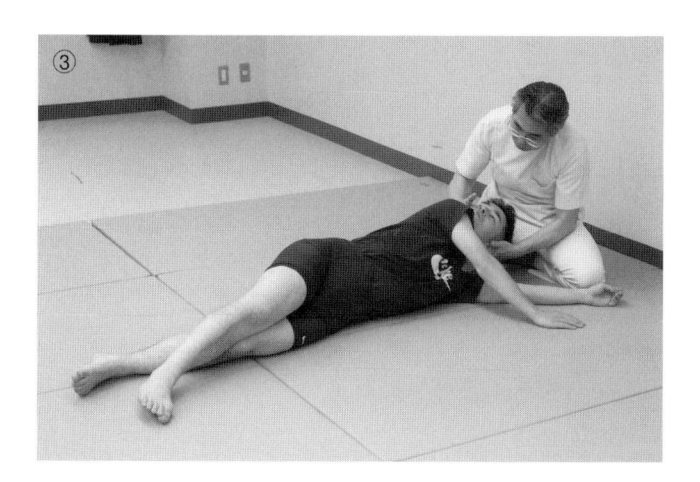

①

②

③

2）側臥位から腹臥位へ（図 4-4a）

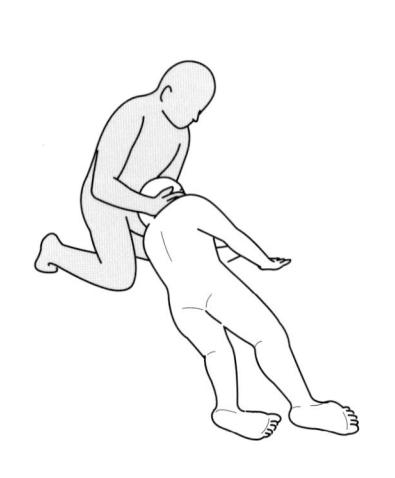

▶ 開始肢位は，左側臥位である．両肩関節は 90〜120°屈曲位（左肩関節のほうが屈曲角度が大きくともよい），左下肢は基本肢位，右下肢はやや屈曲位となる．頭部の一部が左上腕に載っていてもよい．

▶ PT は，S の頭側に位置して，右手掌で S の下顎を包むようにして保持する．左手掌は，S の後頭部を保持する．

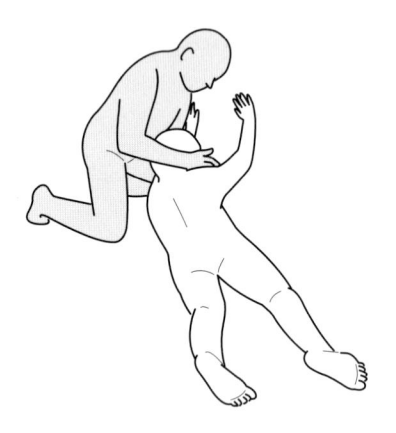

▶ PT は，S に「顔を少し上げてから，ゆっくりと左を向いて」と指示しながら，頭部を左回旋する．
　＊「左肩越しに後ろを見るようにして」と指示することもある．
　＊動作は，できるだけゆっくりと行うのがよい．

▶ 頭部の左回旋につれて，肩甲帯，骨盤帯の順に左方へ回旋し，右下肢は伸展する．

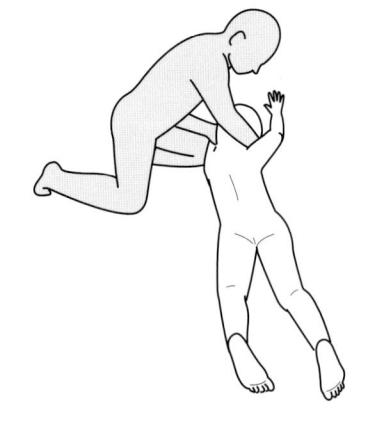

▶ この間に，両上肢の肩関節が屈曲し，150〜170°屈曲位となる．肘関節は伸展位，前腕は回内位となり，手掌は床面に接する．

▶ S は，腹臥位となる．

側臥位から腹臥位へ（図 4-4 b）

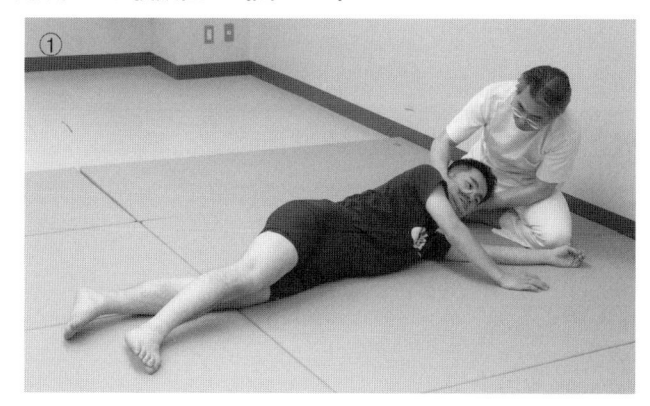

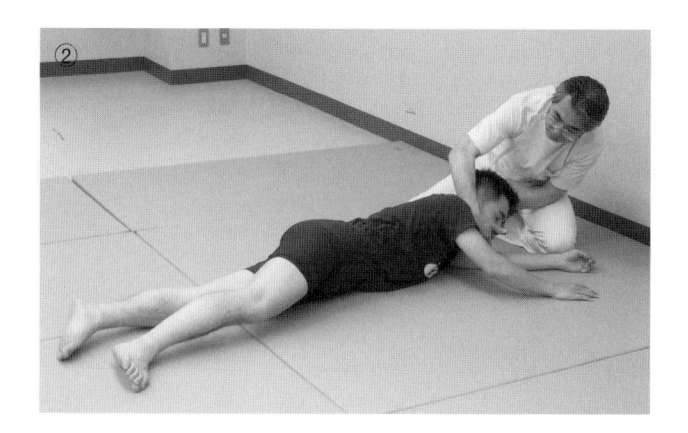

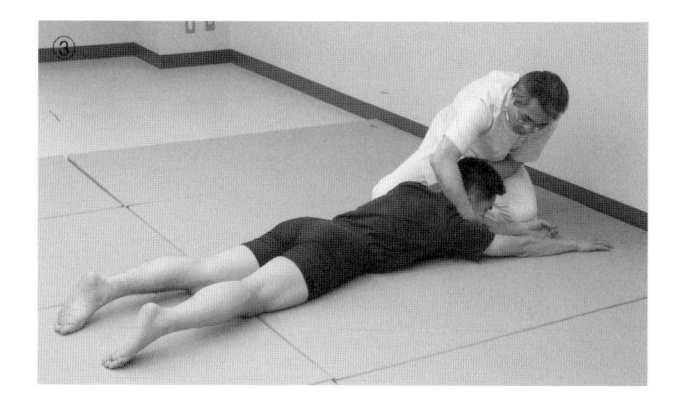

B 上肢と肩甲帯への操作
1. 背臥位から側臥位へ
1）背臥位から側臥位へ（図 4-5a）

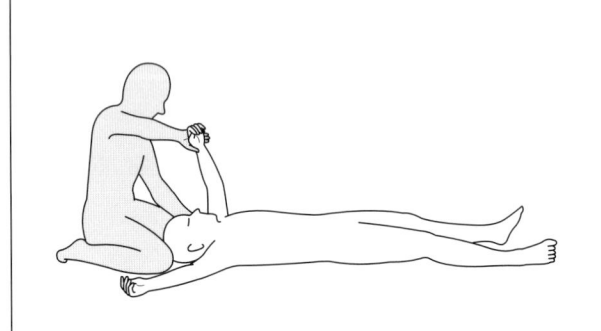

- 開始肢位は，背臥位，両上肢は肩関節を 150〜180°外転位，肘関節は伸展位，前腕は中間位〜回外位とする．
- PT は，S の頭側に位置して，右手で S の左手関節近位部（手首）を保持する．左手は S の左肩を包むようにして，左肩甲帯を保持する．
- PT は，S に「顎を軽く引いて，右を向いて」と指示する．
  * 指示として「右脇（下）を見て」としてもよい．

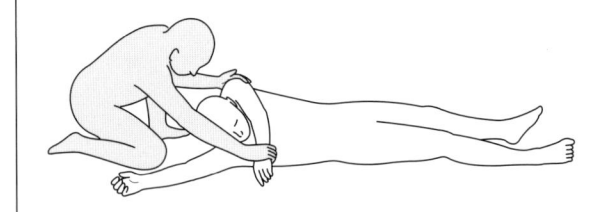

- 頭部が右回旋を開始したら，「左の手先を見て」と声をかける．同時に PT は，S の左上肢を S の右頭側へと導きながら，S の左肩甲部を斜後方から押し上げるようにして，右回旋する．
- 肩甲帯につづいて，骨盤帯が右回旋する．

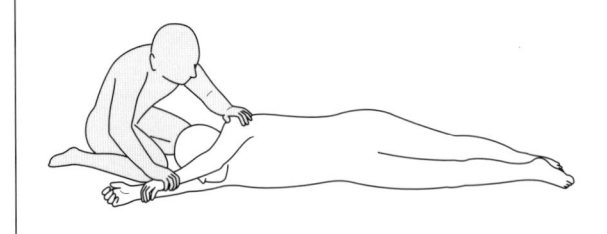

- 肩甲帯が床面に垂直になったとき，S の左手掌が床面に接するようにして，他動運動（あるいは自動介助運動）を停止する．
- S は，右側臥位になる．
  * 他動運動（介助運動）があまりにゆっくりと行われると，骨盤帯の回旋が不十分になりやすい．その場合，介助運動をやや速くするとよい．
  * 上半身が右側臥位になっても，下半身が背臥位に近い肢位にとどまっているような場合は，S の左上肢の頭側への引き上げの弱いことが多い．体幹の左側を伸展するように，左上肢と左肩甲部への介助を行うとよい．

背臥位から側臥位へ（図 4-5 b）

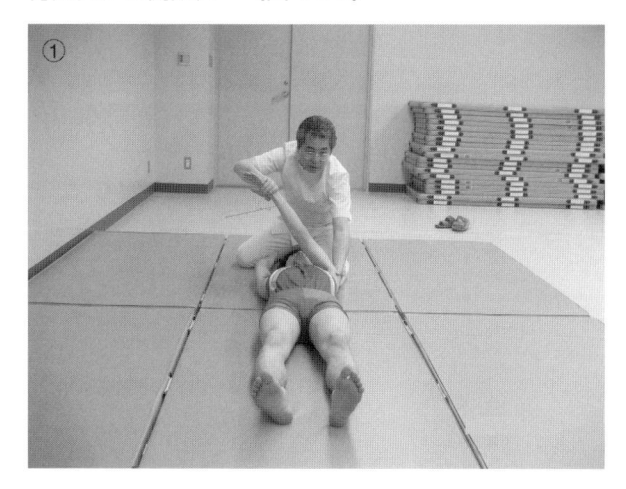

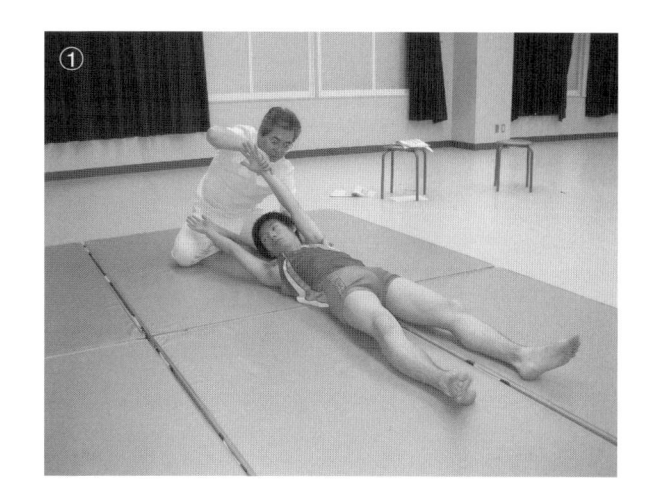

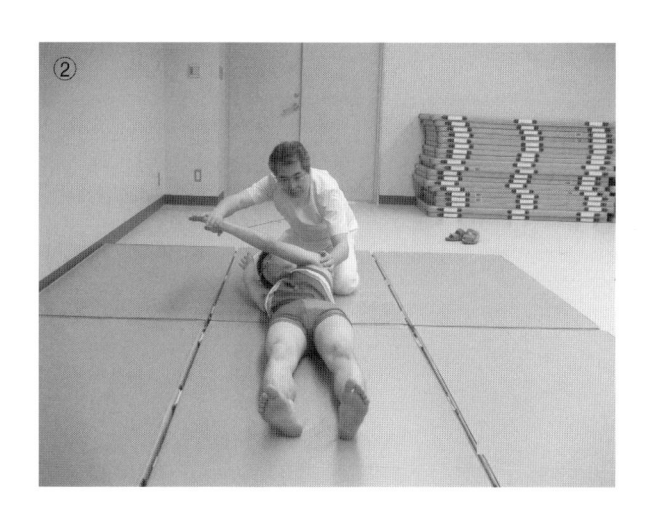

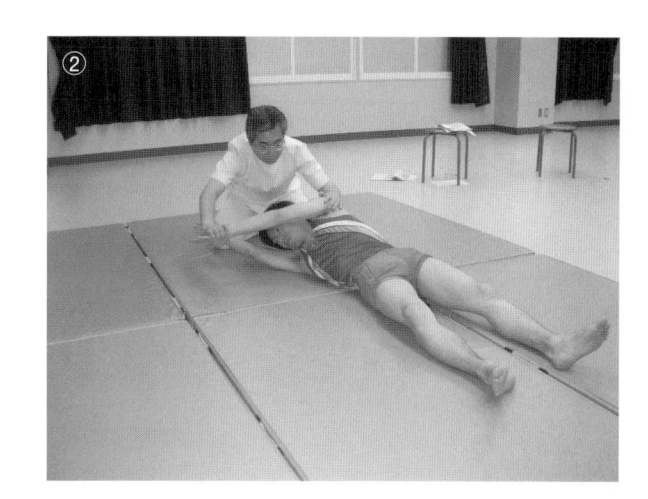

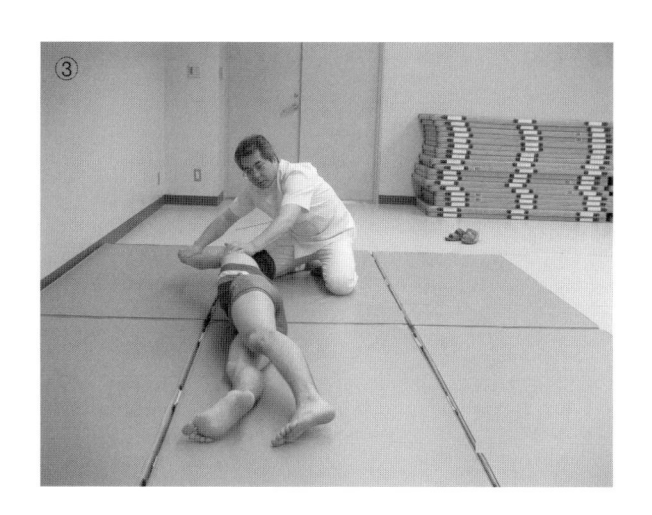

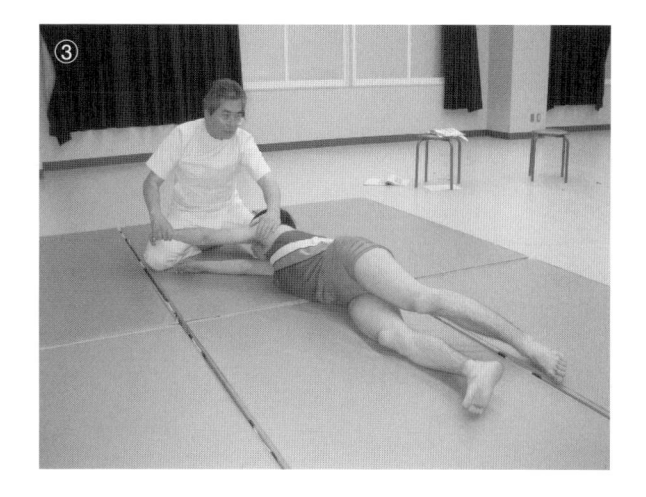

2）側臥位から背臥位へ（図 4-6a）

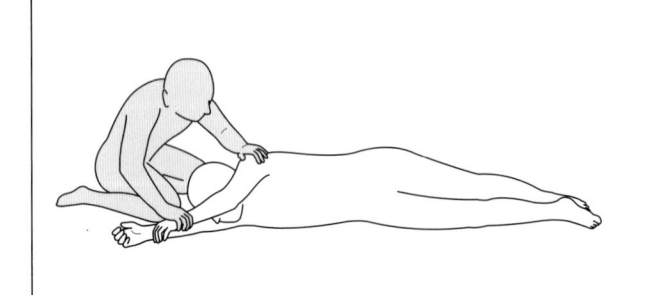

▶ 開始肢位は，右側臥位，両上肢の肩関節は 150〜180°屈曲位，肘関節は伸展位，前腕は中間位である．
▶ PT は，S の頭側に位置して，右手で S の左手関節近位部（手首）を保持する．左手は，S の左肩を包むようにして，左肩甲帯を保持する．

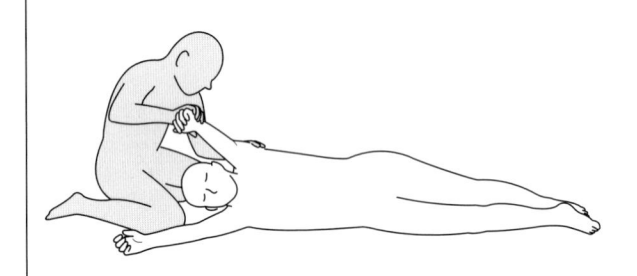

▶ PT は S に「左を向いて」と指示する．
▶ 頭部が左回旋を開始したら，「左の手先を見て」と声をかける．同時に PT は，S の左上肢を S の左頭側へと導きながら，S の左肩甲部を斜後方から支えるようにして，体幹を左回旋する．
▶ 肩甲帯につづいて骨盤帯が左回旋する．
▶ この間に，左下肢が伸展する．

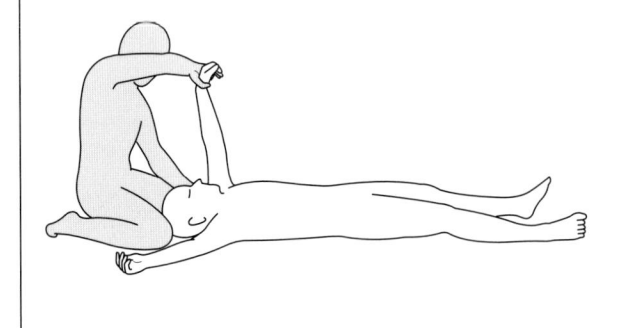

▶ 左肩甲帯，つづいて左骨盤帯も床面に接する．
▶ S は，背臥位になる．
　＊体幹の運動に制動を加えるようにして，他動運動（あるいは自動介助運動）を行うとよい．

側臥位から背臥位へ（図 4-6 b）

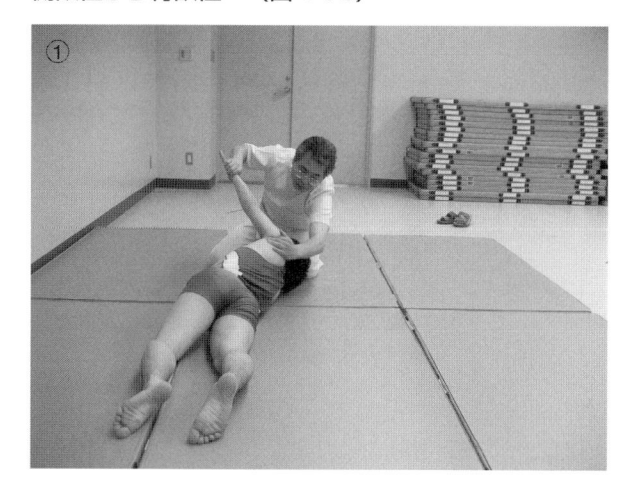

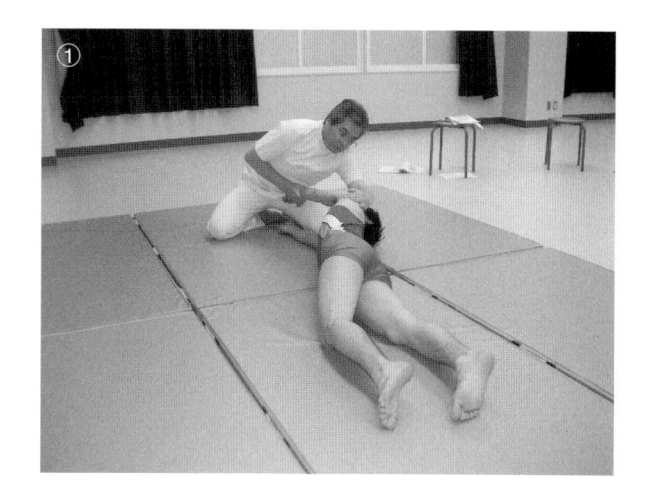

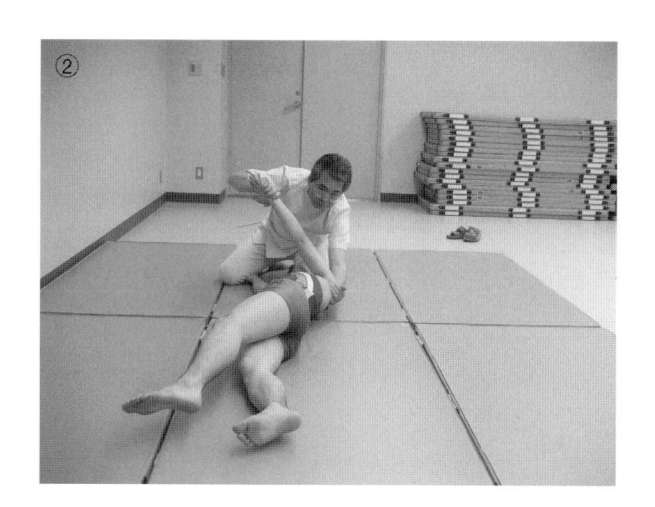

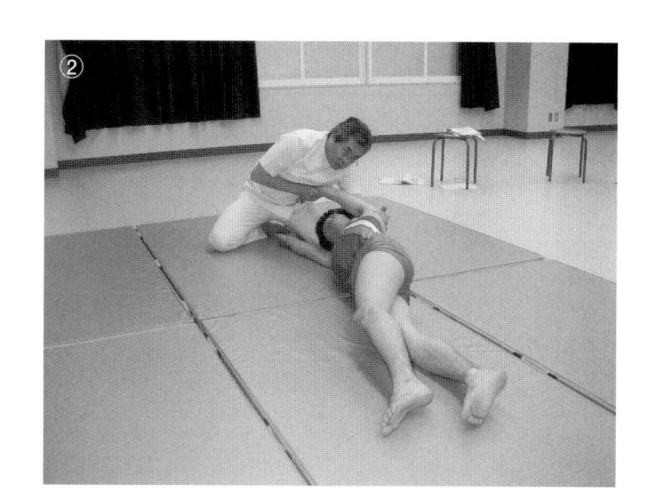

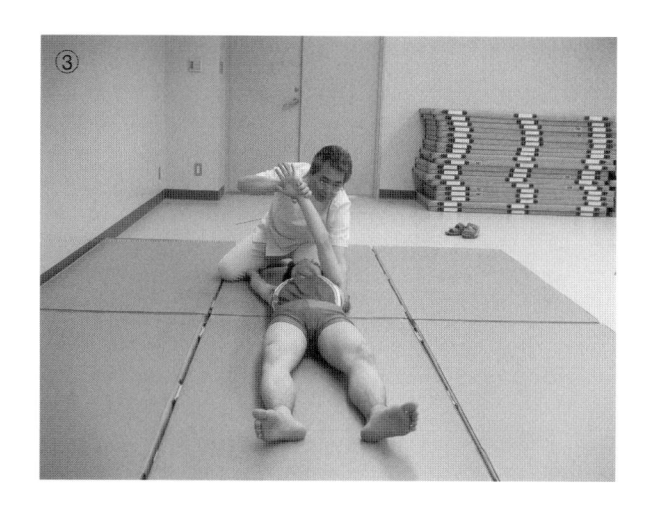

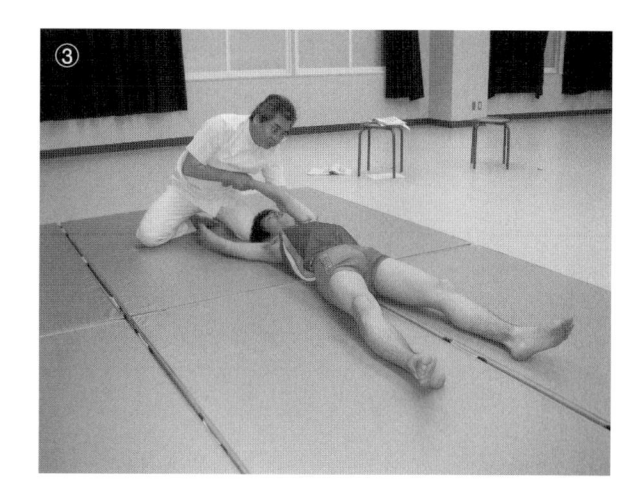

2 腹臥位から側臥位へ
1）腹臥位から側臥位へ（図 4-7a）

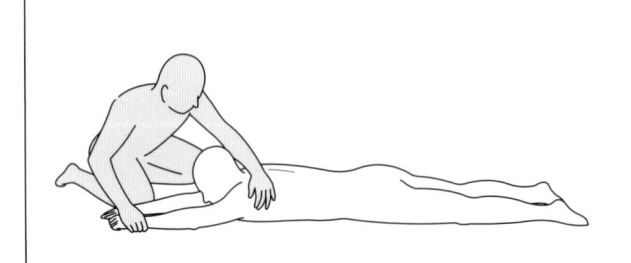

▶開始肢位は，腹臥位である．顔面は床面に向き，頭部をわずかに伸展位とした姿勢である．両上肢は肩関節を150〜170°屈曲位，やや外転位として，手掌は床面に軽く接している．

▶PTは，Sの頭側に位置して，右手でSの左手関節近位部（手首）を保持する．左手は，Sの左肩を後方から包むようにして，左肩甲部を保持する．

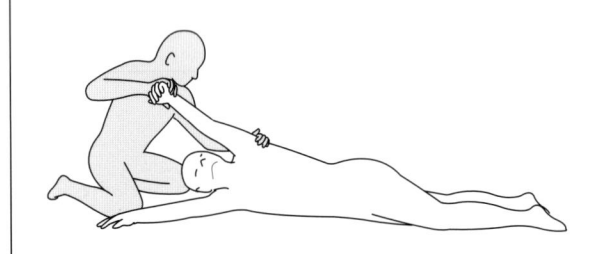

▶PTは，Sに「顎を引いたまま，左の肩越しに後ろを見て」と指示する．

▶頭部が左回旋を開始したら，「左の手先を見て」と声をかける．同時にPTは，Sの左上肢をSの左側の後頭方向へ導き，左肩甲帯は頭側へ引き上げるようにしながら，肩甲帯を左回旋する．

▶肩甲帯につづいて，骨盤帯が左回旋を始める．

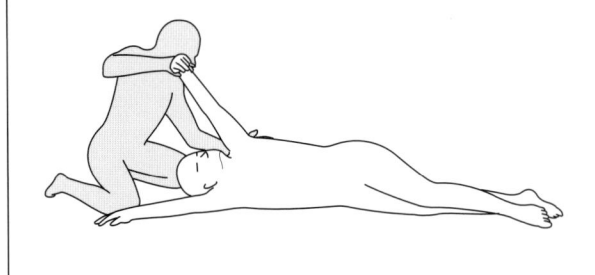

▶肩甲帯が床面に垂直になったら，左上肢の引き上げを止め，左手掌が顔面の前方に位置するようにして，ゆっくりと床面におく．

▶Sは，右側臥位になる．骨盤帯は，前面が床面に向かって，わずかに傾いている．

▶頭部は，伸展が戻って正中位となり，一部が右上腕に載っていることもある．
　＊左肩関節の屈曲角度は，右肩関節と同じか，あるいは右肩関節に比べるとやや大きい．

腹臥位から側臥位へ（図 4-7 b）

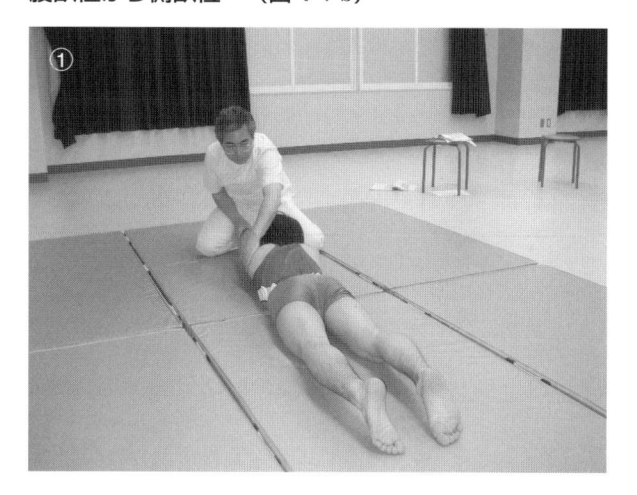

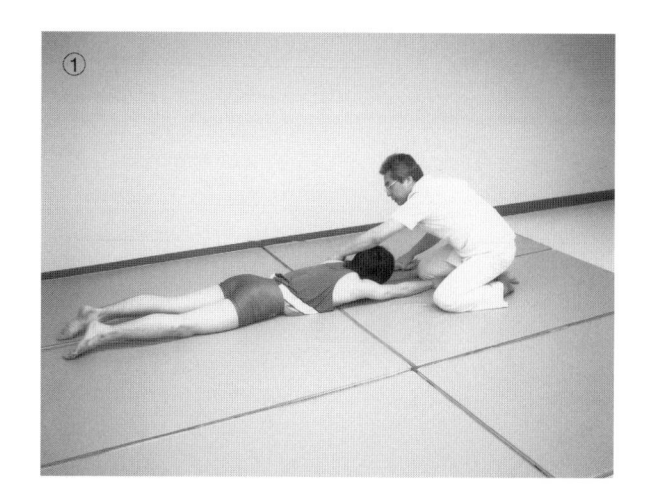

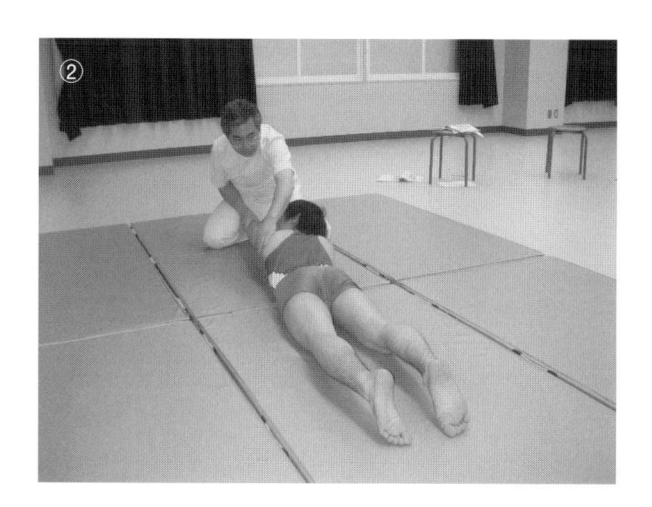

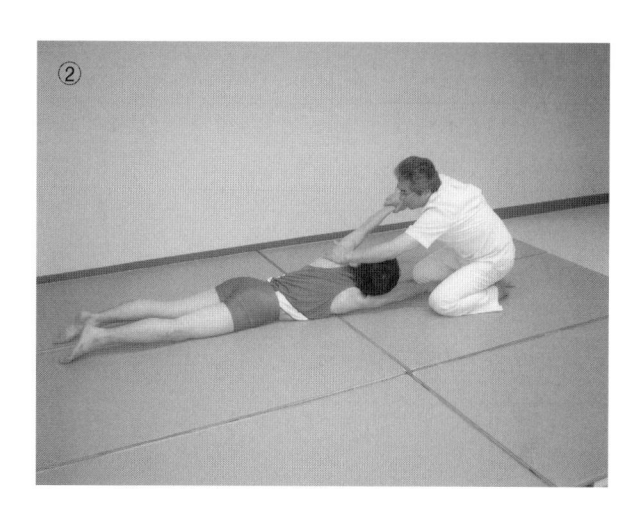

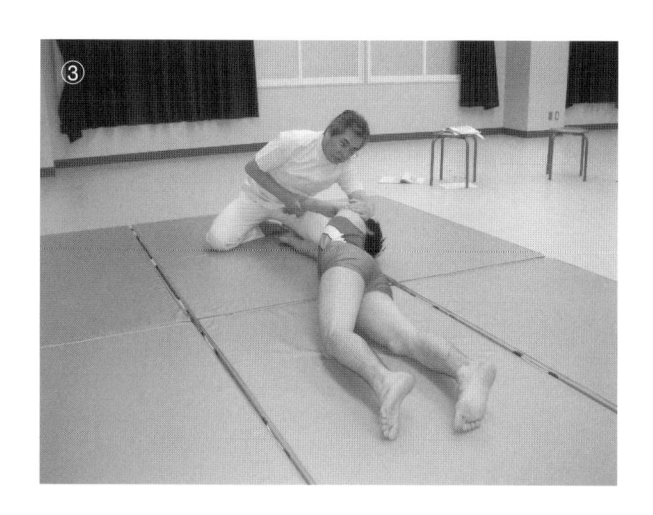

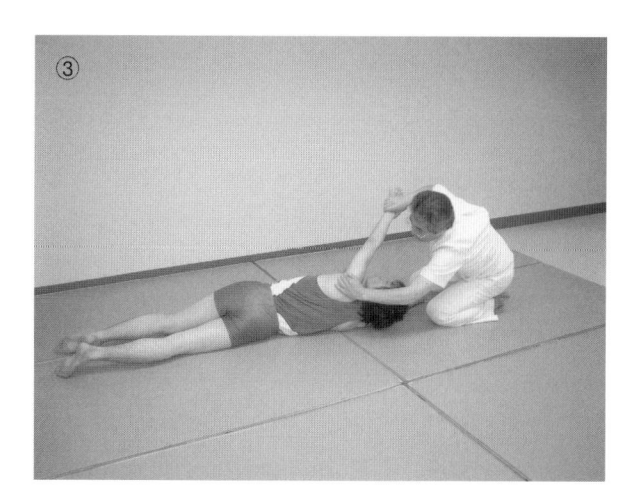

2）側臥位から腹臥位へ（図4-8a）

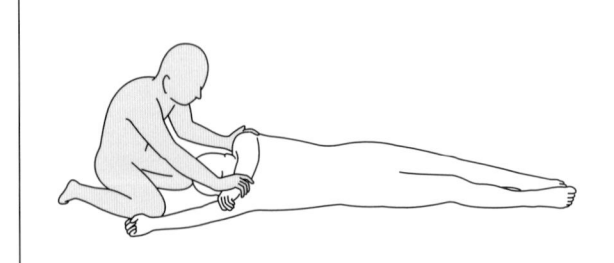

▶開始肢位は，右側臥位，両上肢は肩関節を150〜180°屈曲位，肘関節は伸展位，前腕は中間位である．

▶PTは，Sの頭側に位置して，右手でSの左手関節近位部（手首）を保持する．左手はSの左肩を包むようにして，左肩甲帯を保持する．

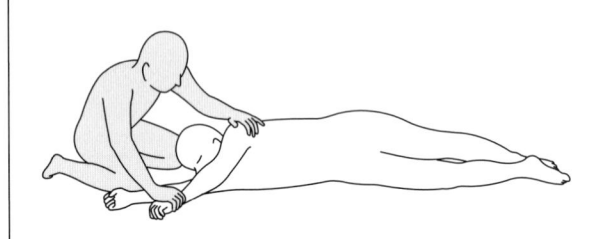

▶PTは，Sに「少し上を向いて，それから右を向いて」と指示する．

▶頭部が右回旋を開始したら，「左の手先を見て」と声をかける．同時にPTは，Sの左上肢をSの左頭側へと導きながら，Sの左肩甲帯を斜後方から支えるようにして，ゆっくりと肩甲帯を右回旋し，右肩前面を床面に近づける．
＊動作が速くなり過ぎないように注意する．

▶肩甲帯につづいて，骨盤帯も右回旋する．

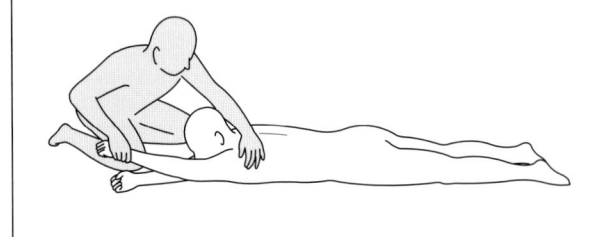

▶肩甲帯が床面に水平になり，Sの左手掌が床面に接するようにして，他動運動（あるいは自動介助運動）を停止する．

▶Sは，腹臥位になる．

側臥位から腹臥位へ（図 4-8 b）

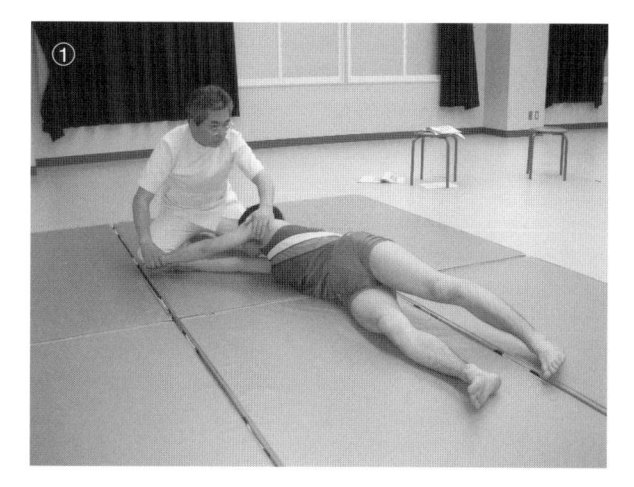

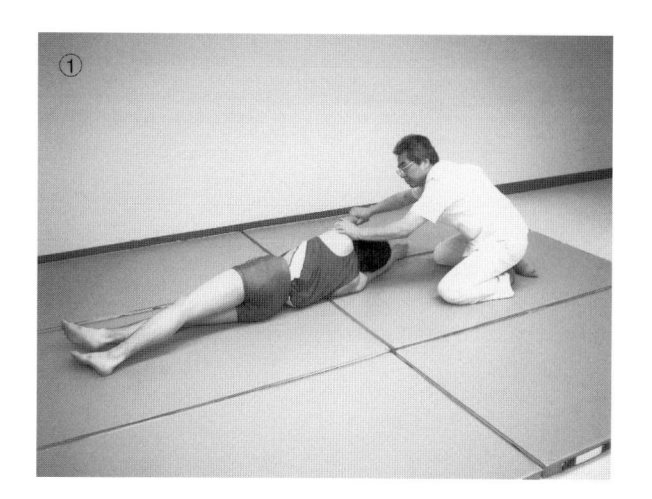

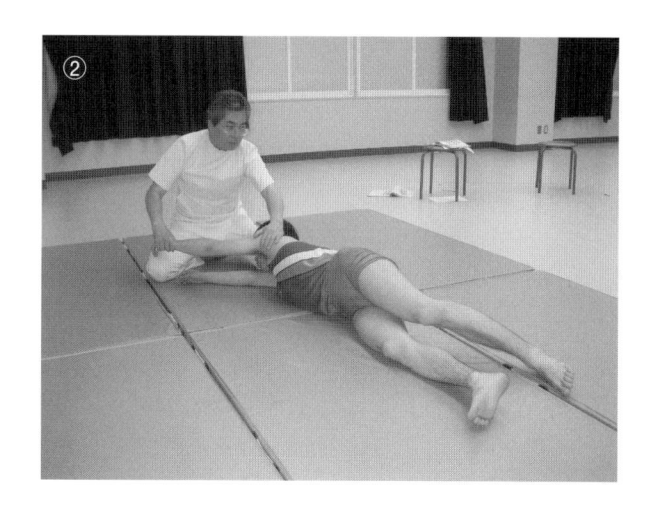

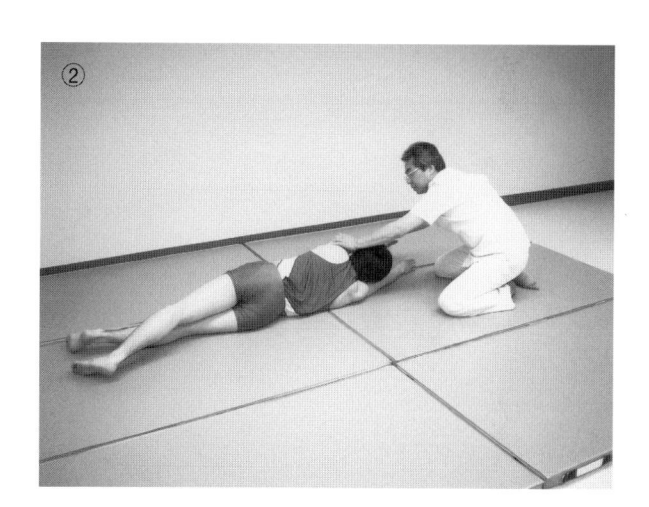

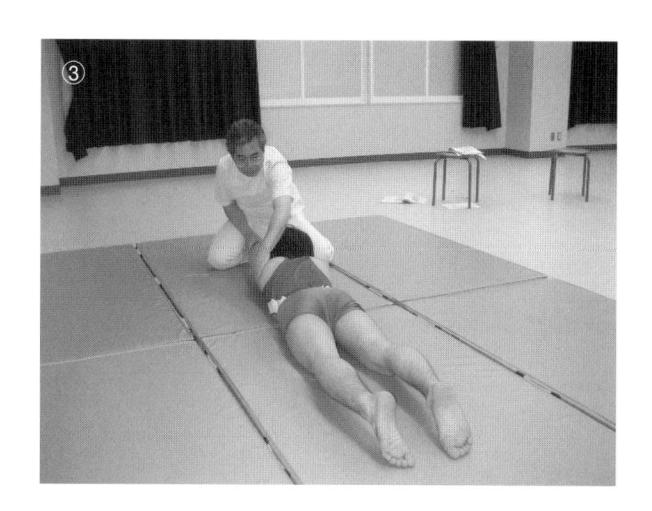

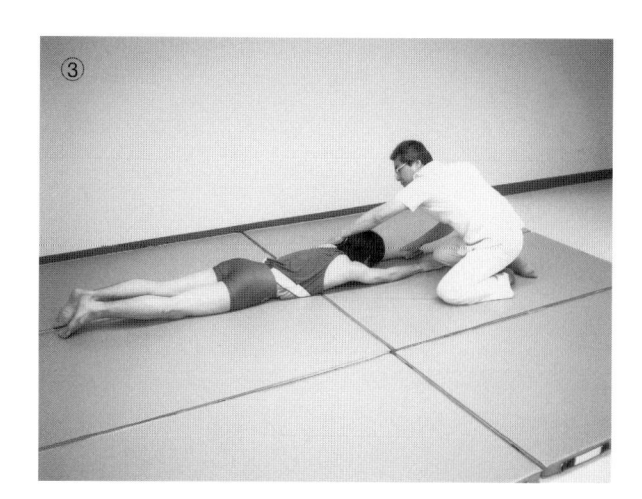

C 両上肢への操作

1 背臥位から側臥位へ
1) 背臥位から側臥位へ（図 4-9a）

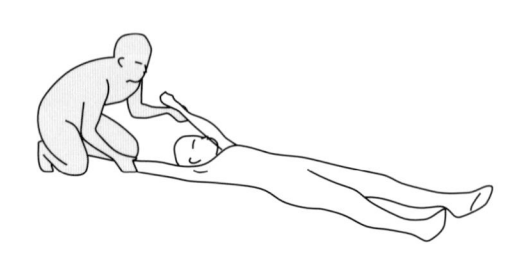

▶開始肢位は，両肩関節をおよそ 180°外転位とした背臥位である．

▶PT は，S の頭側に位置して，S の両手関節近位部を握って保持する．

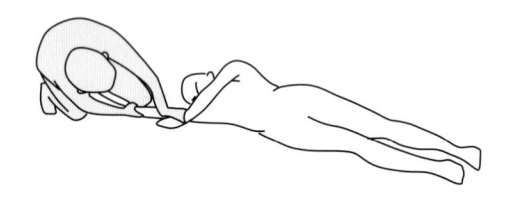

▶S に「顔を右へ向けて，それから左手先を見て」と指示する．頭部が右回旋を始めたら，直ちに他動的に左上肢を肩関節で伸展・内転・外旋し，左上肢の手先が右上肢の外側に位置するように右上方へ向けて引く．このとき，肩甲帯を右回旋させ，左体幹を軽く伸展させるように左上肢を引き上げるとよい．

▶上半身の回旋につづいて，下半身が回旋を始める．

▶肩甲帯が床面に垂直になったとき，S の左手掌が床面に接するようにして，他動運動を停止する．

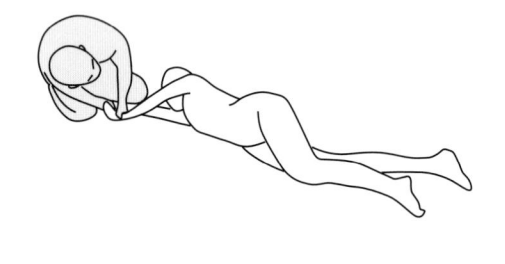

▶下半身の回旋が不十分であれば，S の左上肢をやや頭側へ引き上げるようにして，左体幹を他動的に伸展する．骨盤帯も垂直位に近づき，左下肢は前方へ振り出される．

▶S は，右側臥位になる．

背臥位から側臥位へ（図4-9b）

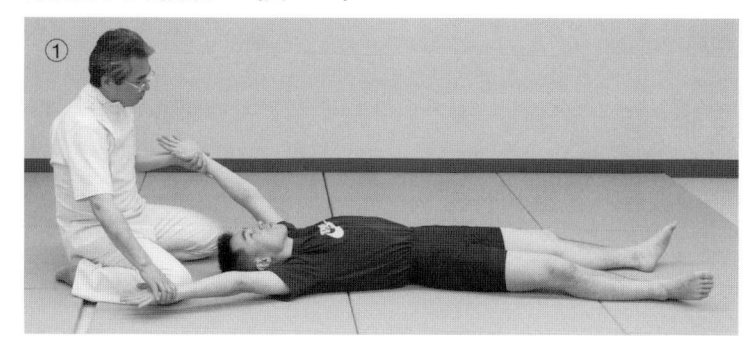

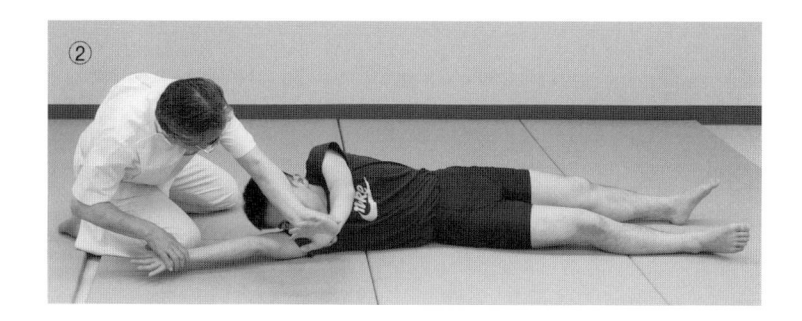

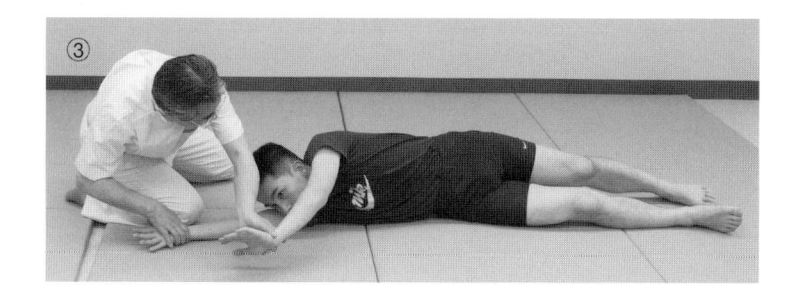

①

②

③

2) 側臥位から背臥位へ（図 4-10a）

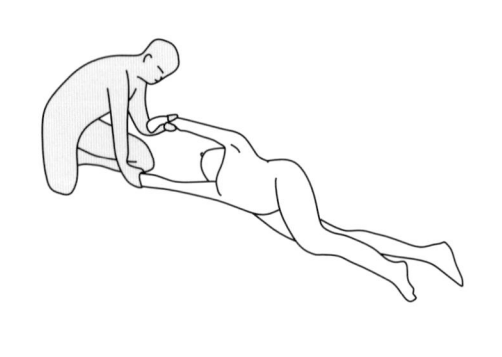

▶ 開始肢位は，両肩関節をおよそ 150°屈曲位とした右側臥位である．
▶ PT は，S の両手関節近位部を保持する．
▶ S に「顔を左へ向けて，それから左手先を見て」と指示する．
▶ 頭部がわずかに左回旋を始めたら，直ちに他動的に左上肢を肩関節で屈曲・外転・内旋し，左上肢の手先が右上肢の外側に位置するように左上方へ向けて引く．このとき，肩甲帯を左回旋させ，左体幹を軽く伸展させるように左上肢を引くとよい．

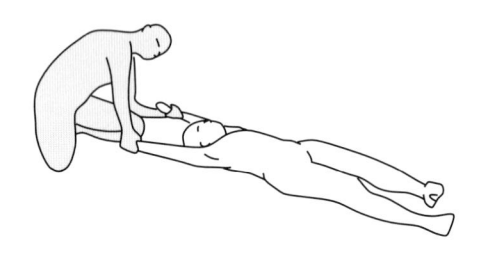

▶ 上半身の回旋につづいて，下半身が回旋を始める．
▶ 顔面は完全に天井へ向き，つづいて両肩甲部が床面に接する．
  ＊S の左上肢の他動運動が遅すぎる場合，下半身の回旋運動が速くなり，殿部から床面に接するようになる．
  ＊体幹の回旋運動に注意して，上肢の操作の速さを加減する．

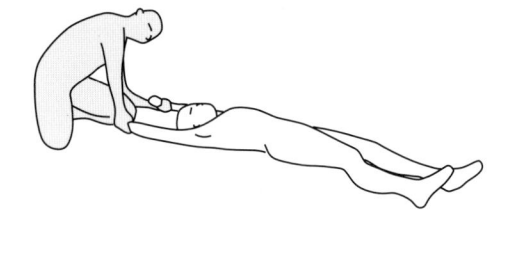

▶ 次に両殿部が床面に接して，両下肢の股関節がやや外転・外旋位となった肢位で床面に接する．
▶ S は，背臥位になる．

クリニカル・ヒント
▶ 患者の体幹の筋緊張が亢進している場合（例：痙性麻痺），他動運動の速さを遅くして行う．逆に低下している場合，他動運動の速さを増して行う．

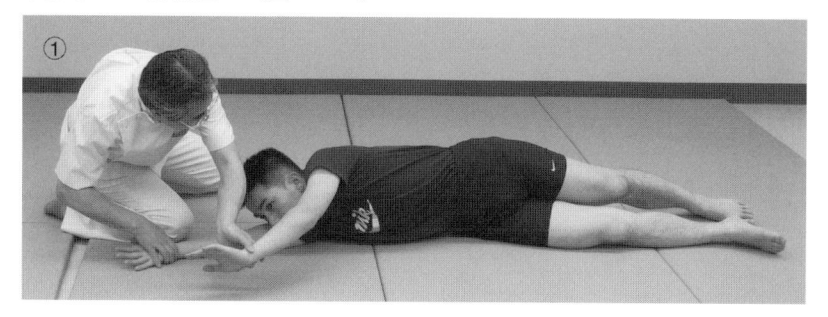

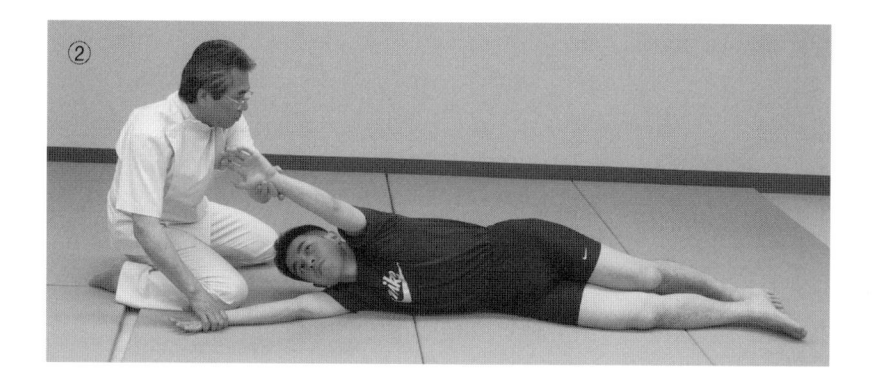

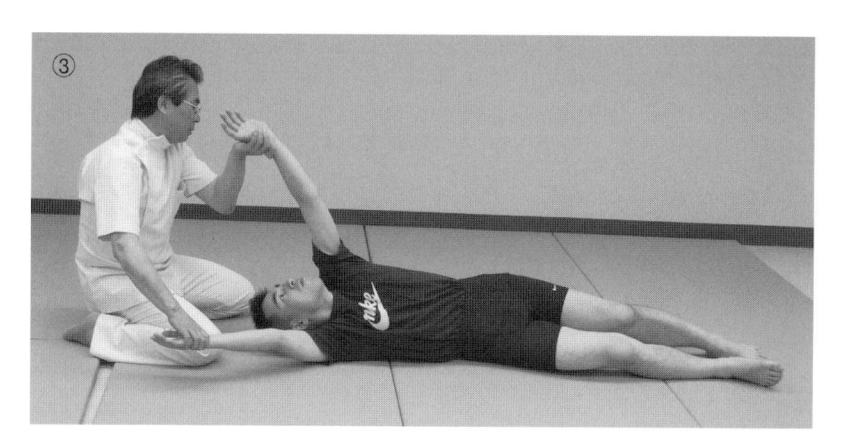

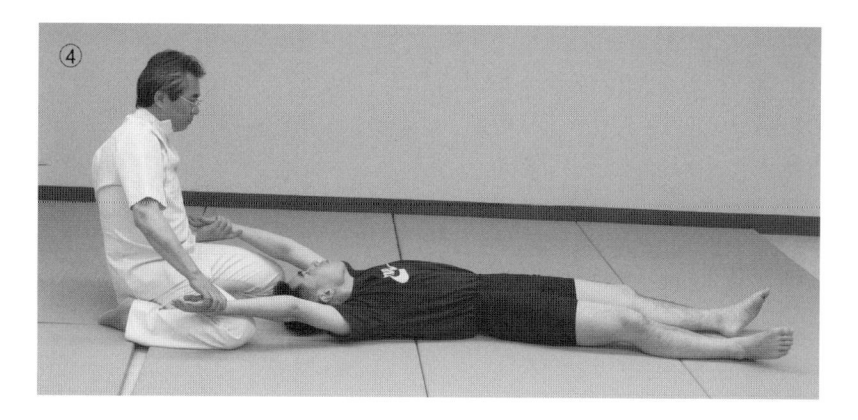

側臥位から背臥位へ（図 4-10b）

①

②

③

④

2　腹臥位から側臥位へ
1) 腹臥位から側臥位へ (図 4-11a)

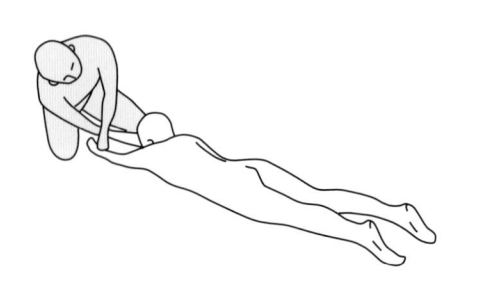

- 開始肢位は, 両肩関節をおよそ180°屈曲位とした腹臥位である.
- PTは, Sの頭側に位置して, 自分の上肢を交差した状態で, Sの両手関節近位部を保持する.
- Sに「顔を左へ向けて, それから左手先を見て」と指示する.
- 頭部がわずかに回旋を始めたら, 直ちに他動的に左上肢を肩関節で屈曲・外転・内旋し, 肩甲帯が左回旋するように, 左上肢の手先を天井の方に向ける.

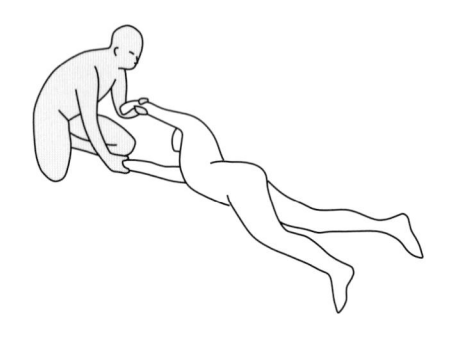

- 上半身は, 左回旋しながら, 伸展する. つづいて下半身も回旋する.

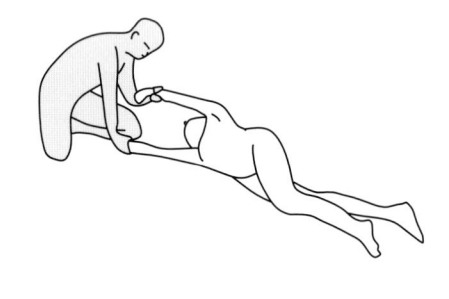

- Sは, 右側臥位になる.

腹臥位から側臥位へ（図4-11b）

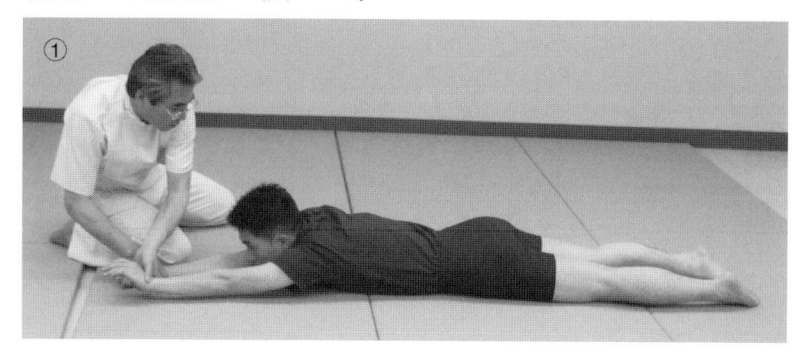

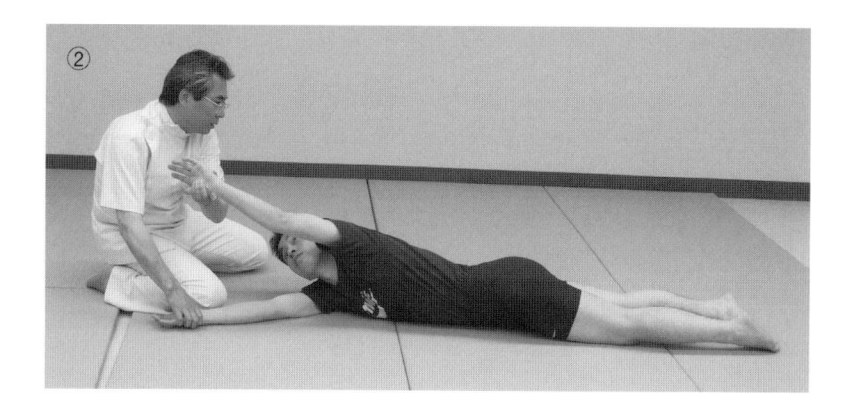

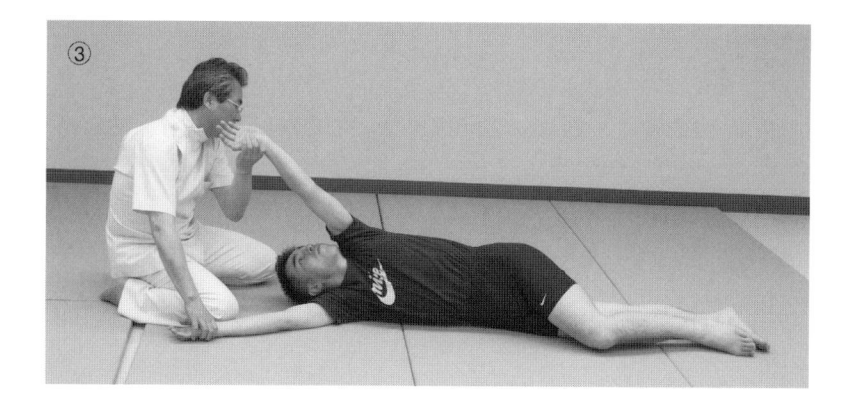

①

②

③

2）側臥位から腹臥位へ（図 4-12a）

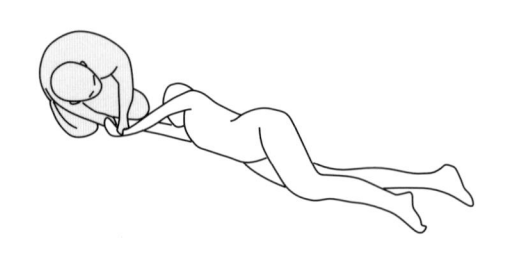

- ▶開始肢位は，両肩関節をおよそ 150°屈曲位とした右側臥位である．
- ▶PT は，S の頭側に位置して，S の両手関節近位部を握って保持する．
- ▶S に「左手先を見て」と指示する．

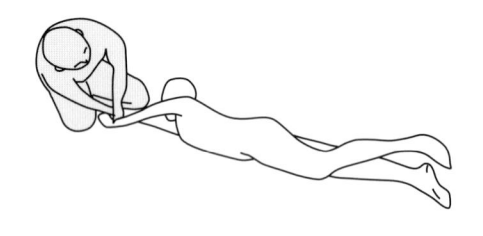

- ▶頭部がわずかに伸展を始めたら，直ちに他動的に左上肢を肩関節で屈曲・外転・内旋し，左上肢の手先を S の左上方へ引く．このとき，肩甲帯を右回旋させ，左体幹を軽く伸展させるように左上肢を引くとよい．
- ▶上半身の回旋につづいて，下半身が回旋を始める．

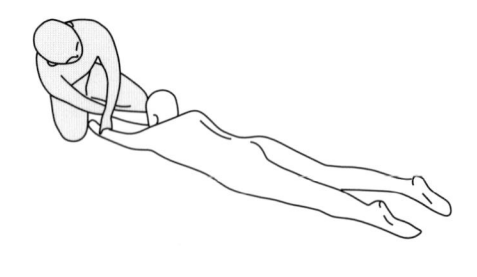

- ▶顔面は完全に床面へ向き，つづいて左肩前面が床面に接する．
- ▶S は，腹臥位になる

側臥位から腹臥位へ（図 4-12b）

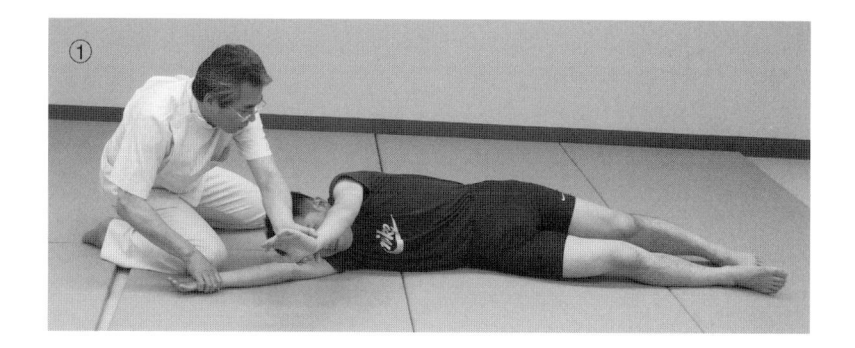

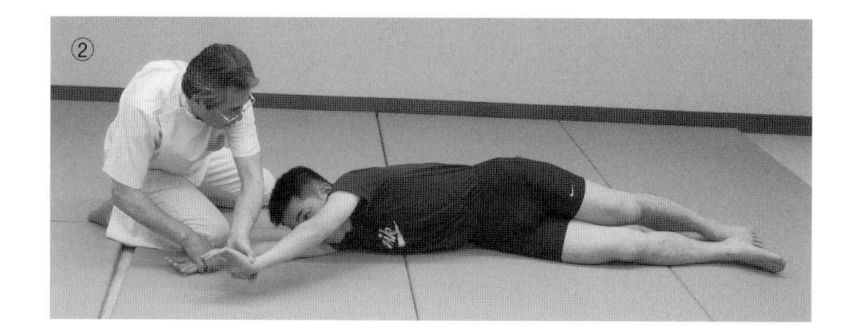

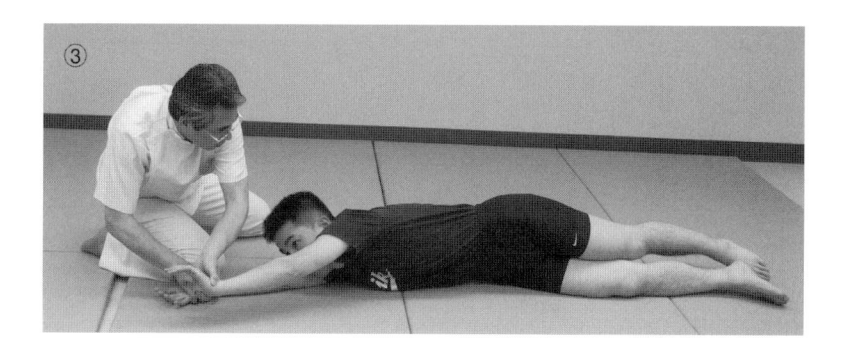

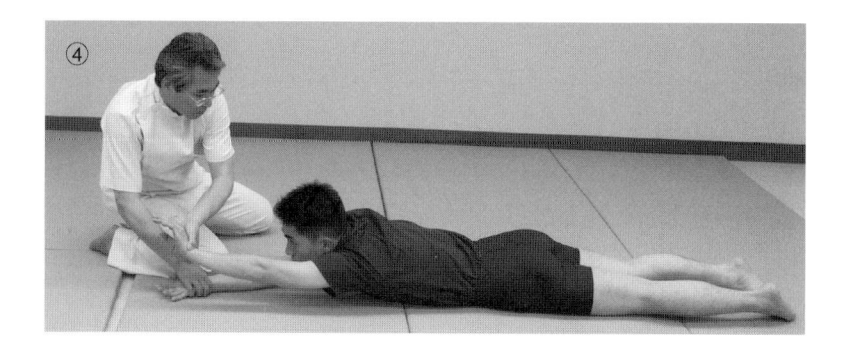

D 下肢への操作

1 背臥位から側臥位へ
1) 背臥位から側臥位へ（図 4-13a）

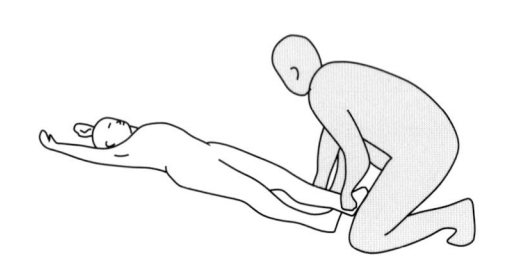

- 開始肢位は，両肩関節をおよそ 180°屈曲位とした背臥位である．
- PT は，S の足側に位置して，左手で S の左足部を背面から握り，右手で S の左下腿近位部を後外側から支えるようにして保持する．
- 左側の股関節および膝関節を他動的に屈曲する．足関節は軽く底屈位とする．
- 左股関節を他動的に屈曲・内転・外旋するようにして，左足先を右下腿の外側へと移す．

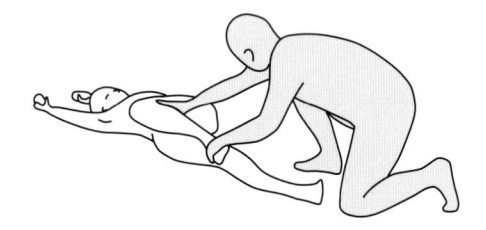

- 骨盤帯が右回旋を始める．
- 骨盤帯が床面に対して垂直位に近づいたら，屈曲位であった左下肢を下方へ引き，股関節および膝関節を他動的に伸展する．

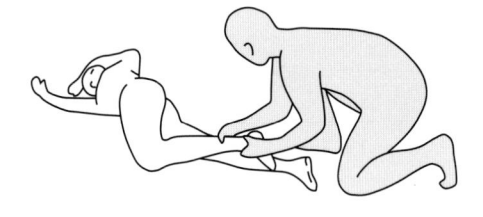

- S は，体幹の回旋が上半身に及び，右側臥位になる．
  * 下肢を，さらに強く下方へ引くと，腹臥位になる．
  * この操作では，S はほとんど他動的に動かされている．

背臥位から側臥位へ（図 4-13b）

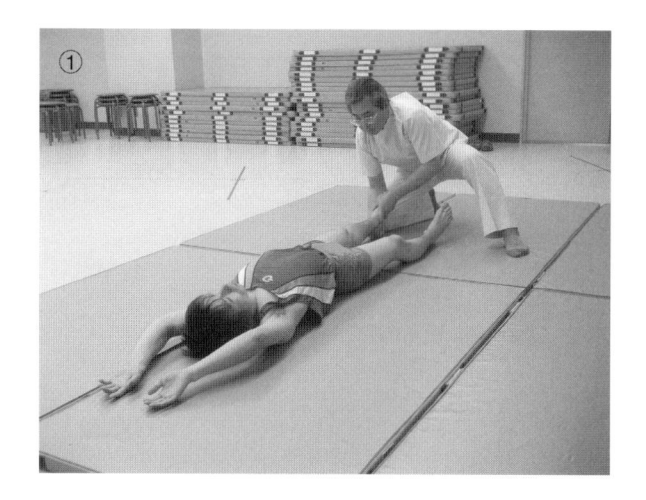

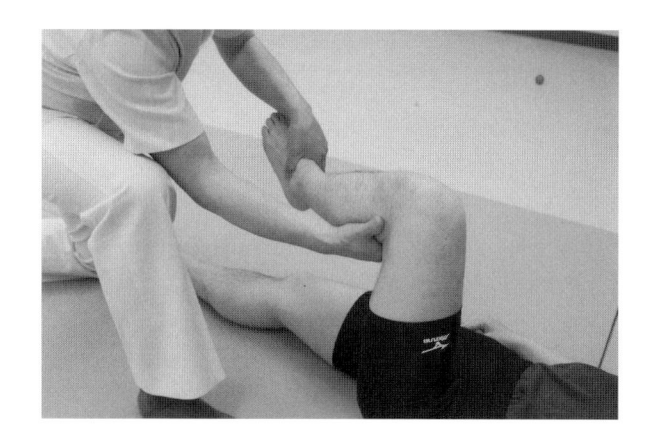

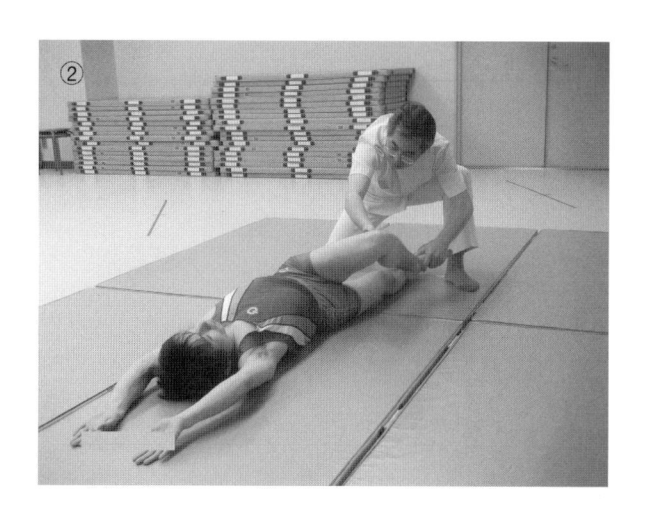

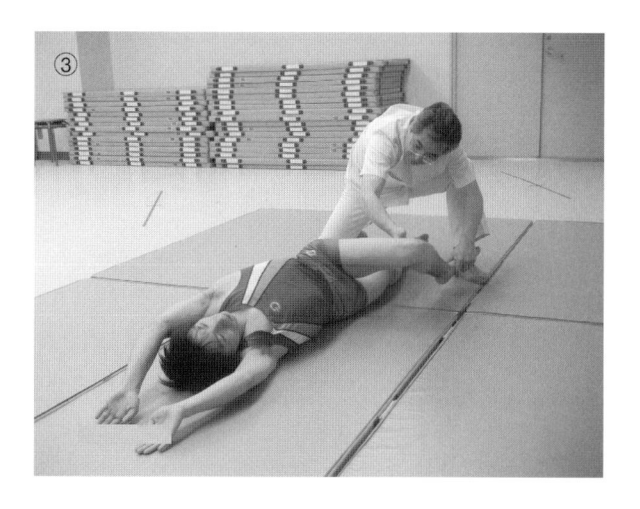

2）側臥位から背臥位へ（図4-14a）

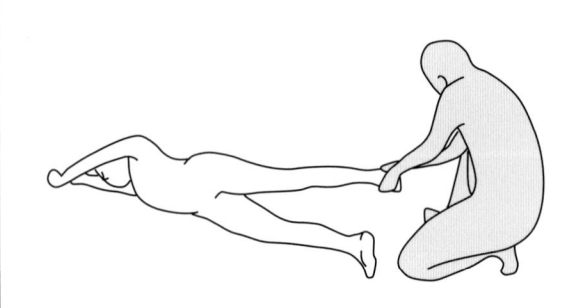

▶ 開始肢位は，両肩関節を150〜180°屈曲位とした右側臥位である．

▶ PTは，Sの左下腿遠位部から足部にかけて，両手でしっかりと保持する．

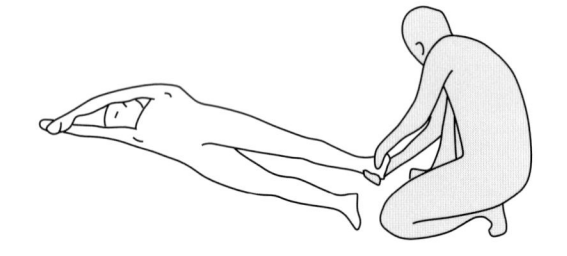

▶ 左股関節をやや外転位にしてから，伸展・外旋しながら，ゆっくりと後下方へ引く．

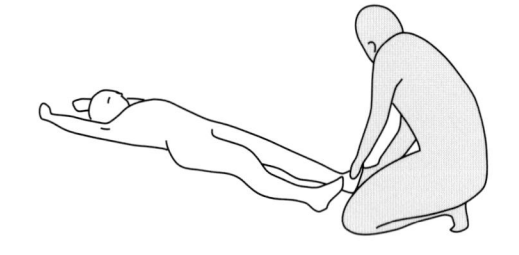

▶ Sの骨盤帯が左回旋し，つづいて上半身まで体幹の回旋が及び，背臥位になる．
  ＊体幹が重力による自由落下で，背部が床面にぶつかるような運動になりやすい．
  ＊下肢への操作の速さを加減することが大切である．

側臥位から背臥位へ（図 4-14b）

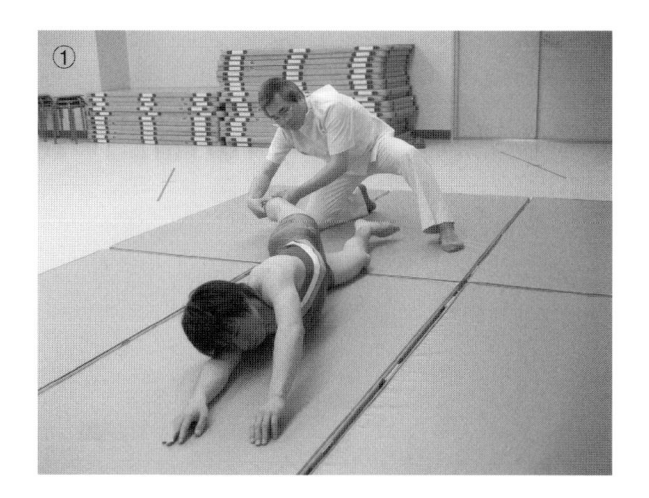

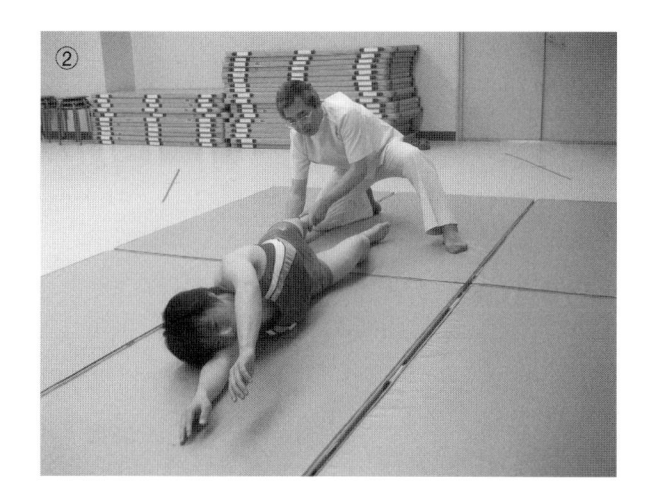

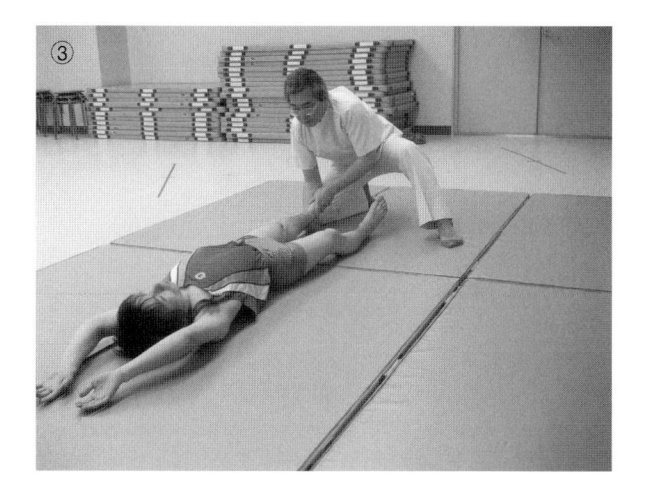

2 腹臥位から側臥位へ

1）腹臥位から側臥位へ（図 4-15a）

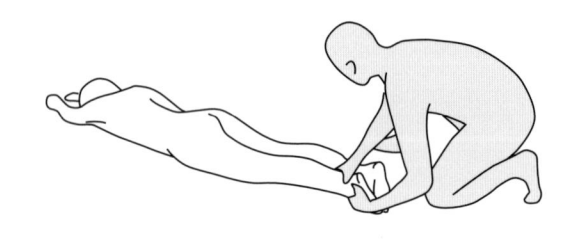

- 開始肢位は，両肩関節をおよそ180°屈曲位とした腹臥位である．
- PT は，S の左下腿遠位部から足部にかけて，両手でしっかりと保持する．

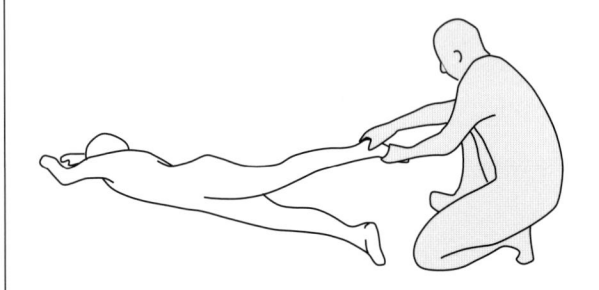

- 左股関節を他動的に伸展・内転・外旋しながら，左下肢を右後方へ引き上げる．
- 骨盤帯の左回旋が始まり，回旋が上半身に及ぶ．
- 骨盤帯が床面に垂直になったら，左足の内側を右足後方の床面に着ける．

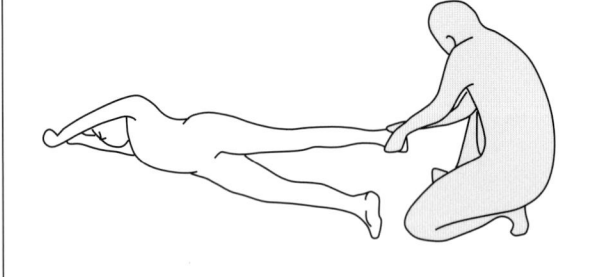

- S は，右側臥位になる．

腹臥位から側臥位へ（図 4-15b）

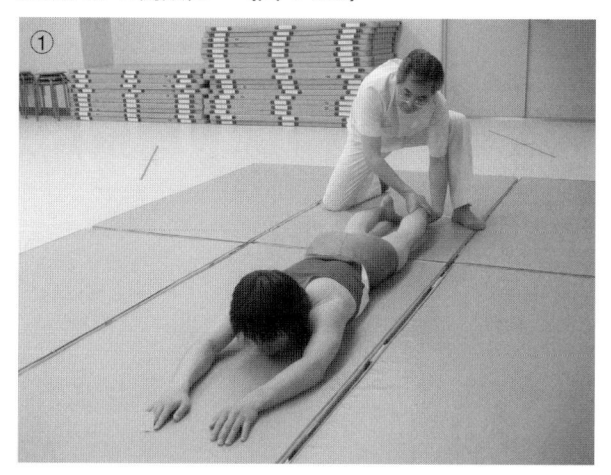

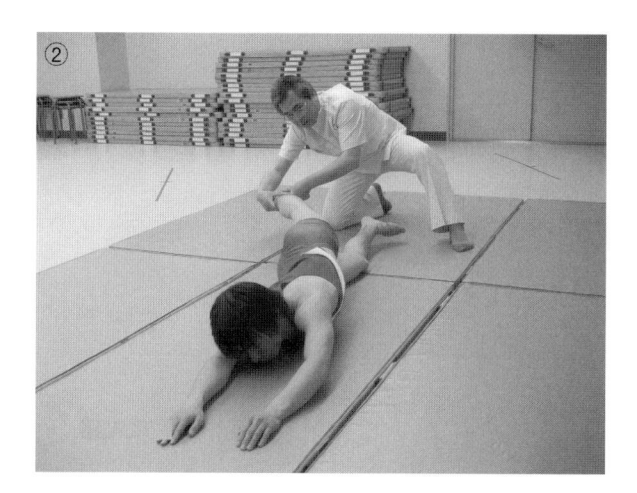

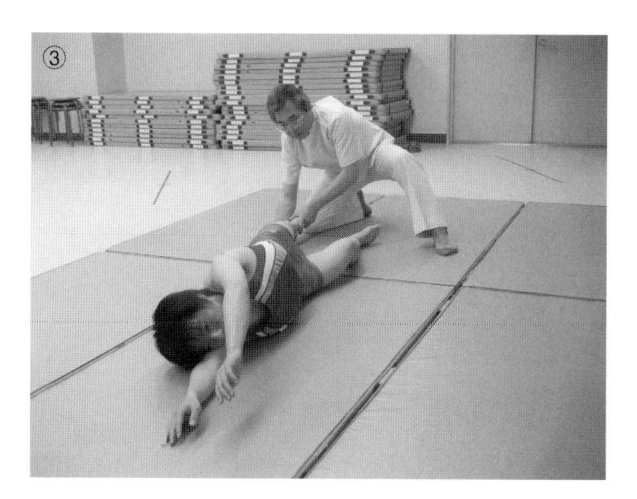

2）側臥位から腹臥位へ（図 4-16a）

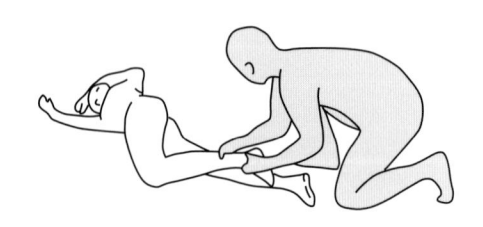

▶ 開始肢位は，両肩関節を 150〜180°屈曲位とした右側臥位である．
▶ PT は，S の左下腿遠位部から足背部にかけて，両手でしっかりと保持する．
▶ 左股関節を他動的に屈曲・内転・外旋して，足部を右下腿の外側へ移す．

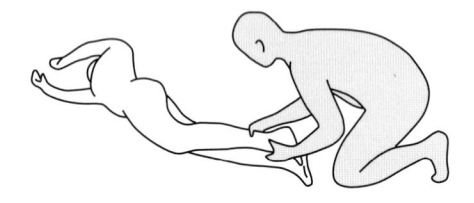

▶ 骨盤帯が右回旋し，つづいて上半身も右回旋を始める．
▶ 左下肢を下方へ引いて，他動的に伸展する．
▶ 左下腿を右下腿に並べて床面におく．

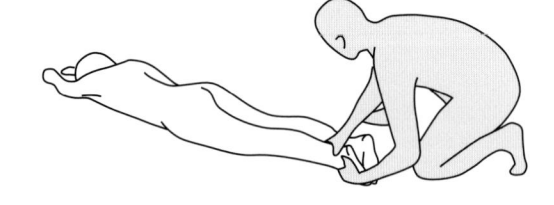

▶ S は，腹臥位になる．

側臥位から腹臥位へ（図 4-16b）

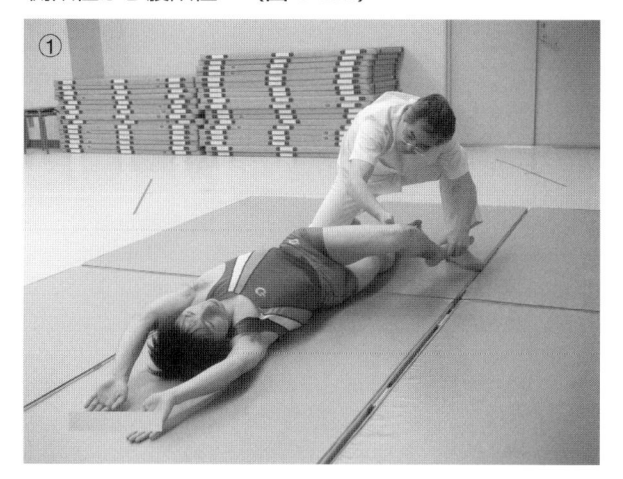

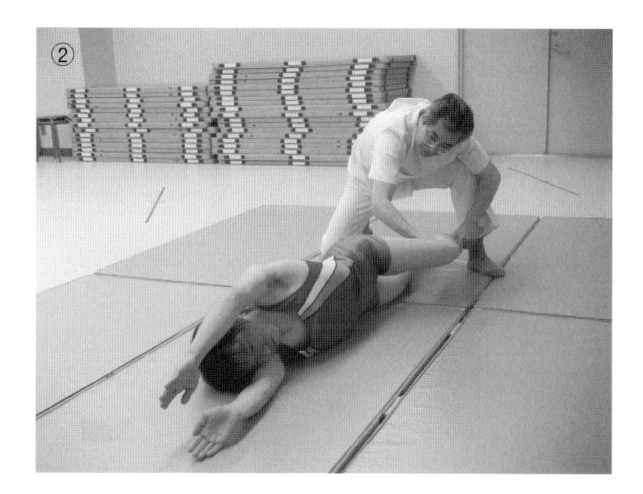

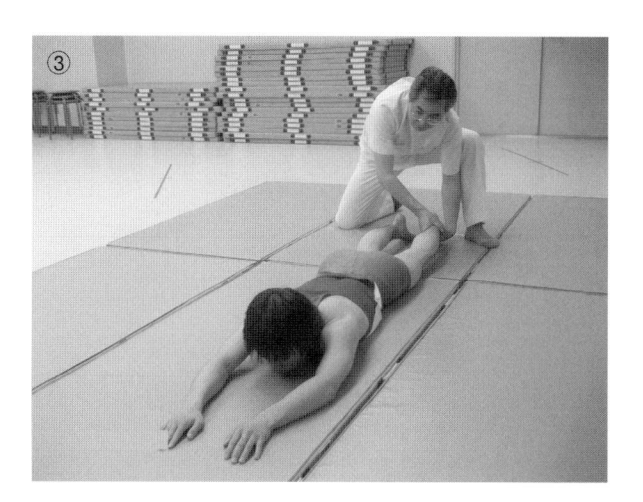

2：起き上がり──座位へ

1. 腹臥位から四つばい位へ
1）腹臥位から両肘立ち位へ（図4-17a）

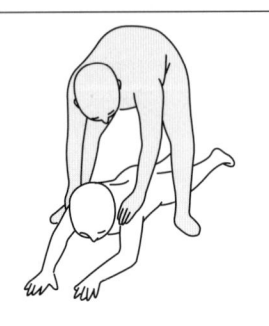

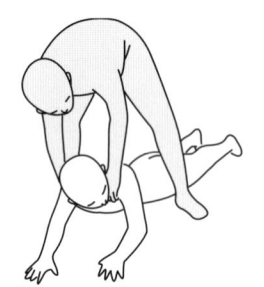

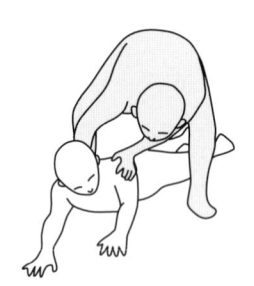

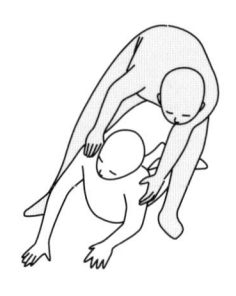

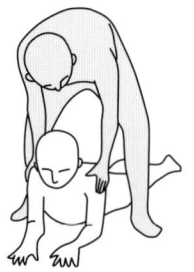

- ▶開始肢位は，両肩関節をおよそ180°屈曲位とした腹臥位である．
- ▶PTは，Sにまたがるようにして，左手指でSの左鎖骨部を前面から支え，右手掌で右肩甲部から肩関節にかけて外側から覆っている．
- ▶PTは，Sに「左を見て」と指示する．
- ▶Sの顔面が左側に向いたら，PTは左手でゆっくりと肩甲帯を引き上げる．肩甲帯は左回旋する．右手は肩甲帯が右側へ寄らないように，元の位置を保持する．
- ▶Sの上半身は，やや左回旋して，左肩関節の伸展および左肘関節の屈曲によって，左前腕は床面を滑るようにして体幹に引き寄せられる．
- ▶PTは，左上腕が床面に垂直になるまで，左鎖骨部を引き上げる．
- ▶左肘部が左肩関節の直下に位置したら，PTは左手によるSの左鎖骨部の引き上げを止める．
- ▶左片肘を立てた肢位になる．
  - ＊この姿勢から，ふたたび元の腹臥位に戻る操作を行うことも大切である．
  - ＊**腹臥位から片肘を立てた肢位へがひとつの基本動作である．**
- ▶PTは，Sが左上半身を左肘部で支えるように，左鎖骨部を保持していた左手をずらして，左肩甲部から肩関節にかけて外側から覆う．このとき，左手掌はSの皮膚上を滑るようにして移動する．
- ▶PTは，右手掌を滑らすようにして，Sの右鎖骨部を手指で支える位置に移す．
  - ＊操作中，PTの手掌がSの身体から離れないように注意すること．
- ▶PTは，Sに「右を見て」と指示する．
- ▶Sの顔面が右側に向いたら，PTは右手でゆっくりと肩甲帯を引き上げる．肩甲帯が右回旋する．左手は，肩甲帯が左側へ寄らないように元の位置に保持する．
- ▶Sの上半身は右回旋して，右前腕は床面を滑るようにして体幹に引き寄せられる．
- ▶PTは，右上腕が床面に垂直になるまで，右鎖骨部を引き上げる．
- ▶右肘部が右肩関節の直下に位置したら，PTは右手による右鎖骨部の引き上げをやめる．体幹は左右対称になっている．
- ▶PTは，Sが右上半身を右肘部で支えるように，右鎖骨部を保持していた右手をずらして，右肩甲部から肩関節にかけて外側から覆う．
- ▶Sは両肘立ち位になる．
  - ＊後半の操作は，片肘を立てた肢位から両肘立ち位になる動作であり，**片肘を立てた肢位から両肘立ち位へは，前半とは異なる基本動作である．**したがって，**両肘立ち位から片肘を立てた肢位への操作も大切となる．腹臥位から両肘立ち位へは，二つの基本動作で構成されていることに注意する．**

クリニカル・ヒント
- ▶動作の過程において，肩甲帯や肩関節の支持が不十分な場合，あらかじめ両肘立ち位での前後左右への体重移動を訓練しておくとよい．

腹臥位から両肘立ち位へ（図 4-17b）

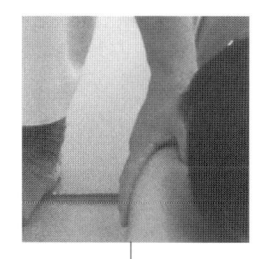

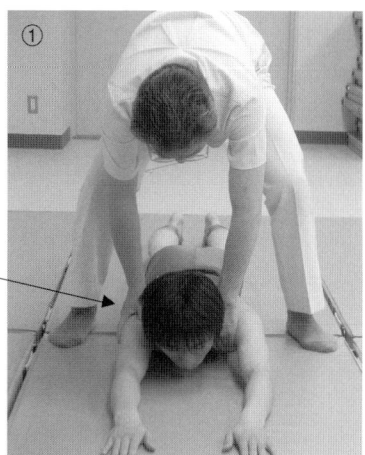

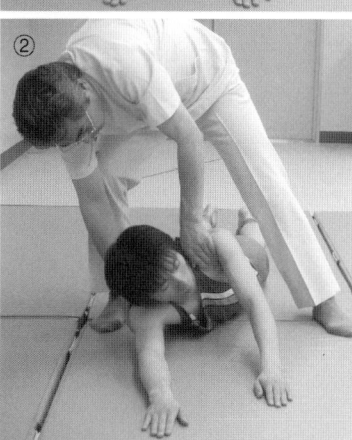

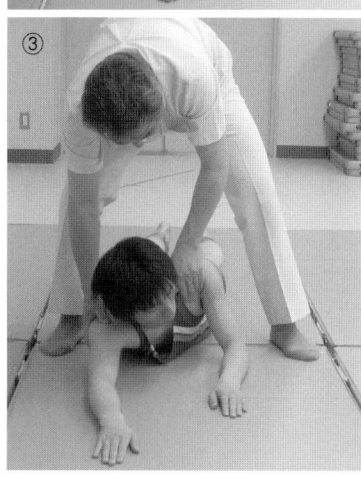

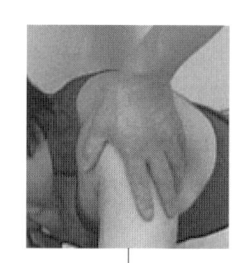

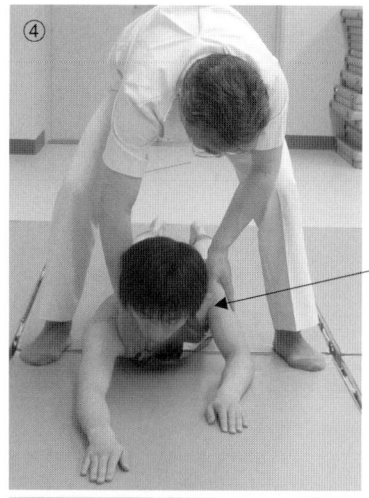

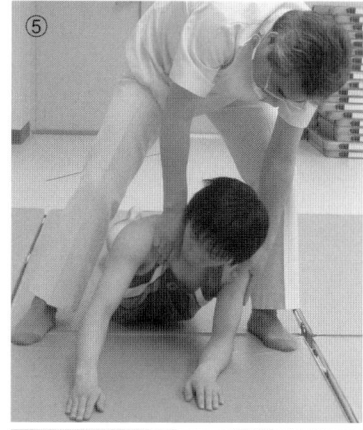

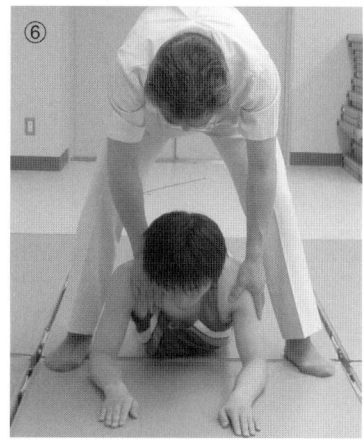

2）両肘立ち位から腹臥位へ（図4-18a）

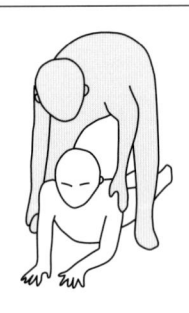

- 開始肢位は，両肘立ち位である．
- PTは，両側の肩関節を外側から手掌で覆うようにして，両肘立ち位を保持する．

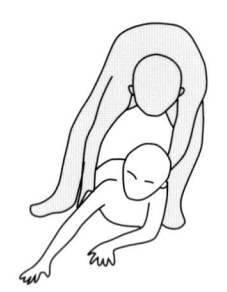

- PTは，Sに「右手先を見て」と指示する．
- Sの頭部がわずかに回旋して，視線が右手先に向く．PTは，Sの肩甲帯を軽く左側へ寄せて，他動的に右回旋する．上半身の体重は，主に左肘部で支えられる．

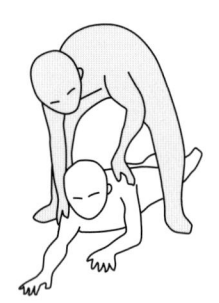

- 右上腕近位部の内側を軽く押すようにして，右肩関節を他動的に屈曲する．肩関節の屈曲と肘関節の伸展によって，右手先は頭側へ向かって，床面を滑るようにして移動を開始する．
- 肩甲帯は左回旋し，上半身はやや右側に寄る．頭部は，やや伸展位になる．
  ＊動作がゆっくりと行われるように，PTは右手掌による外側からの支持力を加減するとよい．
- 上半身を右側の上腕や肩関節，前胸部で支える．
- PTは，Sに「左手先を見て」と指示する．

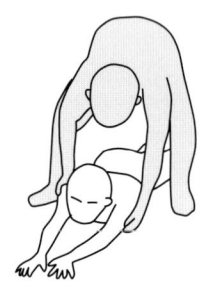

- 左上腕近位部の内側を軽く押すようにして，左肩関節を他動的に屈曲する．肩関節の屈曲と肘関節の伸展とによって，左手先は頭側へ向かって，床面を滑るようにして移動を開始する．

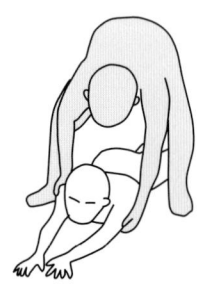

- 肩甲帯は右回旋して，上半身は床面に水平になり，体幹は正中位に戻る．
- 左前胸部も床面に接して，腹臥位になる．頭部はやや伸展位になっている．

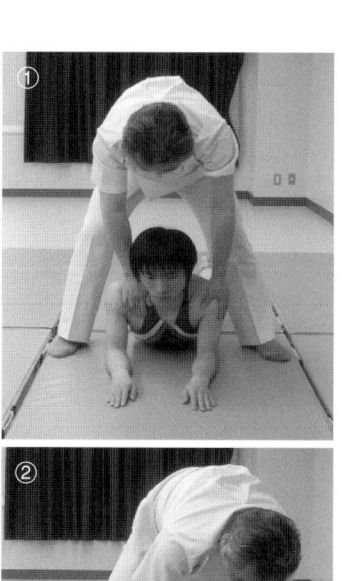

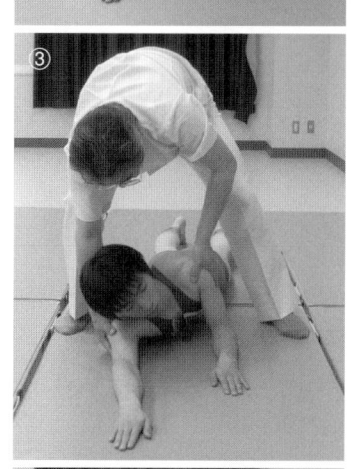

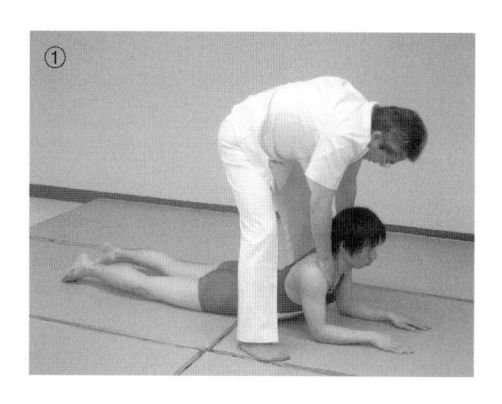

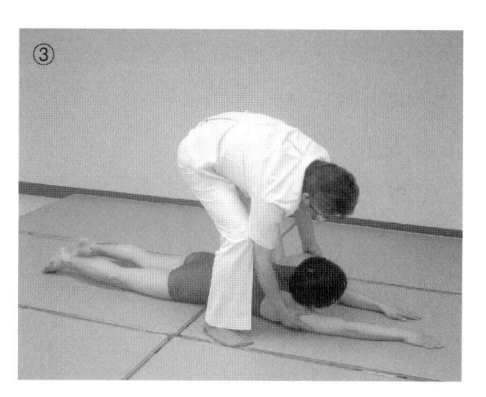

両肘立ち位から腹臥位へ
（図 4-18b）

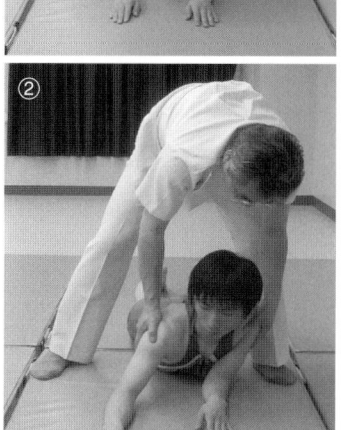

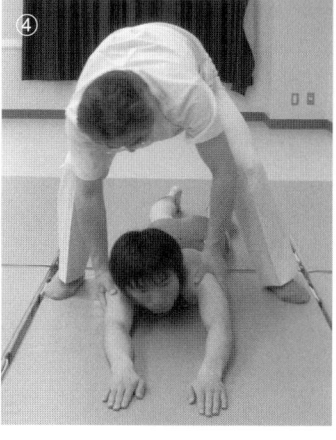

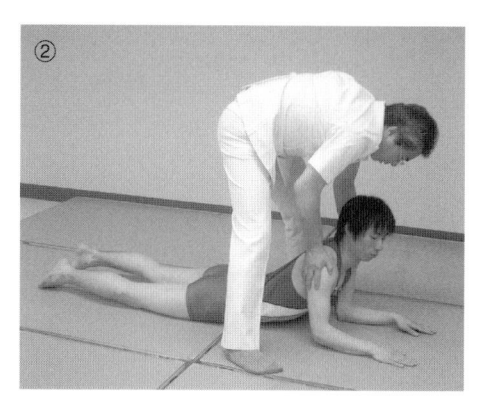

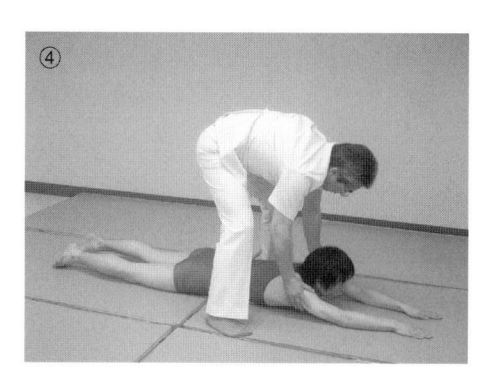

3）両肘立ち位から四つばい位へ（図4-19a）

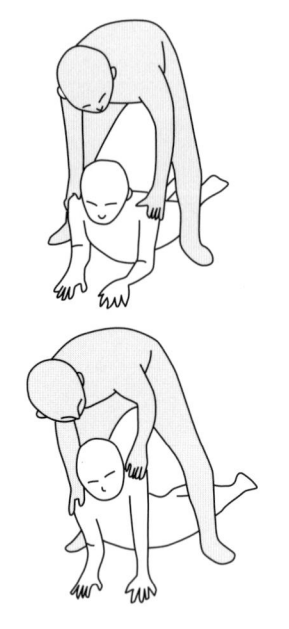

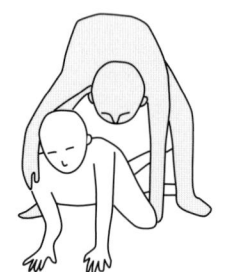

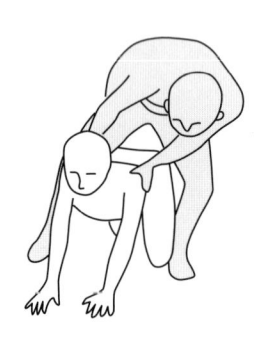

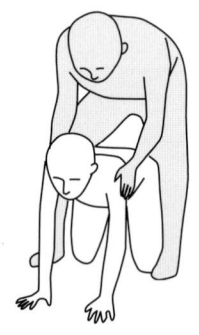

- 開始肢位は，両肘立ち位である．PTは，両側の肩関節を外側から左右の手掌で覆うようにして保持する．
- PTは，左手指がSの鎖骨部にかかるように左手の位置を移す．
- PTは，Sに「左手先を見て」と指示する．
- 右手掌でSの右肩関節を外側から支えながら，左手でSの左鎖骨部を引き上げる．肩甲帯は左回旋する．左肩関節はやや屈曲し，左肘関節は伸展して0°になる．左手掌は，床面に接したままで，移動しない．
  * 肩甲帯の左回旋につれて，左手が引き寄せられて，肘関節が伸展した左上肢と床面とが垂直に近づくようにする操作もある．このような運動パターンでは，これ以降の動作が比較的容易になる．
- PTは，左手を鎖骨部から離し，左大腿遠位部あるいは左下腿近位部に移して，左下肢を保持する．
  * はじめに骨盤帯の左側を引き上げ，左下肢をやや屈曲した肢位にしておくと，その後の操作が容易になる（図4-19b）．
- PTは，右手掌でSの右肩関節部をしっかりと支えながら，左下肢の股関節および膝関節を他動的に屈曲する．このとき，Sの左側の手掌と膝との距離が肩関節と股関節の距離とおよそ一致するように，下腿を十分に引き寄せる．
  * 股関節あるいは膝関節の可動域が狭く，十分に屈曲できない場合，あらかじめ，手掌を体幹の近くに位置するように操作しておく．
- PTは，左手をSの下肢から離して，左肩関節を外側から覆うようにする．次に，右手指をSの右鎖骨部にかかる位置へ移す．
- PTは，Sに「右手先を見て」と指示してから，右鎖骨部を引き上げ，肩甲帯を他動的に右回旋しながら，体幹を頭側へ移す．
  * このとき，両肩関節の直下に両手掌が位置するように操作する．
- 鋭角に屈曲していた左側の股関節と膝関節は，90°屈曲位に近づく．
- 体幹の頭側への引き上げと下半身の右回旋とにつれて，右下肢が屈曲する．
- 右下肢の股関節および膝関節の屈曲が鈍角であれば，PTは右手を鎖骨部から離し，右大腿遠位部を頭側へ引き寄せて，股関節と膝関節をおよそ90°屈曲位にする．
  * 右下肢の屈曲が不十分であれば，左肩関節部を支えながら，骨盤帯の右側を軽く持ち上げる．右下肢が屈曲を強め，大腿部が床面に垂直になる（図4-19b）．
- 肩甲帯および骨盤帯は正中位に戻り，四つばい位になる．

クリニカル・ヒント

- あらかじめ，四つばい位で体重移動の操作を十分に行っておくとよい．

両肘立ち位から四つばい位へ（図 4-19b）

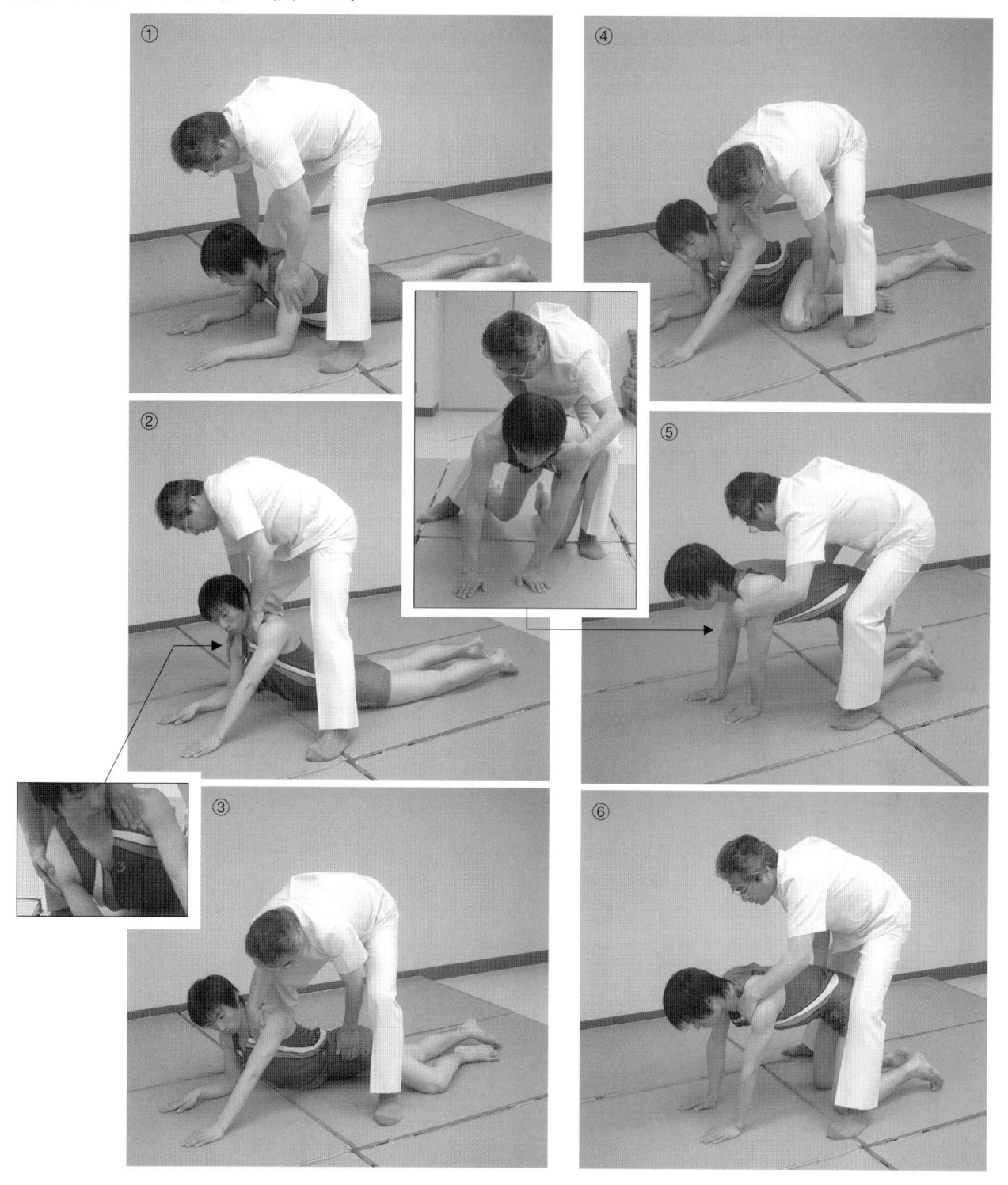

4) 四つばい位から両肘立ち位へ（図4-20a）

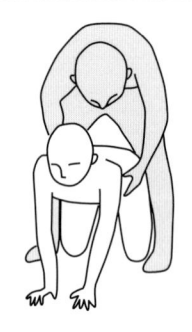

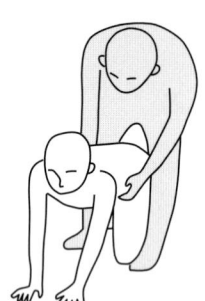

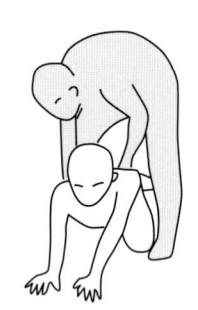

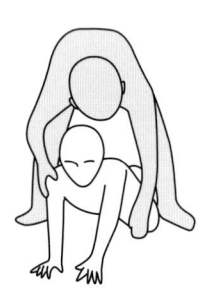

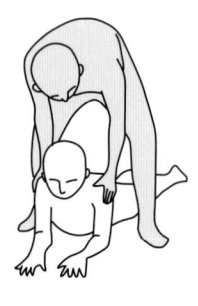

- ▶開始肢位は，四つばい位である．はじめ，PTは骨盤帯（腸骨稜から上前腸骨棘にかけて）を両側から保持している．
- ▶PTは，右骨盤帯を軽く引き上げてから，「右下肢を伸ばして」と指示する．

- ▶右下肢の伸展が始まったら，骨盤帯が左回旋するようにして，同時に骨盤帯をゆっくりと尾側（下方）へ移す．
  *このとき，PTは右手をSの右大腿前面に移し，右下肢を支えるようにすると，右下肢の伸展が容易になる．

- ▶右下肢の伸展につれて，左下肢の屈曲角度は大きくなり，体幹が下方へ移動する．両肩関節は次第に屈曲する．
- ▶骨盤帯の右回旋が上半身に及ぶ．左大腿部が床面に接する．右肘関節は屈曲し，肘部が床面に接する．

- ▶PTは，右手でSの右肩関節部を覆うようにして保持する．
- ▶左骨盤帯をわずかに引き上げて，「左下肢を伸ばして」と指示する．
- ▶左下肢の伸展が始まったら，PTは左手をSの大腿前面に移して，下肢の伸展を助ける．

- ▶さらに体幹は尾側に移り，左肘も屈曲して，肘部が床面に接する．
- ▶Sは，両肘立ち位になる．
  *状況に応じて，PTはSの体幹を保持する部位を変えて，左鎖骨部と右骨盤前部を保持することもある（図4-20b）．

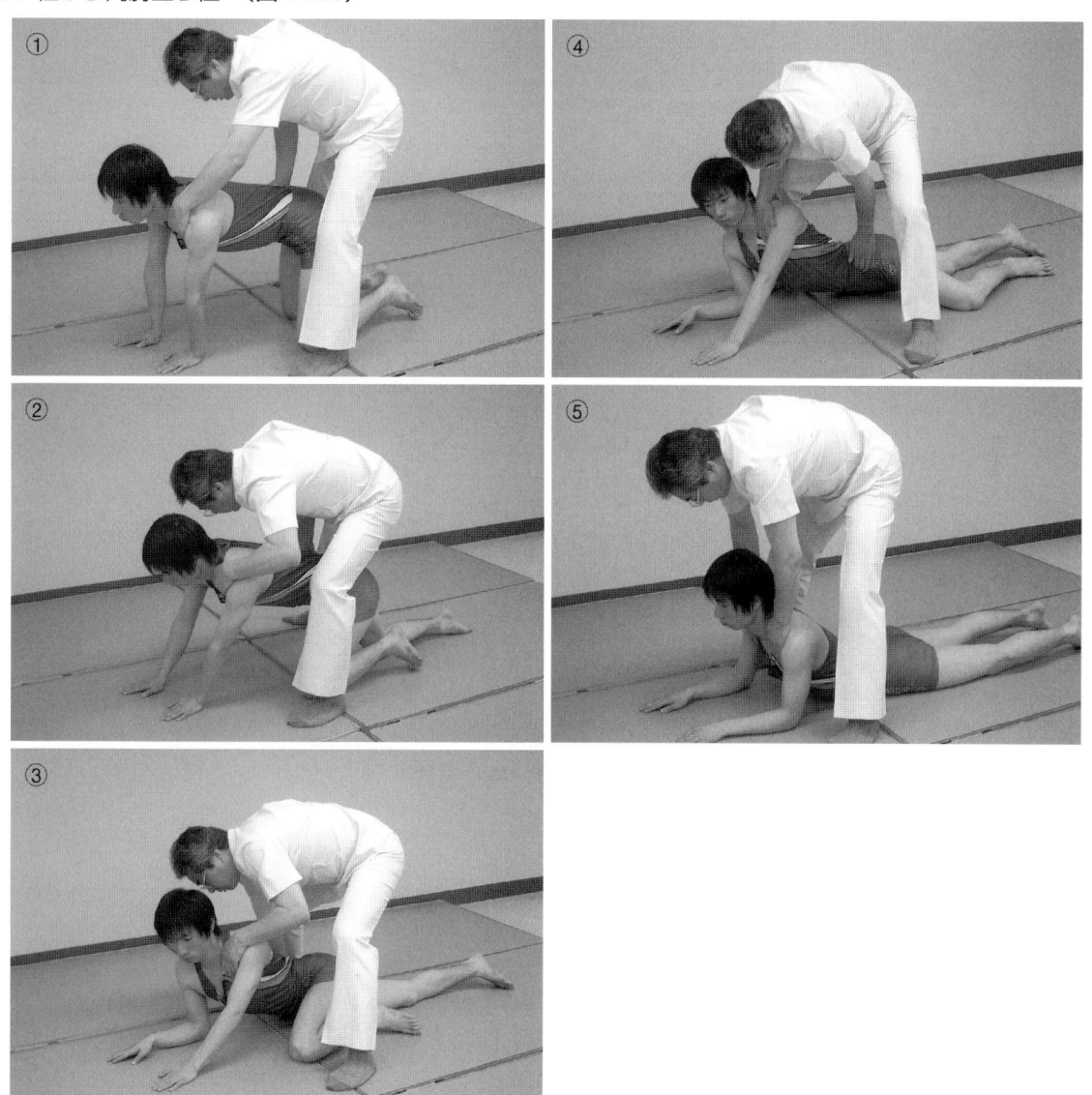

四つばい位から両肘立ち位へ（図 4-20b）

2. 四つばい位から横座り位へ
1）四つばい位から横座り位へ（図 4-21a）

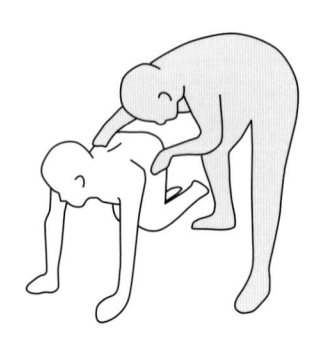

- ▶開始肢位は，四つばい位である．
- ▶PT は，S の左殿部の外側に位置して，骨盤帯（腸骨稜から上前腸骨棘にかけて）を両側から保持する．
- ▶「顔を上げて」と指示する．

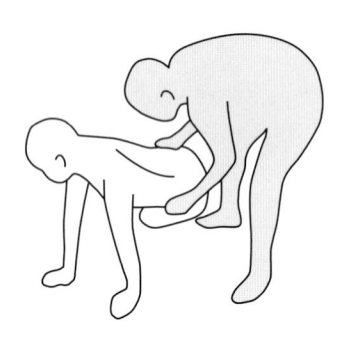

- ▶床面に接している S の左手掌を中心に，弧を描くようにして，骨盤帯を他動的に右回旋しながら，左殿部を床面に近づける．

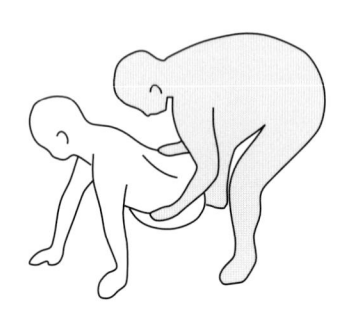

- ▶殿部が床面に接する．
  - ＊殿部が踵上に載らないように注意する．

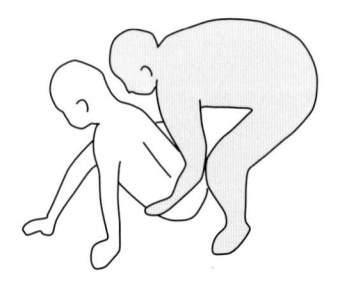

- ▶右手掌は，床面を離れて，右膝部にくる．
- ▶S は，横座り位になる．

クリニカル・ヒント
- ▶あらかじめ四つばい位における体重移動を訓練しておくとよい．
- ▶「右側への横座り」には，PT は S の右側に位置する．

四つばい位から横座り位へ（図 4-21b）

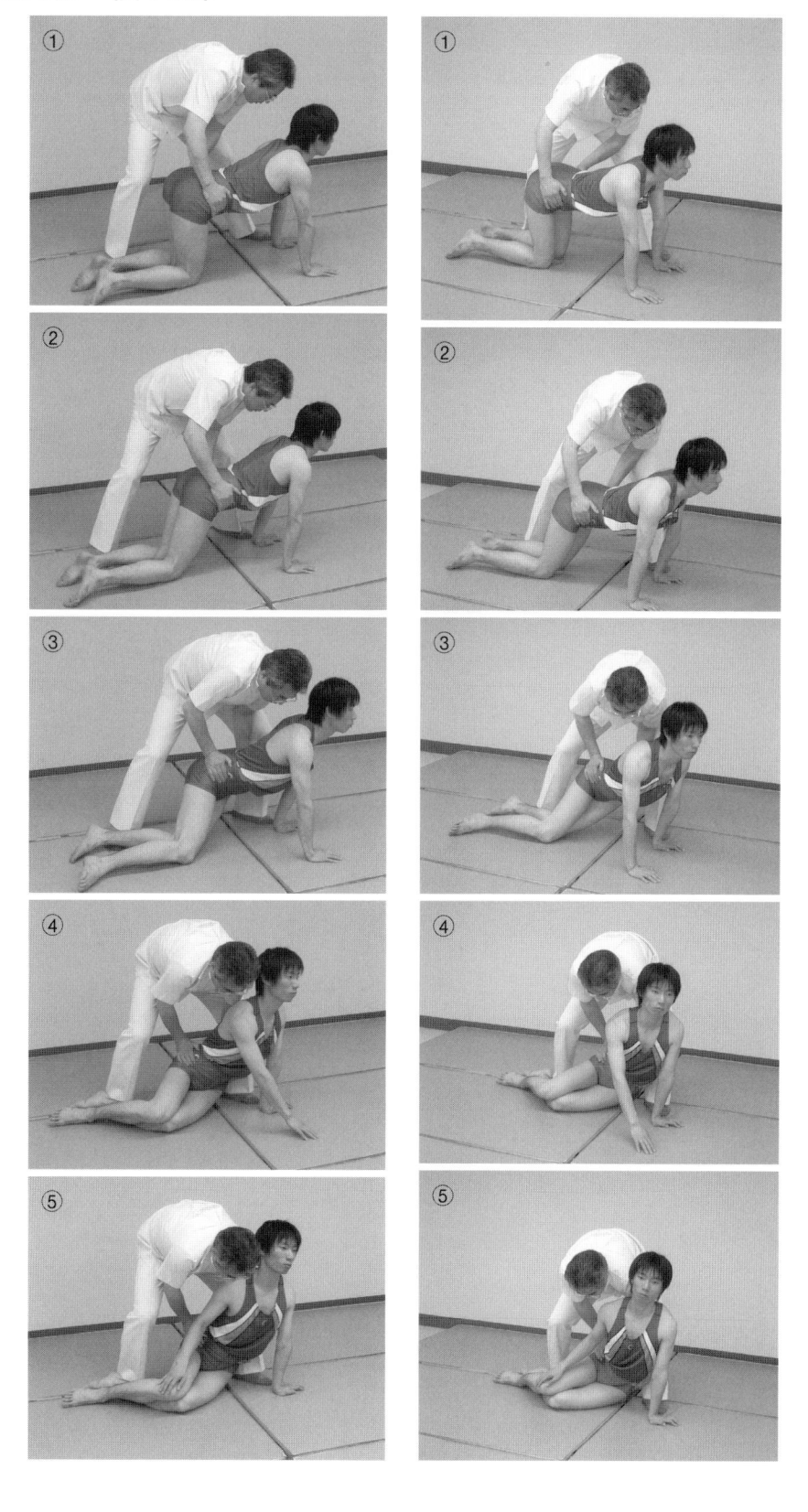

① ② ③ ④ ⑤

2）横座り位から四つばい位へ（図4-22a）

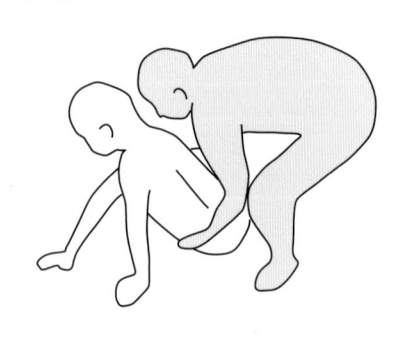

▶Sの開始肢位は，横座り位である．左手掌と左膝頭との間隔は，左肩関節と左股関節との距離におよそ一致するように位置している．

▶PTは，Sの骨盤帯（腸骨稜から上前腸骨棘にかけて）を両側から保持する．

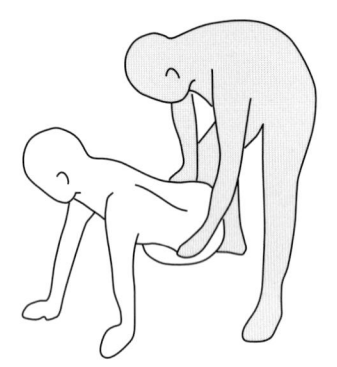

▶あらかじめ，四つばい位になったときに右手が位置する部位（肩幅だけ離れて左手に並ぶ場所）を指して，「視線をここに向けて」と指示しておく．

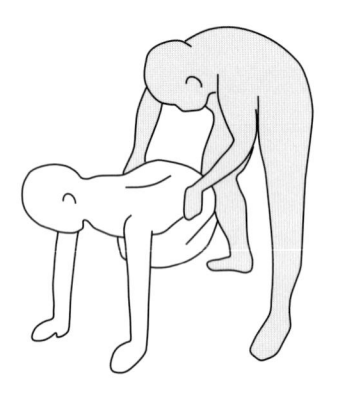

▶「右手を伸ばして」と指示してから，床面に接しているSの左手掌を中心に，弧を描くようにして，骨盤帯を他動的に左回旋しながら，引き上げる．

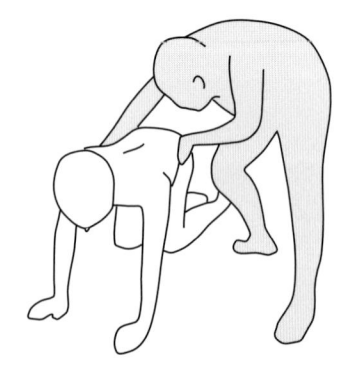

▶Sは，右手掌を床面に接し，四つばい位になる．

横座り位から四つばい位へ（図 4-22b）

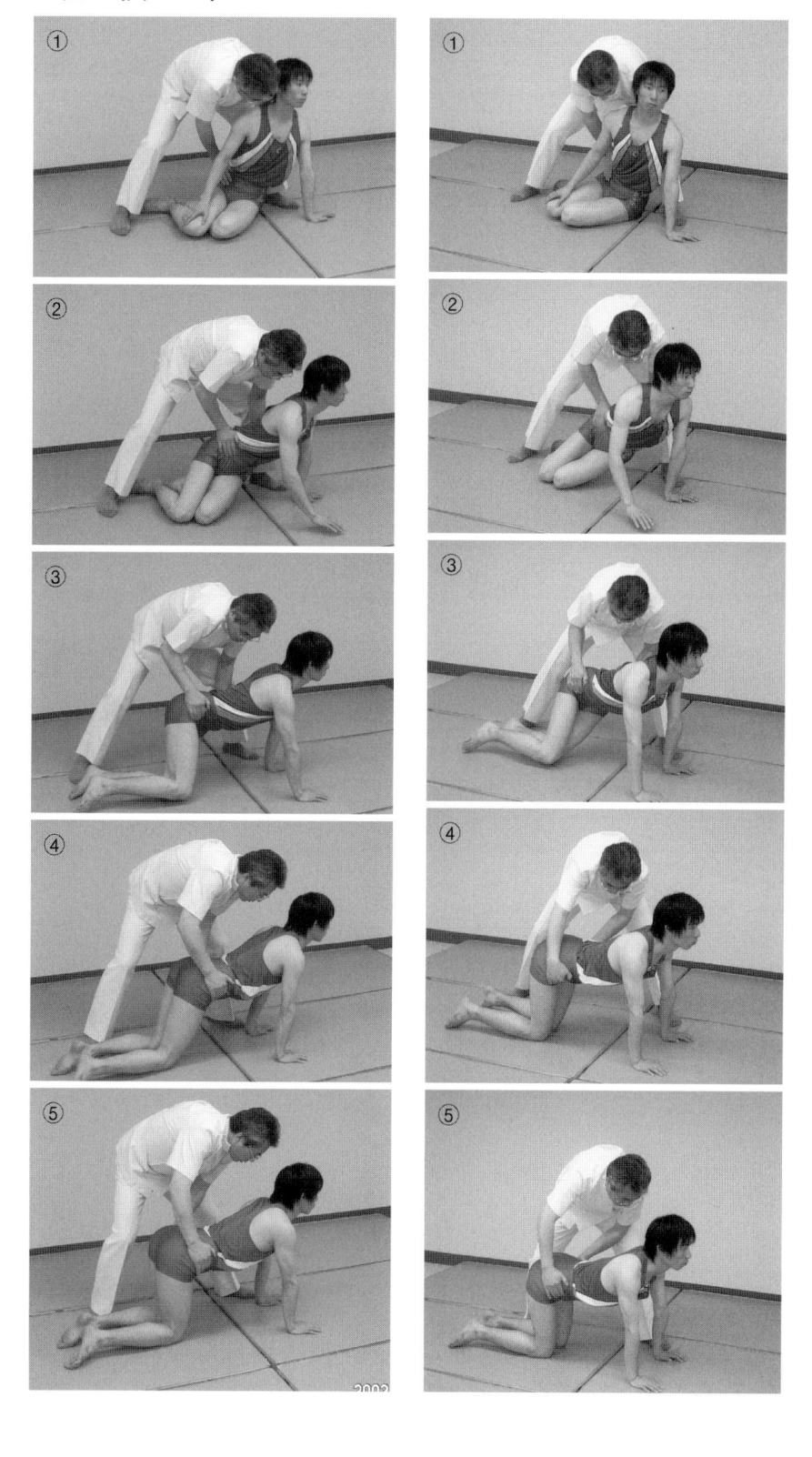

3. 背臥位から片肘立ち位へ
A 肩甲帯への操作
1) 背臥位から片肘立ち位へ（図4-23a）

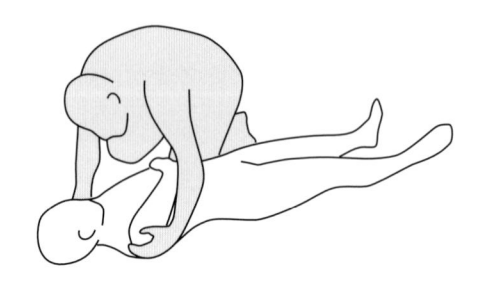

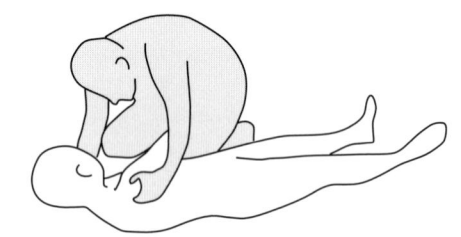

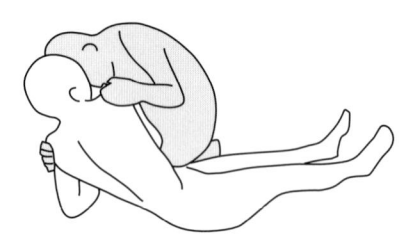

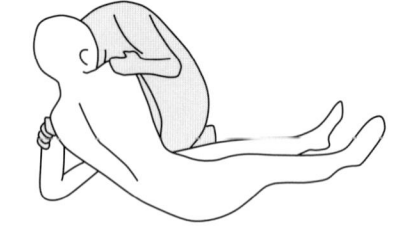

▶開始肢位は，左上肢を肩関節は30〜40°外転位，前腕を回内位として床面に接し，右前腕を上腹部に載せた背臥位である．

▶PTは，Sの左殿部の外側に位置して，左右から両肩関節を覆うようにして，肩甲帯を保持する．

▶「頭を起こして，私と目を合わせて」と指示する．

▶頭部が屈曲を始めたら，左肘部を中心に，右肩部が弧を描くようにして，肩甲帯を左回旋しながら，右肩部を引き上げる．体幹は屈曲し，左回旋する．
　＊このとき，左肩関節で屈曲あるいは伸展が起こらないように，PTは右手で肩関節部をしっかりと保持する．
　＊肩甲帯の回旋が不十分であると，左肩関節を伸展して，肩甲帯を押し上げる運動が起こりやすい．このような運動パターンは，自動介助運動のときに出現する．

▶左上腕は，床面におよそ垂直になり，左肘部から右肩部までがわずかに弧を描くようになる．

▶Sは，右手が左大腿前面の近くに位置して，片肘立ち位になる．

背臥位から片肘立ち位へ（図4-23b）

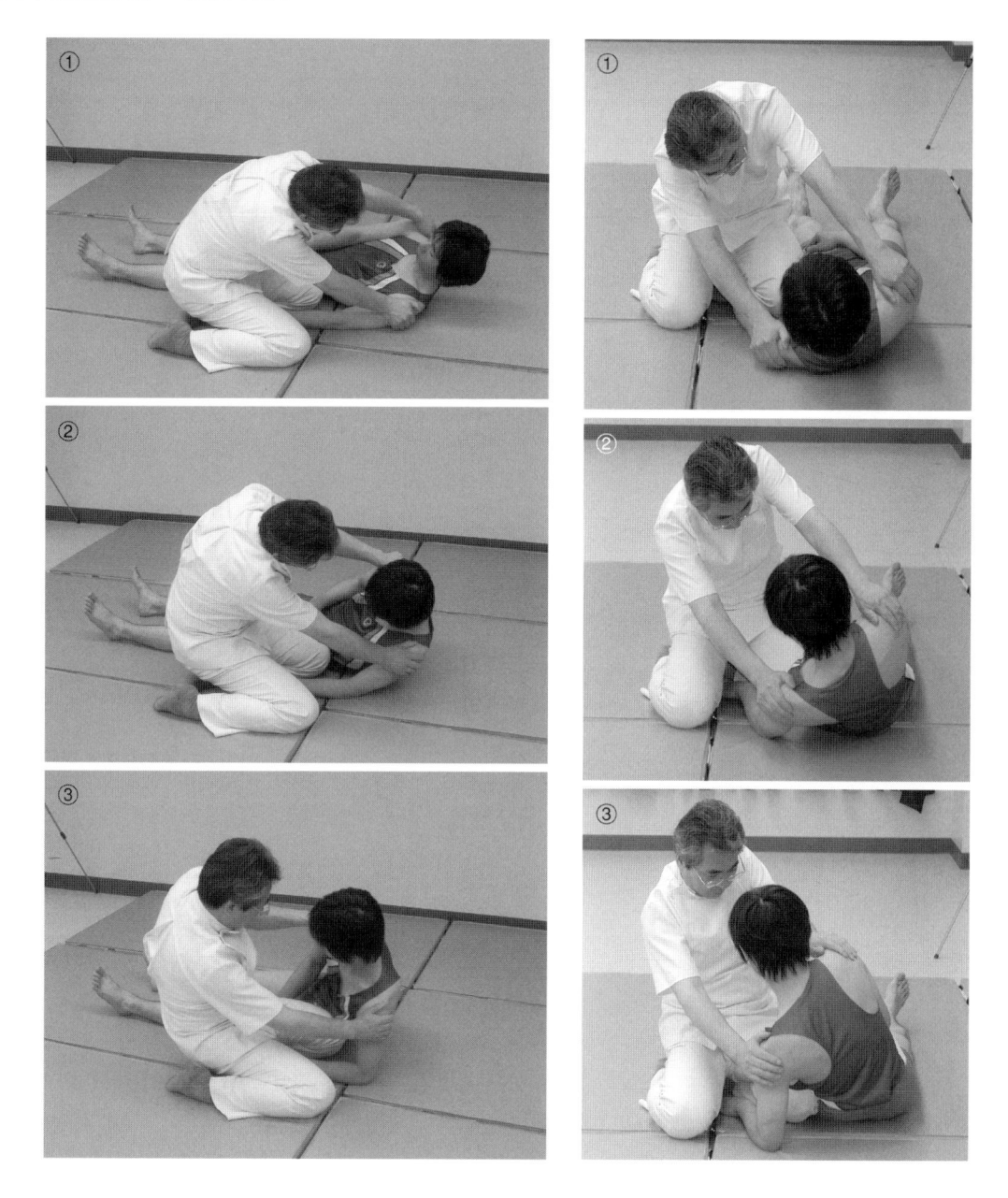

2）片肘立ち位から背臥位へ（図4-24a）

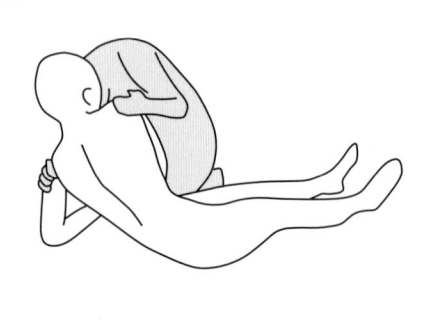

▶ 開始肢位は，左肘部で支えた片肘立ち位である．
▶ PTは，左右から両肩関節を覆うようにして，肩甲帯を保持する．
▶ 「顎を引いて」と指示する．

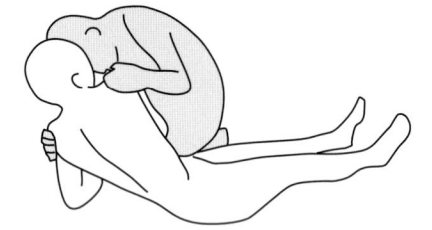

▶ 左肘部を中心に，右肩部が弧を描くようにして，体幹の屈曲と回旋が元に戻る．

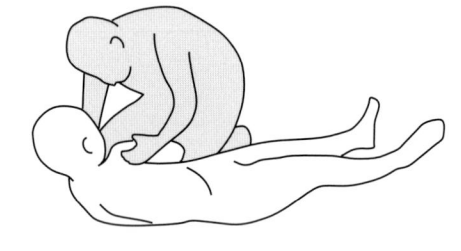

▶ 左肩甲部，右肩甲部，後頭部の順序で床面に接する．

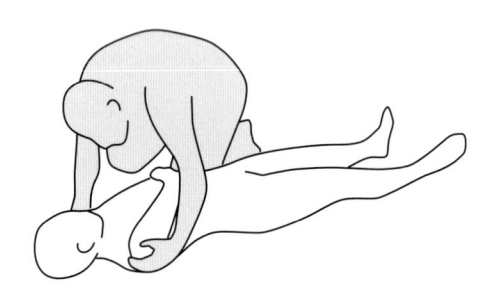

▶ Sは，背臥位になる．

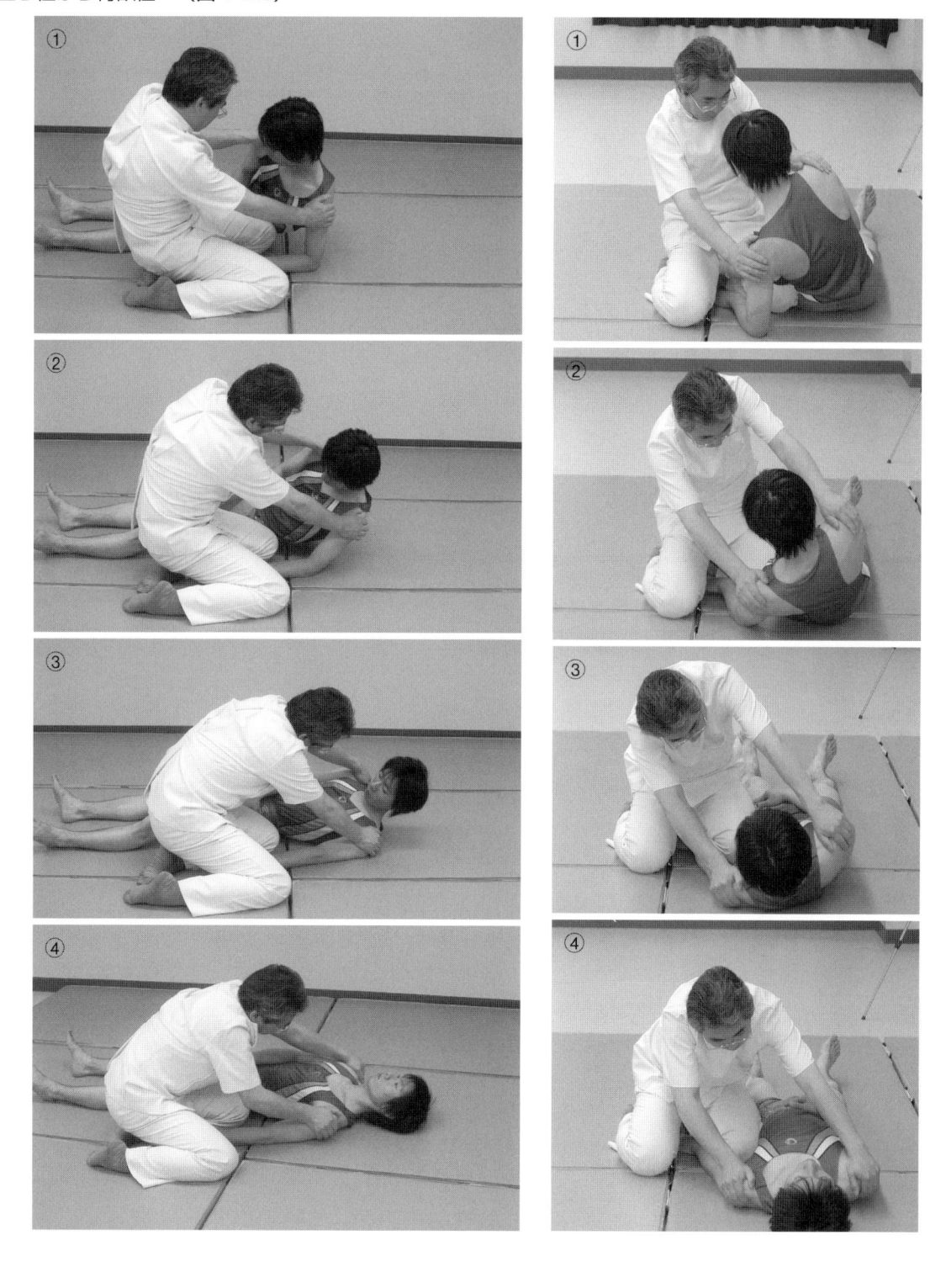

片肘立ち位から背臥位へ（図 4-24b）

3）片肘立ち位から長座位へ（図4-25a）

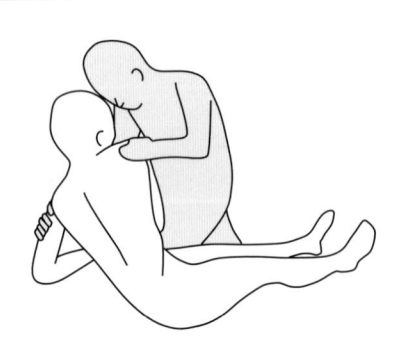

▶ Sの開始肢位は，左片肘立ち位である．
▶ PTは，Sの左殿部の外側に位置して，左右から両肩関節を覆うようにして肩甲帯を保持する．

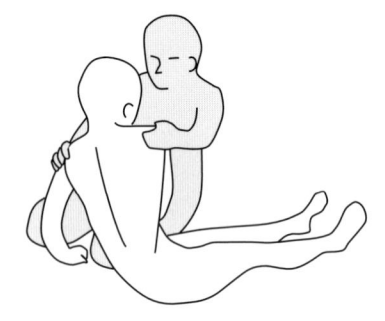

▶「正面を向いて」と指示する．

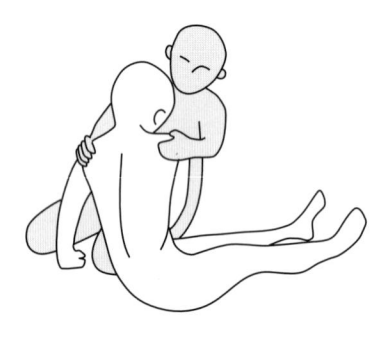

▶ PTは，Sの殿部を中心にして，体幹を右回旋して，左側に傾斜している体幹を，他動的に床面に対して垂直位に移す．
▶ 頭部が立ち直り（頭頂が天井に向く），左肘関節が伸展する．

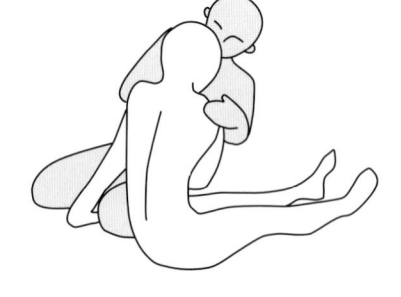

▶ Sは，長座位になる．両手は体幹に沿った床面，あるいは両大腿部前面におく．

片肘立ち位から長座位へ（図 4-25b）

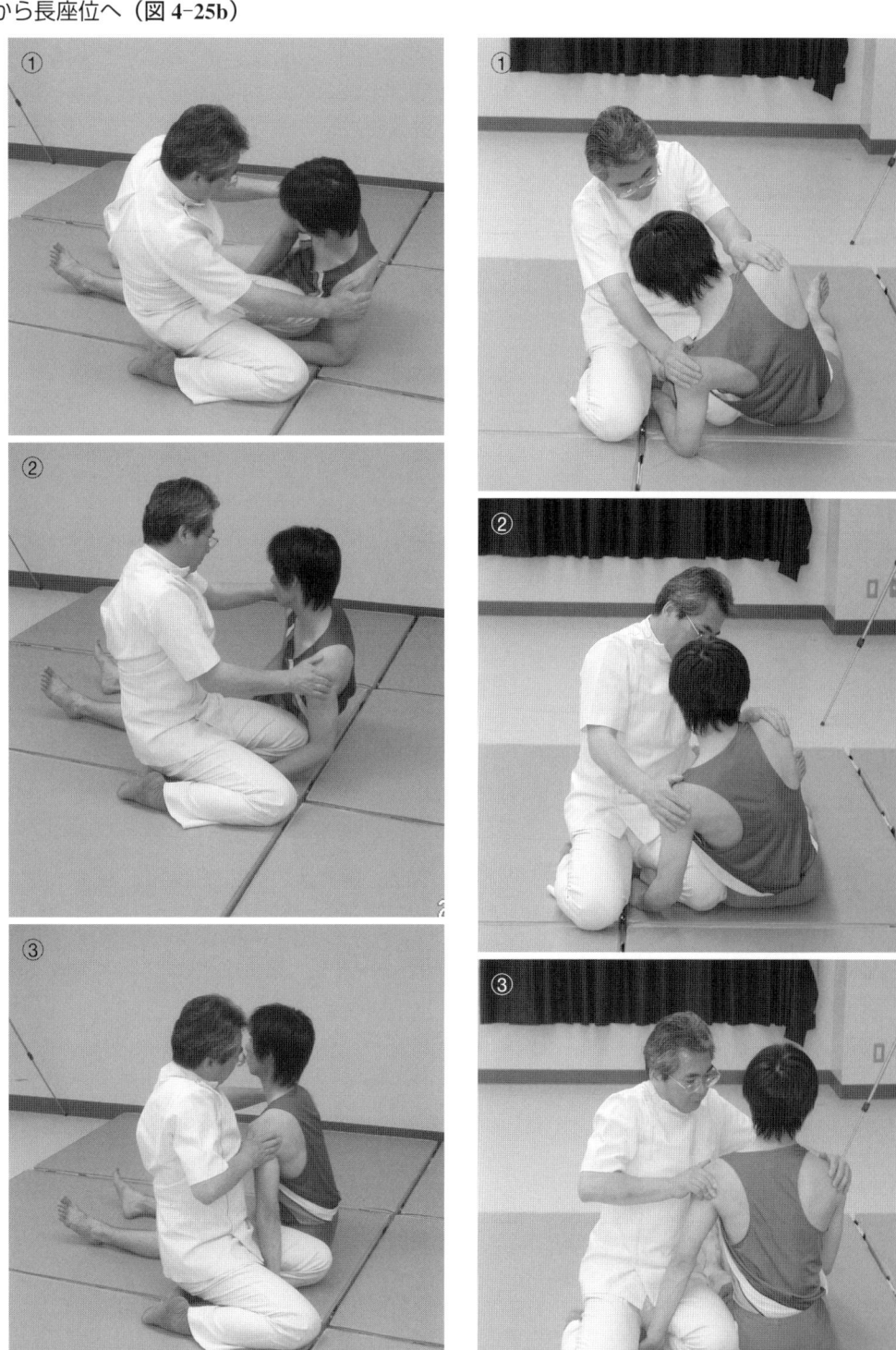

4）長座位から片肘立ち位へ（図 4-26a）

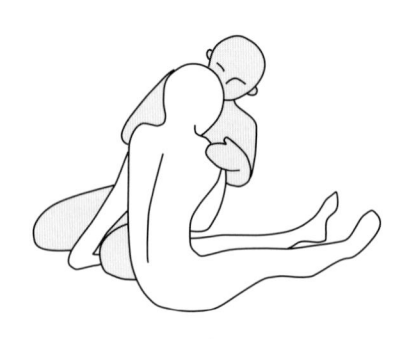

▶開始肢位は，長座位である．
▶PT は，S の左右から両肩関節を覆うようにして，肩甲帯を保持する．

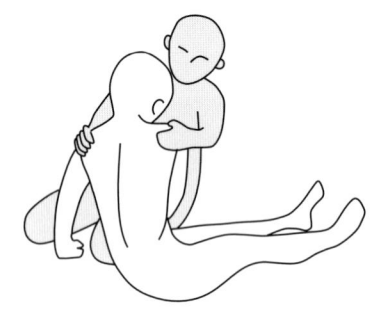

▶「私と目を合わせて」と指示する．

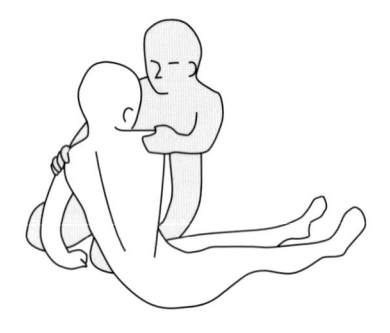

▶肩甲帯を他動的に左回旋しながら，体幹を左後方へ傾ける．
　＊左肩関節が屈曲しないように注意する．

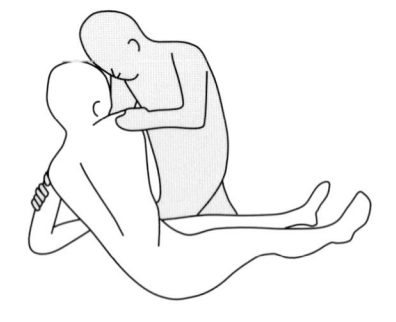

▶左肘部が床面に接して，体幹を支える．
▶S は，片肘立ち位になる．

長座位から片肘立ち位へ（図 4-26b）

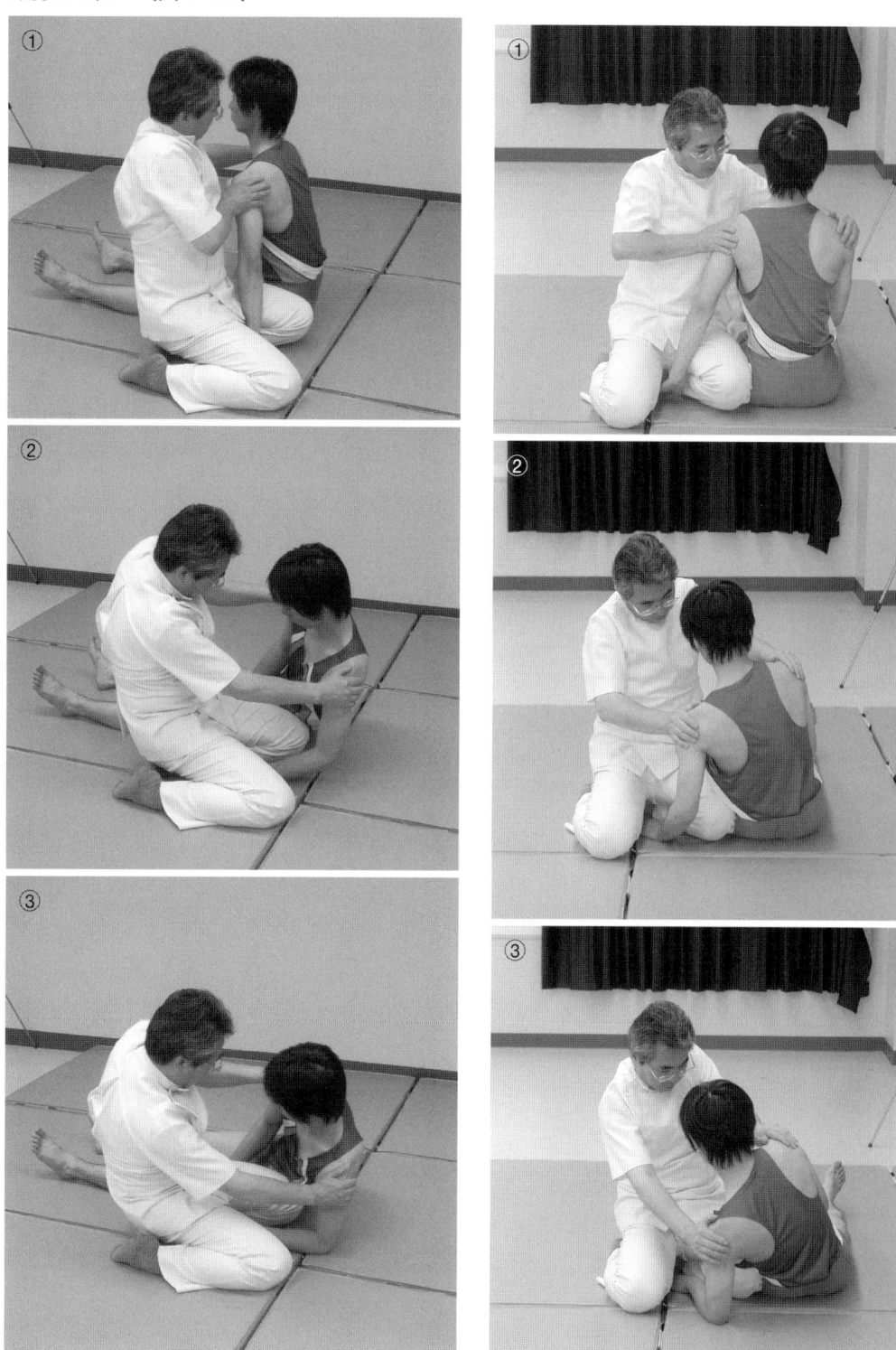

B　上肢への操作

1) 背臥位から片肘立ち位へ（図4-27a）

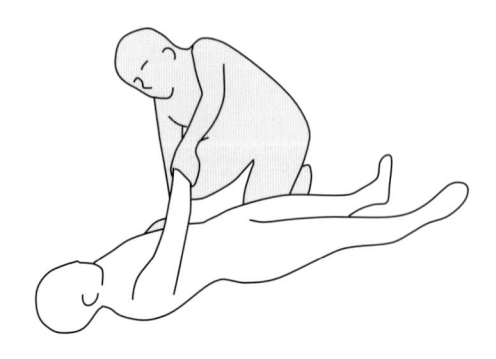

- ▶開始肢位は，両股関節をわずかに外転位とした背臥位である．
- ▶PTは，Sの左大腿部の外側に位置する．PTの左手はSの右前腕遠位部を握り，自分の左上肢とSの右上肢とが一直線になるように，軽く引いておく．右手は床面におかれたSの左前腕遠位部を上から押さえている．
- ▶「頭を上げて，私と目を合わせて」と指示する．

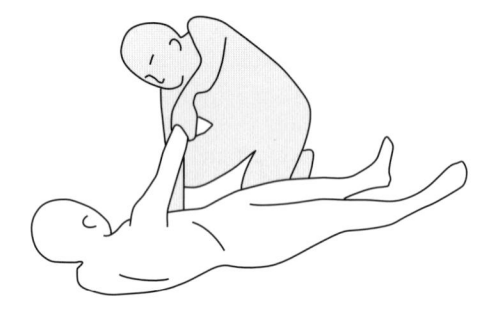

- ▶後頭部が床面から離れたら，Sの右上肢を左前方へ向けて，ゆっくりと引き上げる．
  ＊このとき，Sの左肘部を中心にして，右肩部が弧を描くように操作する．

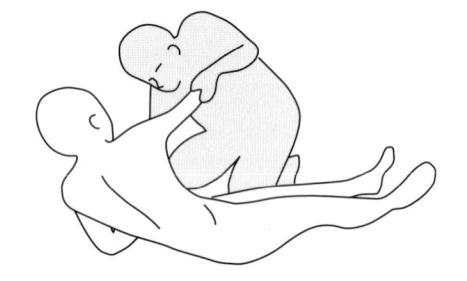

- ▶右肩甲部，つづいて左肩甲部が床面から離れる．体幹は左回旋して，やや屈曲し，股関節の屈曲を伴って起き上がる．

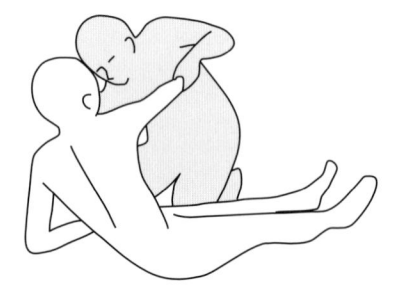

- ▶Sの左肩部が左肘部の直上にきて，左上腕が床面に垂直になるまで操作をつづける．
- ▶Sは，片肘立ち位になる．

クリニカル・ヒント
- ▶右上肢の引き上げ方向が左側に寄り過ぎると，体幹が左側に倒れやすくなる．

背臥位から片肘立ち位へ（図 4-27b）

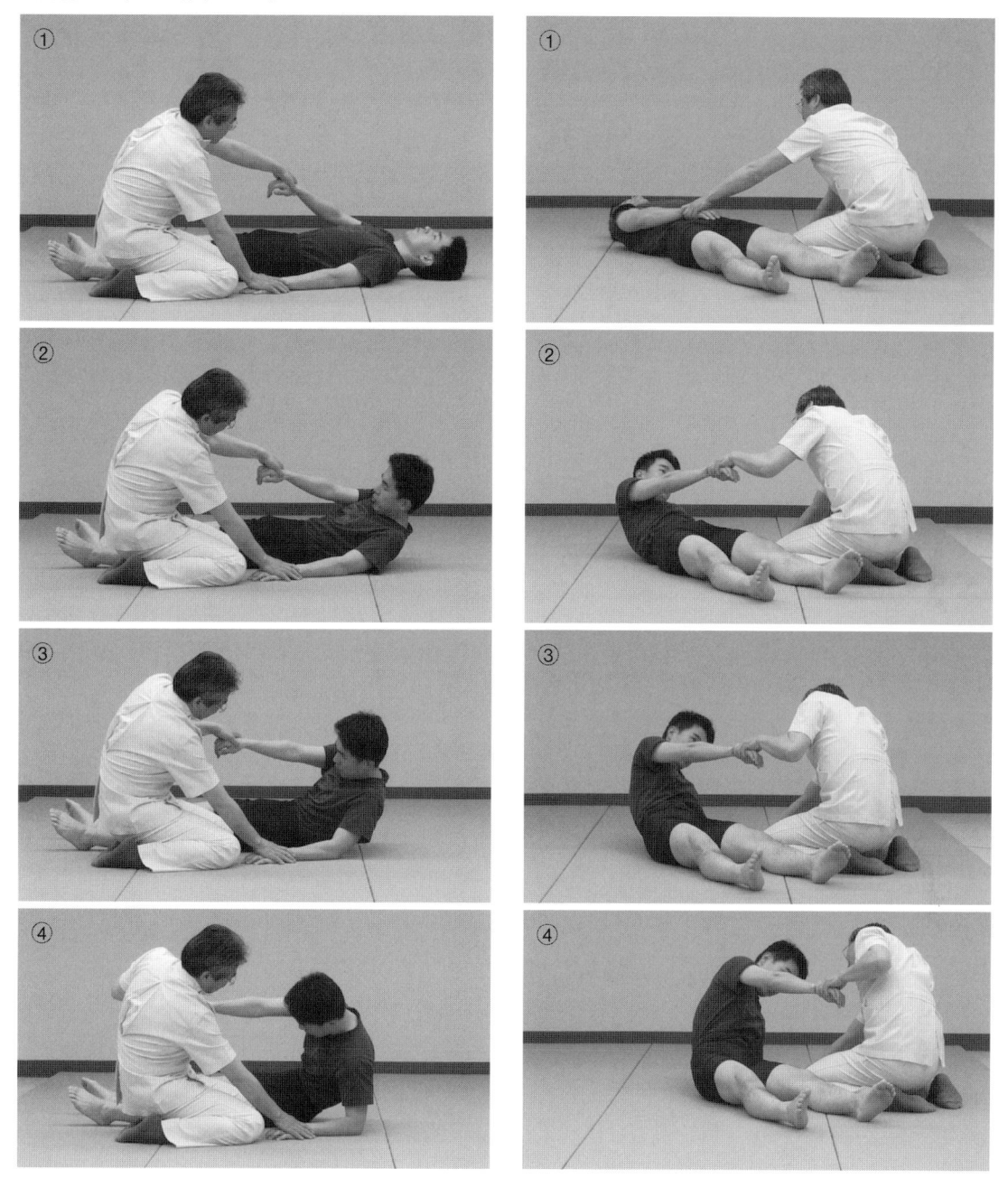

2) 片肘立ち位から背臥位へ（図 4-28a）

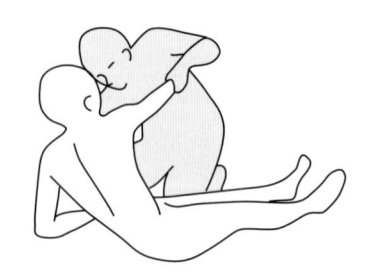

▶ 開始肢位は，左片肘立ち位である．

▶ PTは，Sの左大腿部の外側に位置する．左手でSの右前腕遠位部を握り，Sの右手先が自分の胸元近くに位置するように構える．右手は，床面におかれたSの左手背部を上から保持する．

▶「私と目を合わせて，左肩からゆっくり床に下ろして」と指示する．

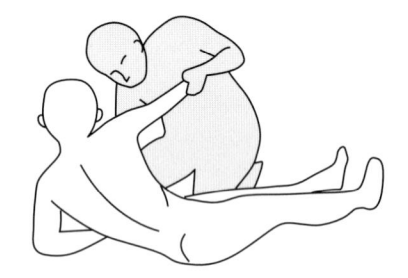

▶ PTは，Sの右上肢を引き上げている力を少しずつ緩めて，Sの上半身が左肘部を中心にして，右後方へ回旋するように操作する．

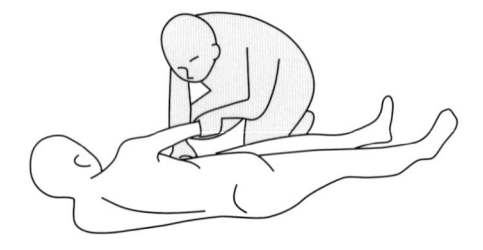

▶ 左肩甲部，右肩甲部，後頭部の順序で床面に接する．

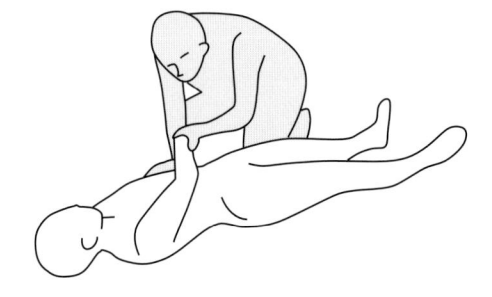

▶ PTは，Sの右前腕を上腹部あるいは体幹左側の床面におく．

片肘立ち位から背臥位へ（図 4-28b）

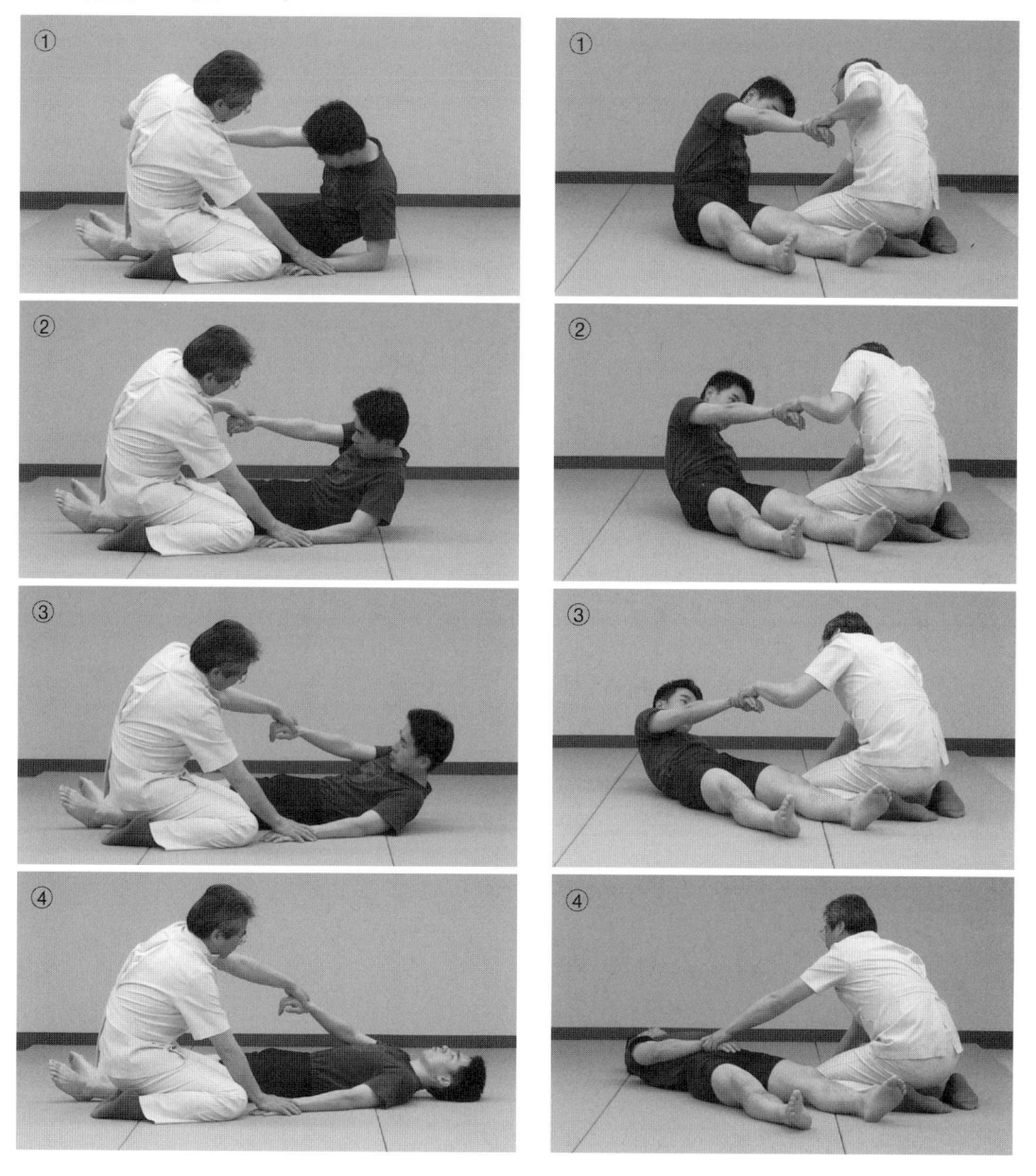

3) 片肘立ち位から長座位へ（図 4-29a）

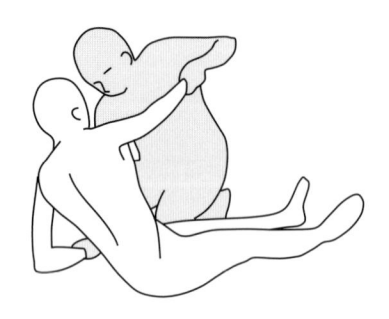

- ▶開始肢位は，左片肘立ち位である．
- ▶PT は，S の左大腿部の外側に位置する．左手で S の右前腕遠位部を握り，S の右手先が自分の胸元近くに位置するように構える．右手は，床面におかれた S の左手背部を上から保持する．

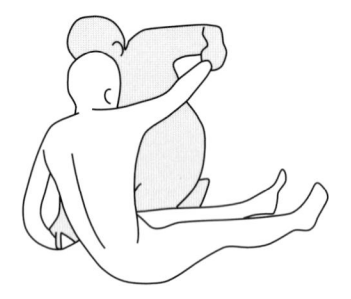

- ▶「正面を向いて」と指示する．

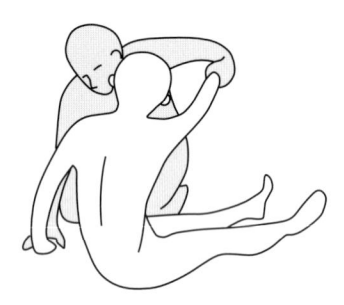

- ▶上半身の左回旋位を戻すように，S の右肩関節を水平外転して，右手先を右上方へ引き上げる．
- ▶S の体幹は，床面に垂直になり，左肘関節が伸展する．

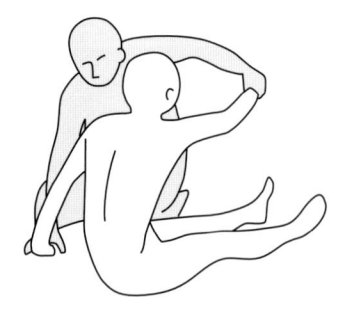

- ▶PT は，S の右手掌を右大腿部あるいは体幹の左側の床面におく．
- ▶S は，長座位になる．

2：起き上がり──座位へ　139

片肘立ち位から長座位へ（図4-29b）

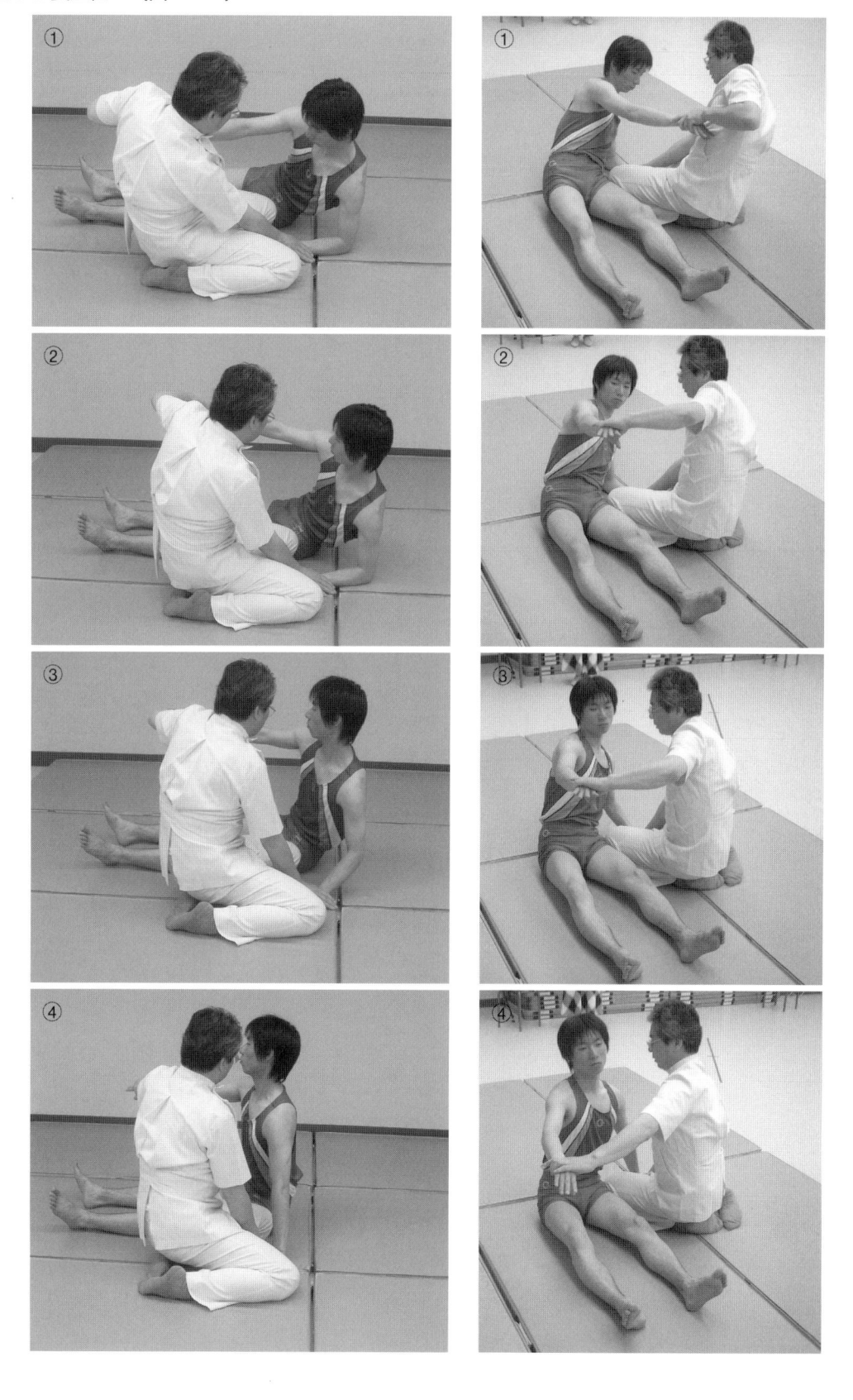

4) 長座位から片肘立ち位へ（図 4-30a）

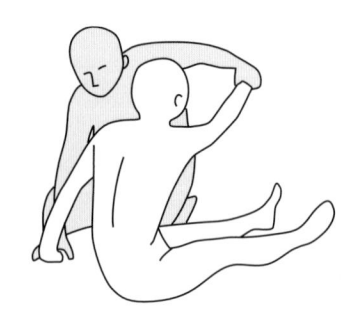

- ▶開始肢位は，両手掌を体幹に沿って，床面においた長座位である．
- ▶PT は，S の左大腿部の外側に位置する．左手で S の右前腕遠位部を握り，S の右手先が自分の胸元付近に位置するように構える．右手は，床面におかれた S の左手背部を上から保持する．

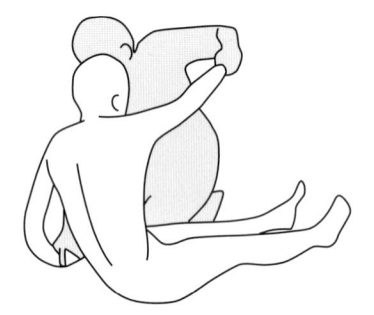

- ▶「私と目を合わせて，左肘を床について」と指示する．

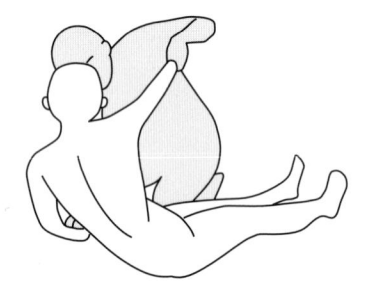

- ▶PT は，S の右上肢の位置を保持したままにする，あるいはわずかに手前に引く．S の肩甲帯は，左回旋して，左肩部が左後方へ向かって移動する．
- ▶PT は，右上肢を引いている力を徐々に緩める．S の左肘部が床面に接する．

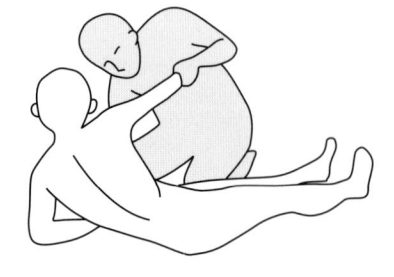

- ▶S は，左片肘立ち位になる．

長座位から片肘立ち位へ（図 4-30b）

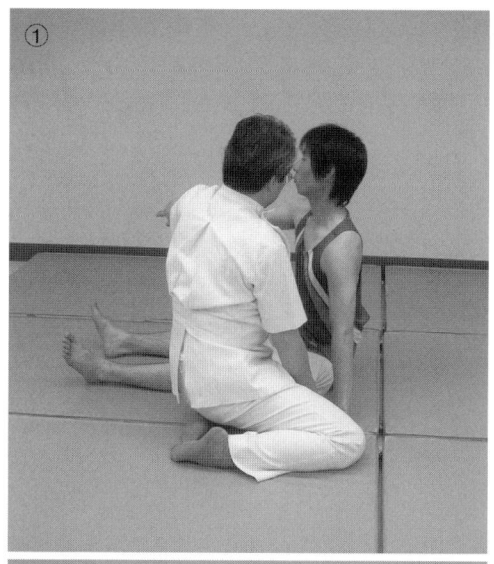

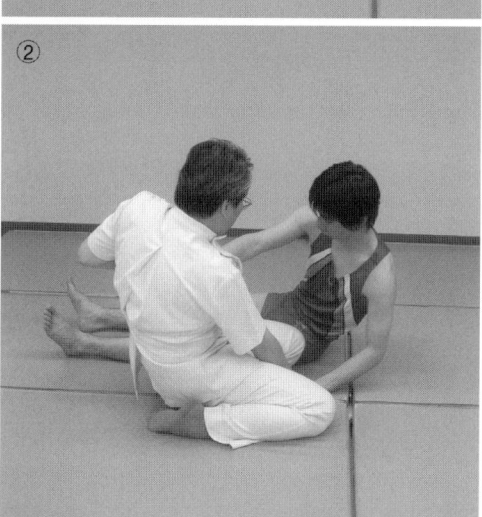

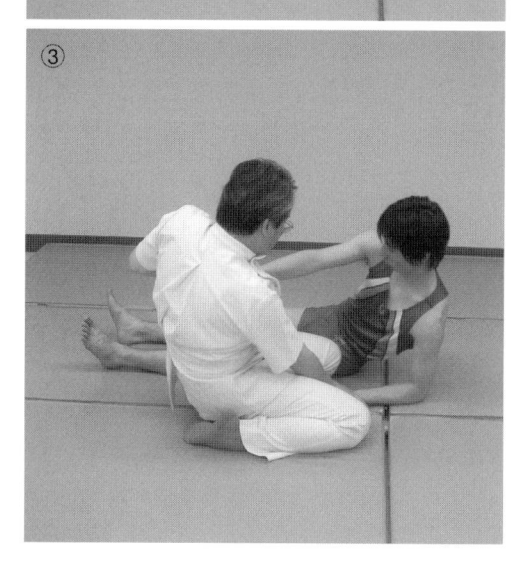

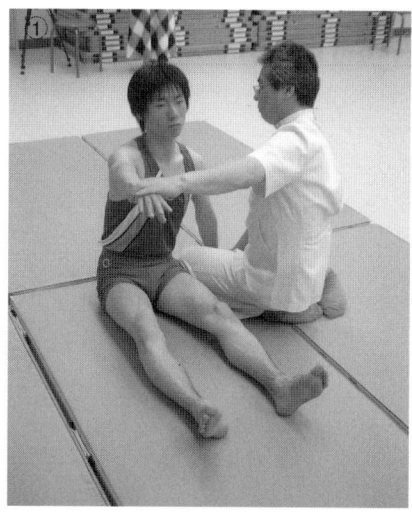

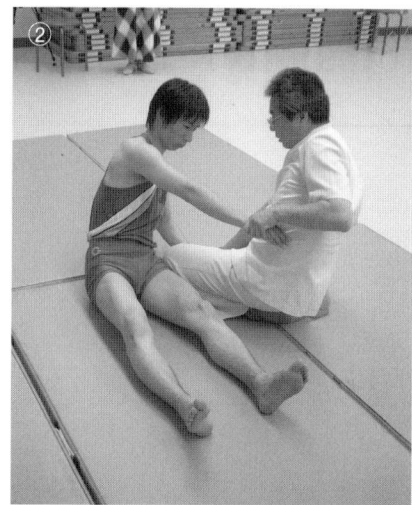

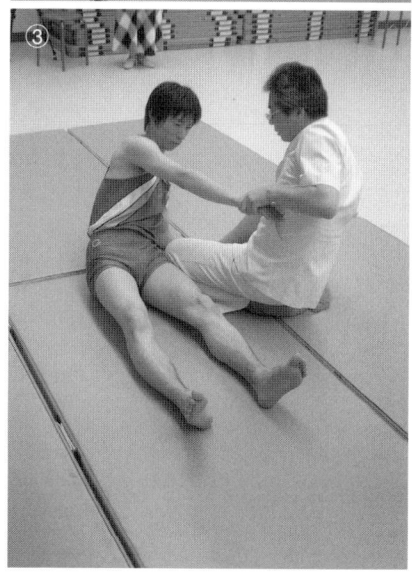

3：起き上がり──膝立ち位へ

1 四つばい位から膝立ち位へ
1）四つばい位から膝立ち位へ（図 4-31a）

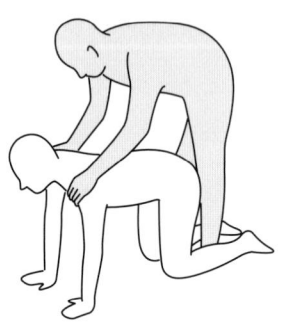

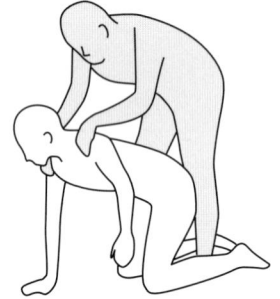

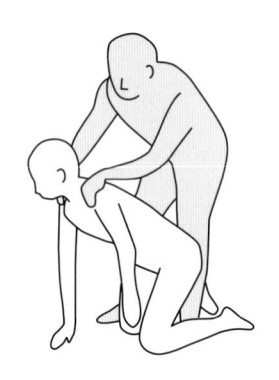

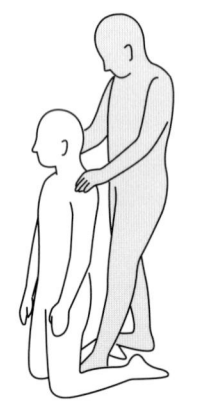

▶ 開始肢位は，四つばい位である．
▶ PT は，S の殿部中央付近に位置して，両手指を S の左右の鎖骨部から肩甲部にかけておく．

▶「頭を上げて」と指示する．
▶ S の頭部が伸展を始めたら，PT は左（あるいは右）肩部を，わずかに遅れて右（あるいは左）肩部を引き上げる．
　＊動作開始時，体幹運動の開始タイミングはわずかに非対称になる．

▶ 両手掌が床面から離れる．
　＊肩甲帯の引き上げに際して，S が座り込まないように速さを加減する．
　＊動的バランスが不安定，あるいは筋力低下があるとき，S は座り込むようにして，体幹の重心を両下腿前面で構成される支持基底内に落し，次いで股関節と膝関節を伸展する．正座の姿勢から膝立ち位になる動作をイメージするとよい．

▶ S は，股関節が十分に伸展し，体幹の重心が両膝部にかかるようにして，膝立ち位になる．
　＊静的バランスが不安定である場合，S は腰が引けた姿勢となる．股関節および膝関節を屈曲し，体幹の重心を支持基底の中央に近づけ，安全性を高めようとする．
　＊膝立ち位における体幹（重心線）は，膝頭の近くに位置する．正しい膝立ち姿勢の保持は，バランス保持の訓練にも利用される．

3：起き上がり——膝立ち位へ　143

四つばい位から膝立ち位へ（図 4-31b）

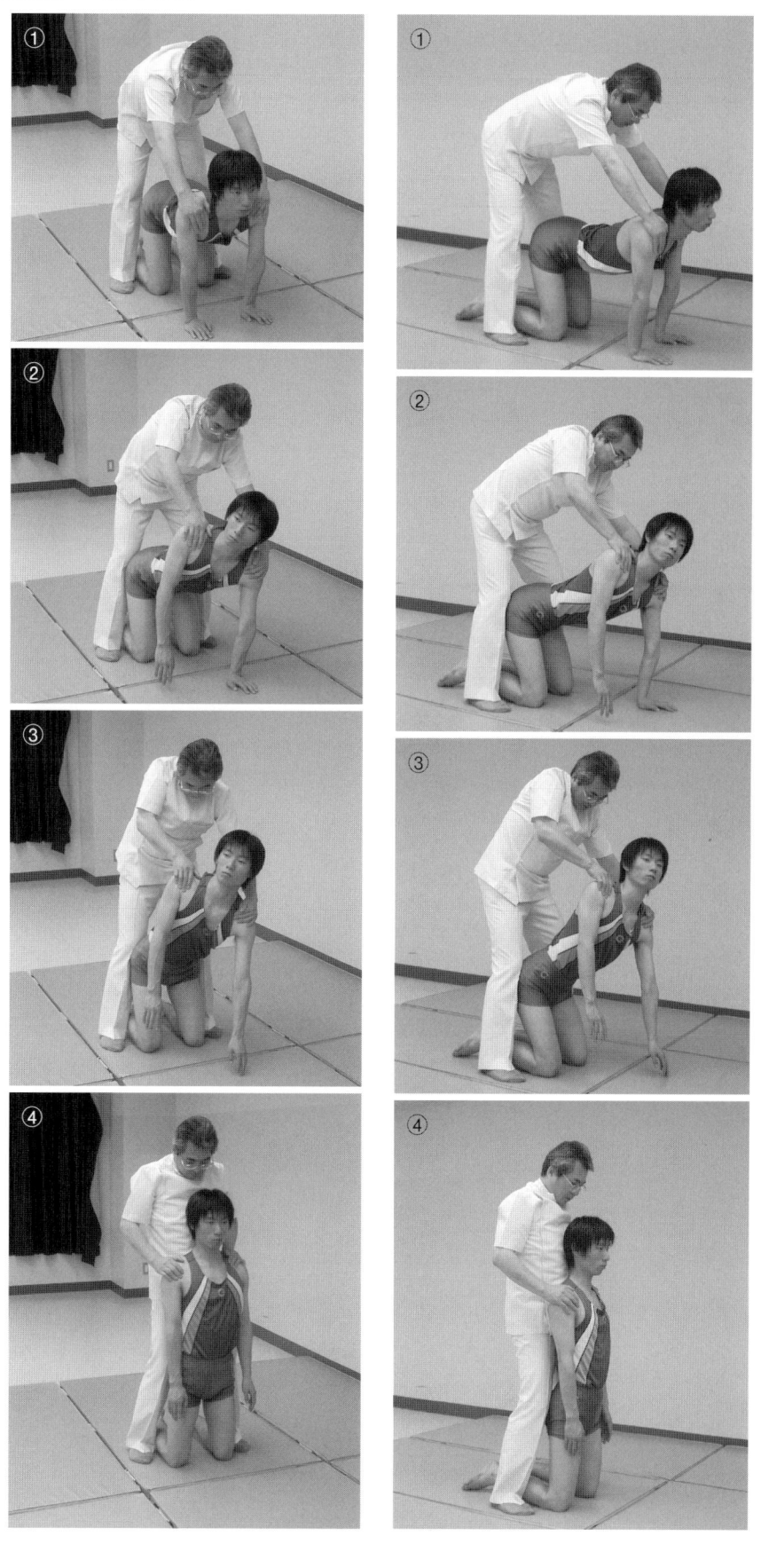

① ①
② ②
③ ③
④ ④

2）膝立ち位から四つばい位へ（図 4-32a）

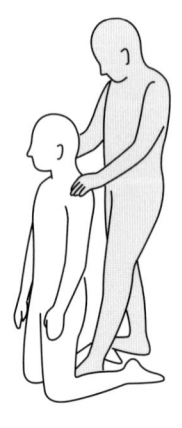

▶ 開始肢位は，膝立ち位である．

▶ PT は，S の背面に位置して，両手指を S の左右の鎖骨部から肩甲部におく．

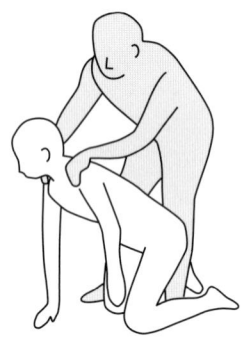

▶「前方の床面を見て，両手を（床に）ついて」と指示する．

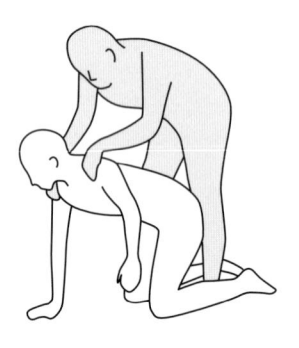

▶ S の股関節と膝関節が屈曲し，体幹が前傾を始める．PT は肩甲帯の支えを徐々に緩める．体幹の前傾が強まれば，わずかに肩甲帯を左回旋させて，右手掌から床面に接するように操作する．

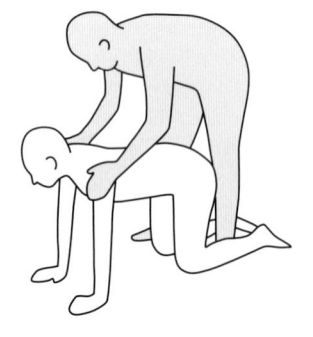

▶ S は，左手掌も床面に接して四つばい位になる．
　＊筋力低下，バランスが不安定な場合は，手を接床する前に，S は座り込むようにして，静的バランスの安定した姿勢をとり，そこから両上肢を前方へ伸ばして四つばい位になる．

3：起き上がり──膝立ち位へ　145

膝立ち位から四つばい位へ（図 4-32b）

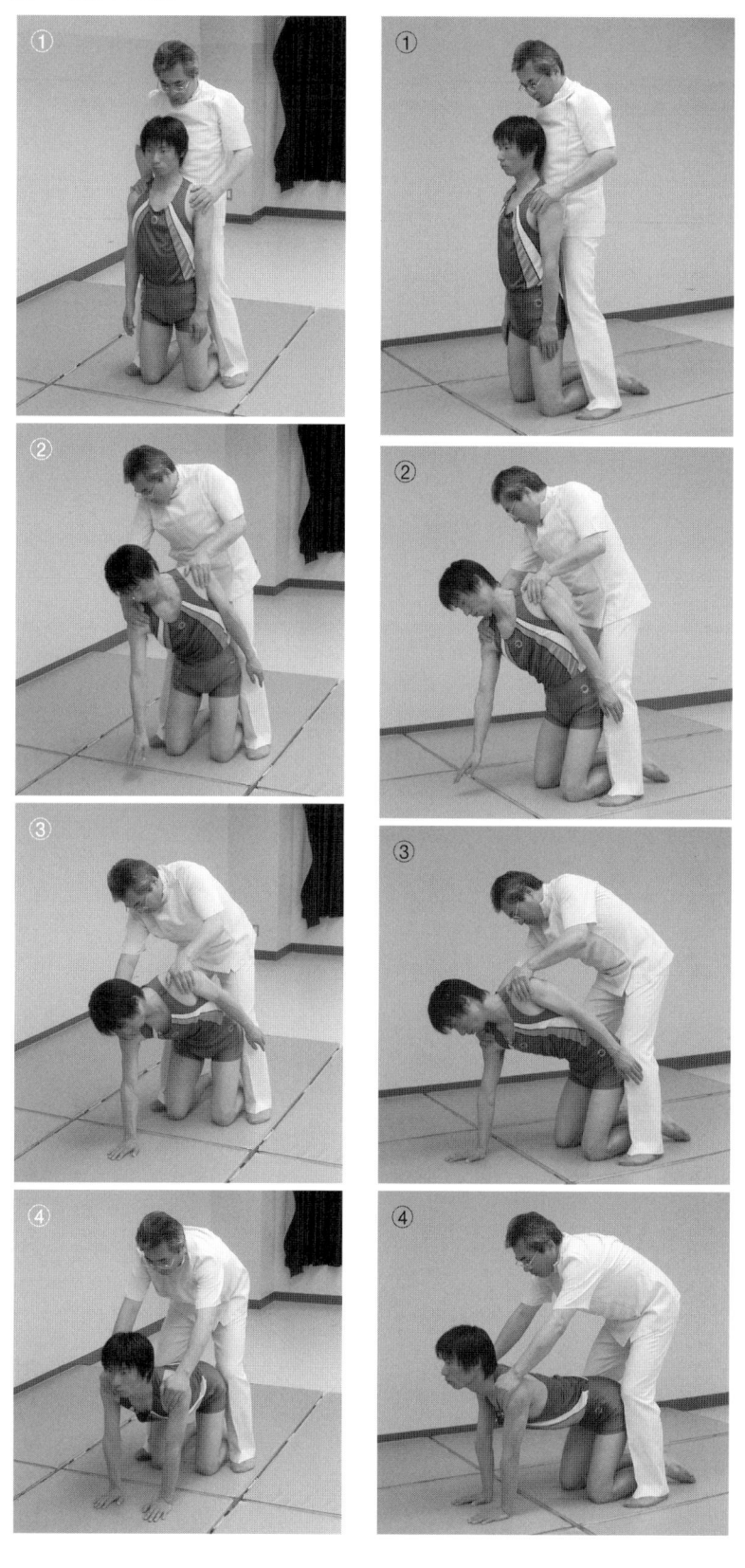

2. 横座り位から膝立ち位へ

1) 横座り位から膝立ち位へ（図4-33a）

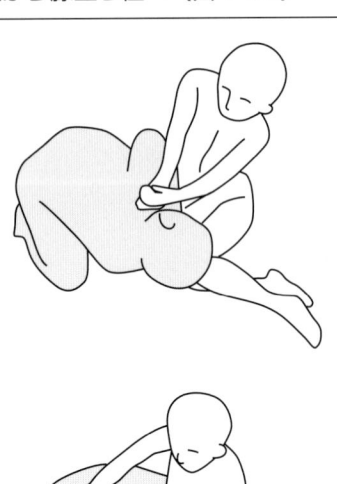

- 開始肢位は，右横座り位である．
- PTは，Sの前面に位置する．Sは，PTの左肩（**図4-33a**）あるいは両肩（**図4-33b**）に両手をおく．PTは，Sの骨盤帯を左右から保持する．

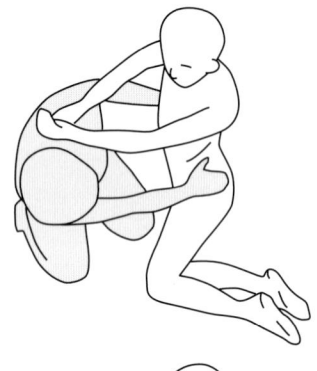

- 「正面を向いて」と指示する．
  ＊ここで正面とは，両膝頭が指している方向である．
- 両膝頭に平行する仮想の線に対して，斜めになっている回旋した体幹を直すように，骨盤帯を他動的にやや右回旋しながら，前上方へ引き上げる．体幹は，やや前傾している．

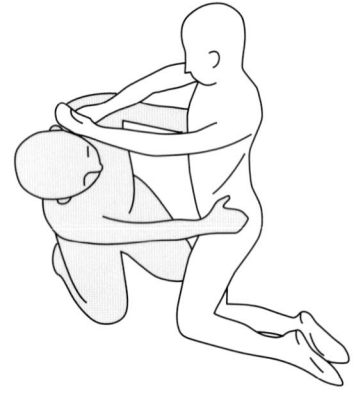

- 殿部が床面を離れ，両側の股関節と膝関節が伸展する．

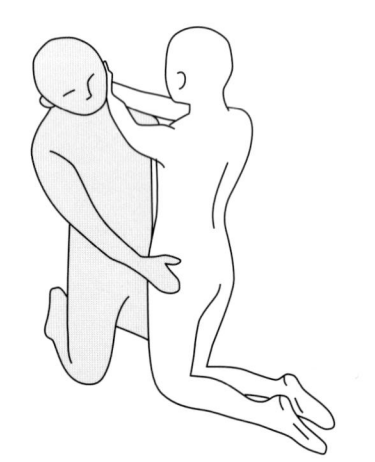

- Sは，左右対称的な膝立ち位になる．

クリニカル・ヒント

- 骨盤帯の回旋が不足したり，体幹の重心が膝部（あるいは下腿近位部）まで移っていない場合，操作の途中でSが後方へ転倒することがある．

横座り位から膝立ち位へ（図4-33b）

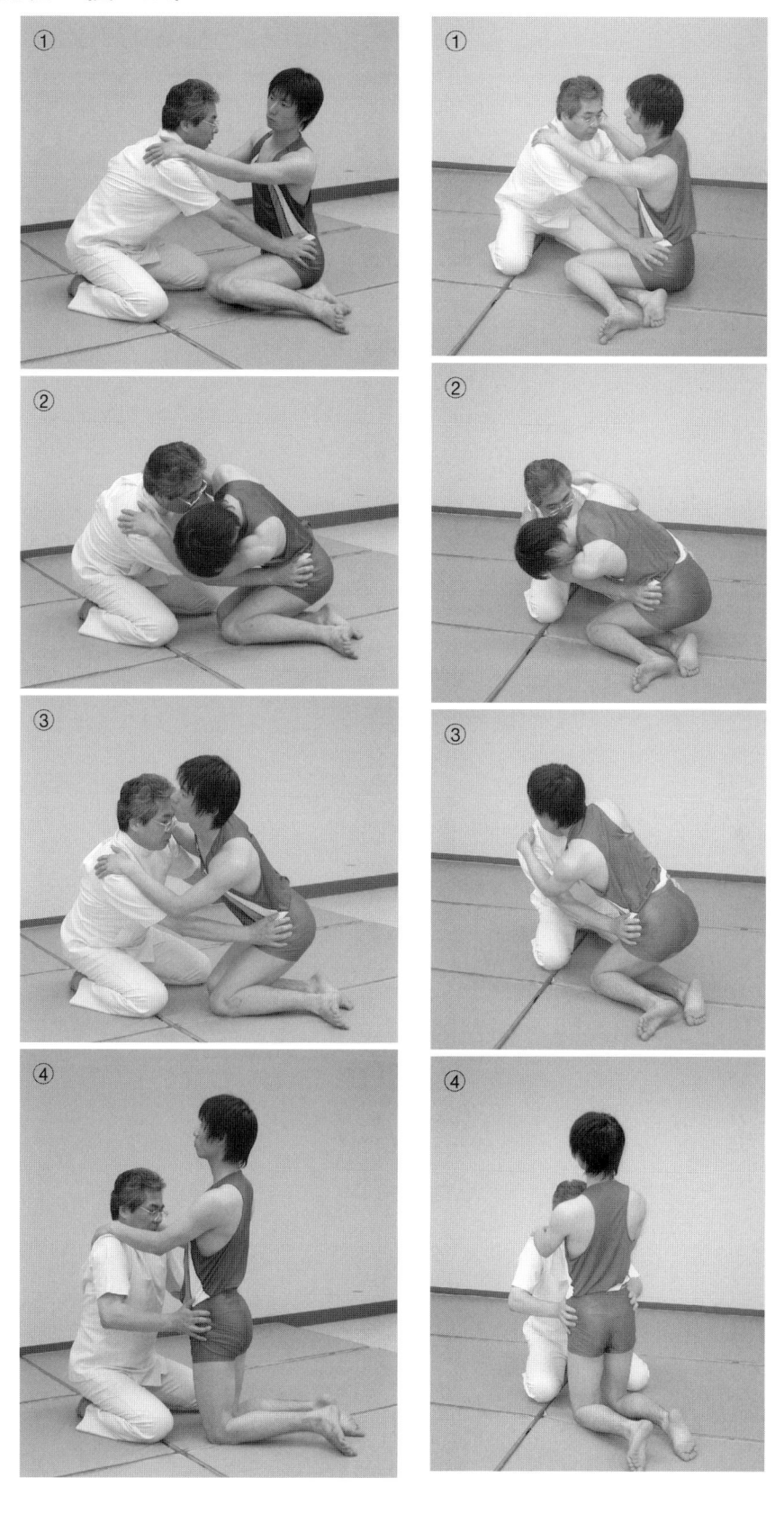

2) 膝立ち位から横座り位へ（図 4-34a）

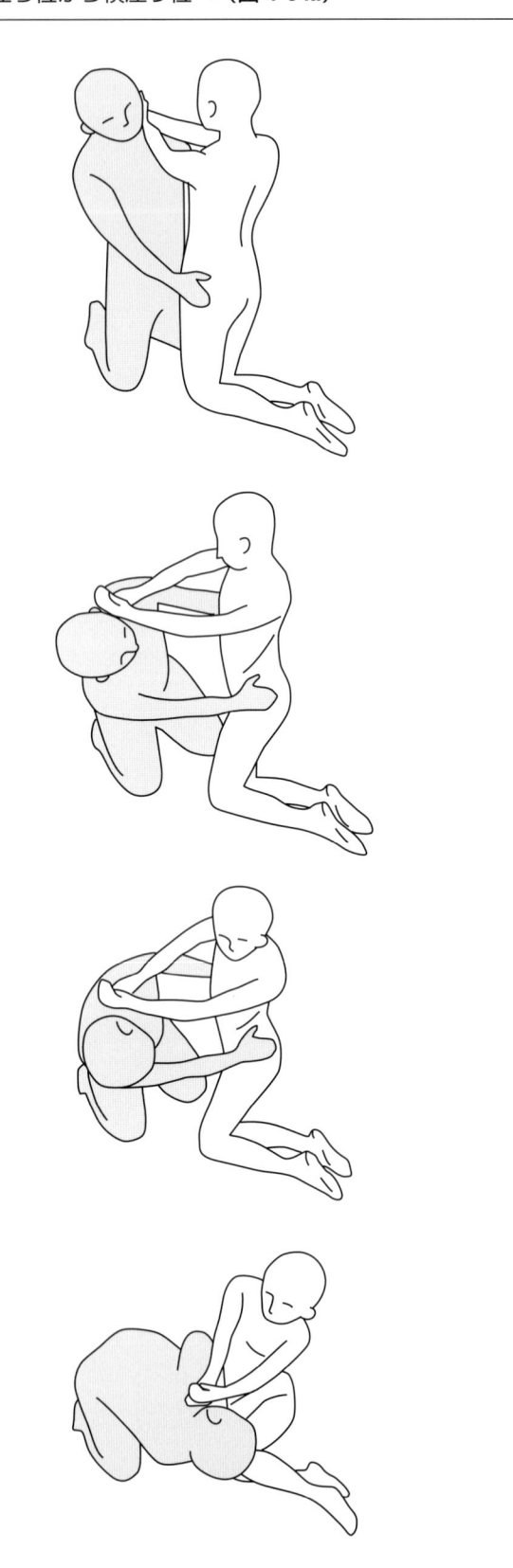

▶開始肢位は，膝立ち位である．

▶PTは，Sの前面に位置する．Sは，PTの左（あるいは右）肩（図 4-34a）あるいは両肩（図 4-34b）に両手をおく．PTは，骨盤帯を左右から保持する．

▶PTは，Sの骨盤帯を他動的に左回旋させながら，ゆっくりと右下方へ引き下げる．
　＊このとき，体幹が右側に寄り過ぎると，Sは容易に転倒してしまう．
　＊PTは，体幹重心の運動軌跡を意識しながら（Sの体幹がやや左に傾斜して，左下肢への荷重が大きくなるように），骨盤帯の右下方への運動を操作するとよい．

▶Sの股関節と膝関節の屈曲につれて，体幹はやや前屈する．

▶Sは，殿部が床面に接して，横座り位になる．
　＊左右の殿部が踵の上に載らないように注意する．

3：起き上がり――膝立ち位へ　149

膝立ち位から横座り位へ（図 4-34b）

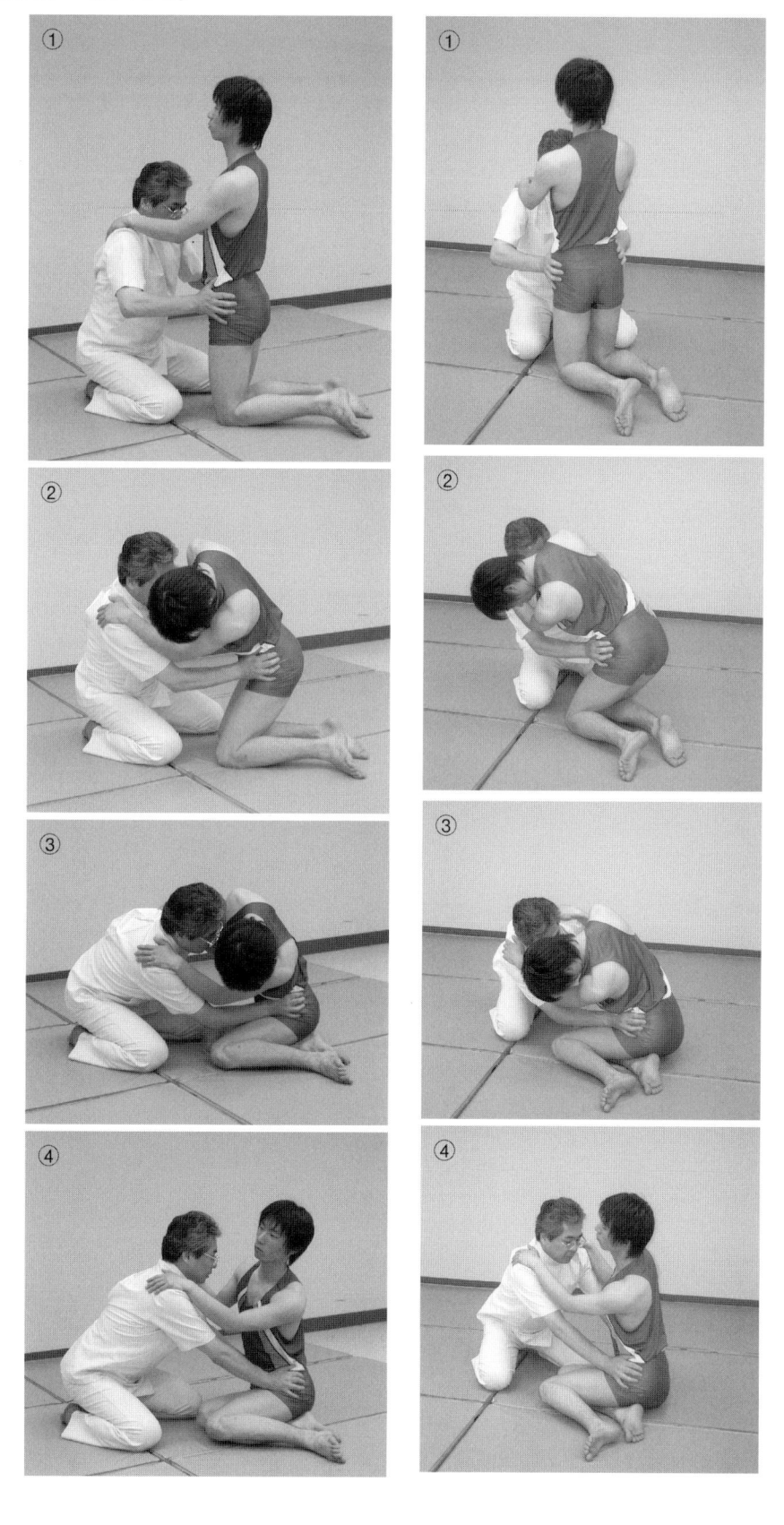

4：起き上がり──高ばい位へ

1．四つばい位から高ばい位へ
1）四つばい位から高ばい位へ（図4-35a）

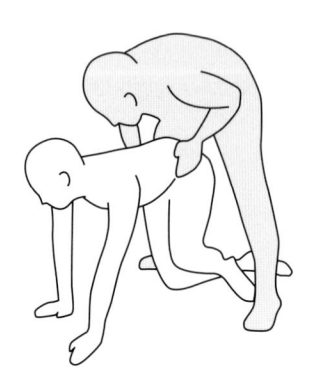

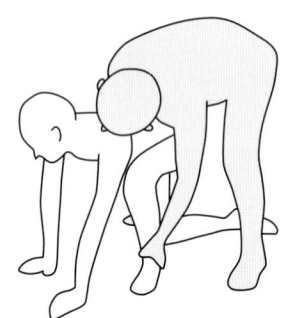

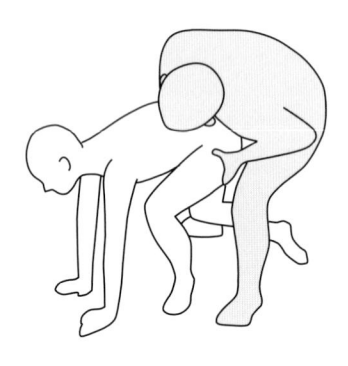

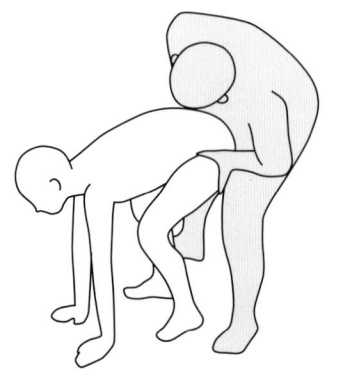

- 開始肢位は，四つばい位である．
- PTは，Sの殿部の後方に位置して，骨盤帯を左右から保持する．
- PTは，Sの左骨盤帯をゆっくりと引き上げる．左下肢が屈曲して頭側に移る．

- PTは，骨盤帯を右側から支えながら，左手でSの左下腿遠位部を握って保持する．
  - ＊右下肢に筋力低下がある場合，この手技（操作）が適している．
  - ＊PTは，右手でSの左骨盤帯を引き上げ，左手をSの左膝窩部におき，左下肢を頭側へ運ぶ手技を用いてもよい（図4-35b）．左下肢に筋力低下がある場合，この手技は不適切である．
- 左足部が股関節の直下に位置するように，左下肢を頭側へ運ぶ．

- PTは，再び両手でSの骨盤帯を左右から支える．
- 左下肢で体幹を支えるように，骨盤帯を左側に寄せ，同時に骨盤帯を右回旋する．

- 右下肢は屈曲し，右足は左足に並ぶ．右下肢の屈曲が不十分であれば，骨盤帯を左側から支えながら，右手で左大腿遠位部を保持して，右下肢を頭側へ運ぶ．
  - ＊上肢の筋力低下があれば，左手を左右いずれかの肩部において肩甲帯を支える．

クリニカル・ヒント
- 両側の上肢に筋力低下がある場合，あるいは股関節屈曲の可動域が制限されている場合，この動作は不能になる．

4：起き上がり──高ばい位へ　151

四つばい位から高ばい位へ（図 4-35b）

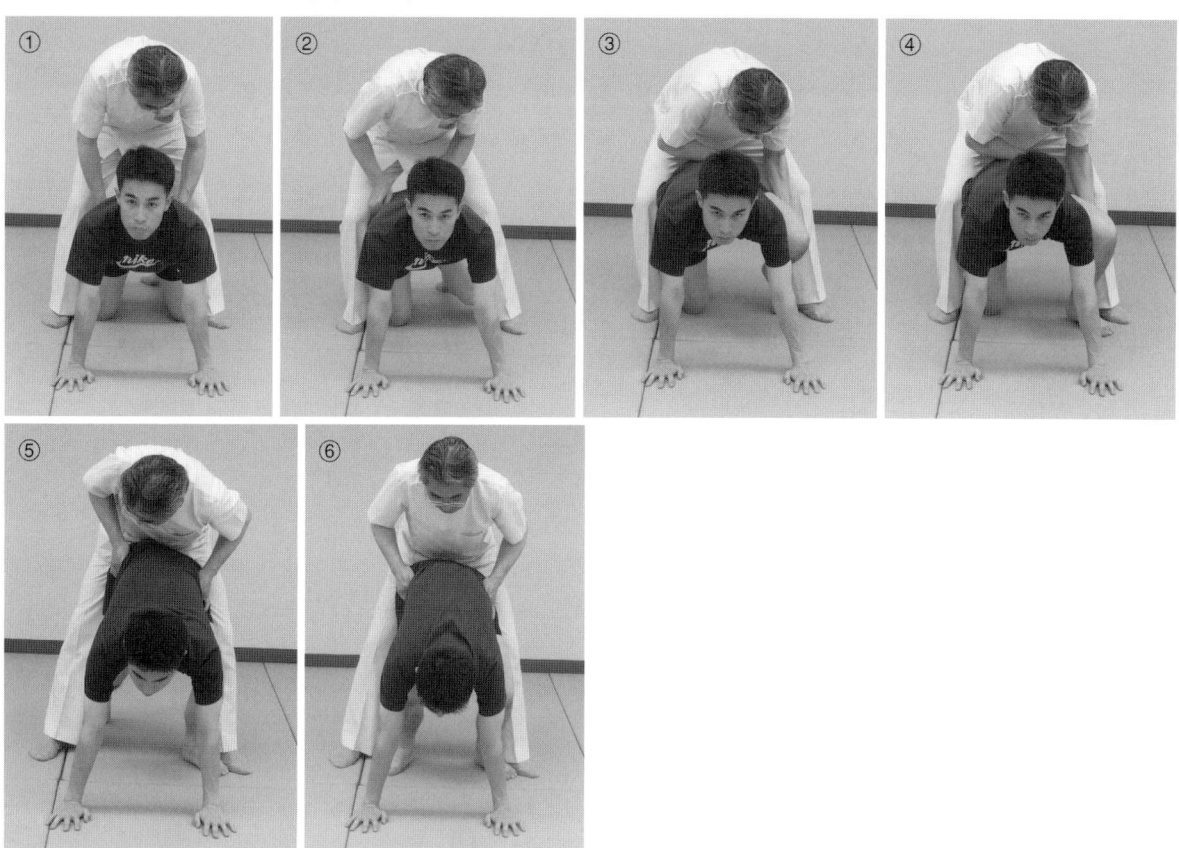

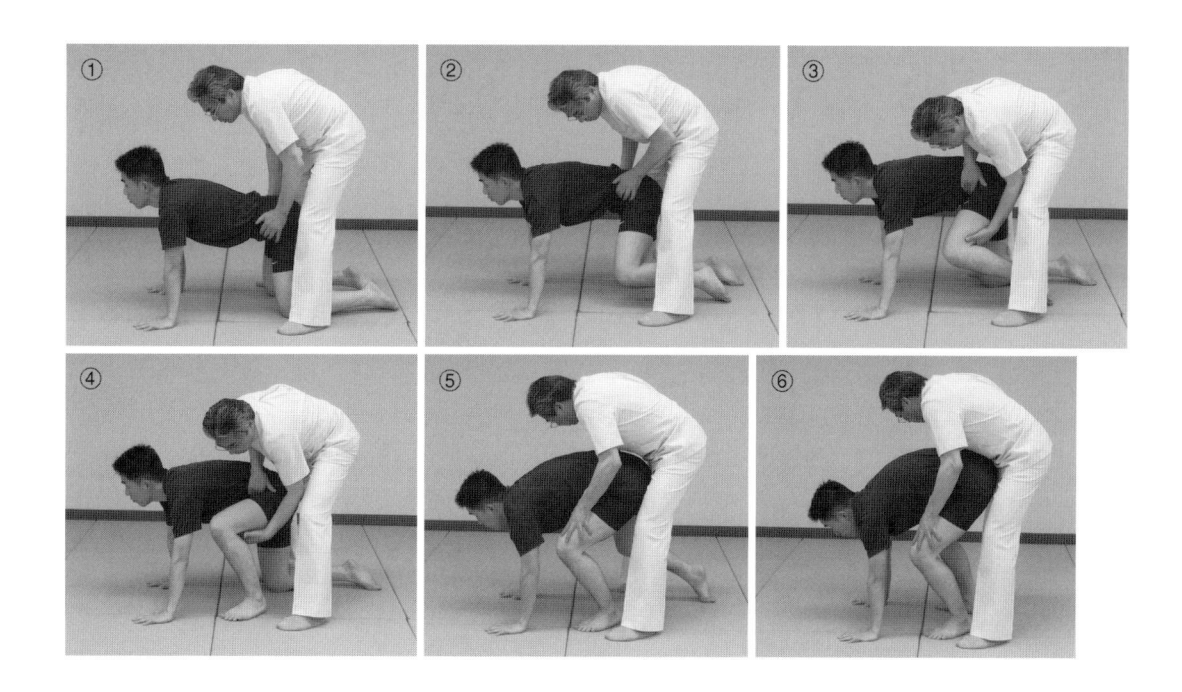

2) 高ばい位から四つばい位へ（図 4-36a）

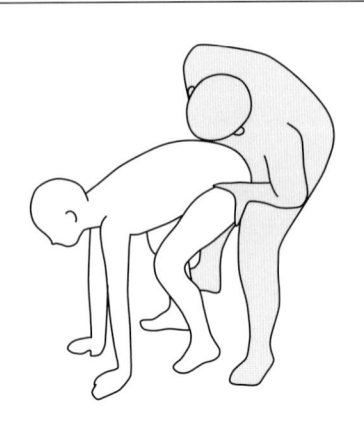

- 開始肢位は，高ばい位である．
- PT は，S の殿部の後方に位置して，骨盤帯を左右から保持する．
- 「右下肢を後ろへ伸ばして」と指示しながら，骨盤帯を右回旋して，右股関節を引き上げる．

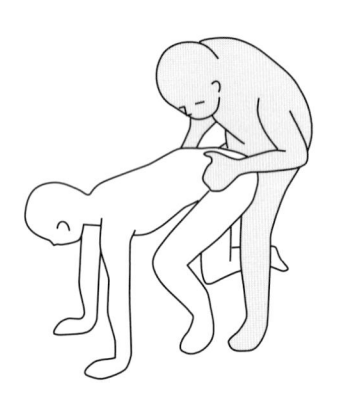

- 右下肢が尾側に移り始めたら，骨盤帯を左回旋しながら，右膝関節部を床面に近づける．
- 右下腿前面が床面に接する．右膝部が股関節の直下に位置するように，PT は右手を S の右大腿中央部付近に当て，前後に調整する．
- 「左下肢を後ろに伸ばして」と指示しながら，骨盤帯を左回旋して左股関節を引き上げる．

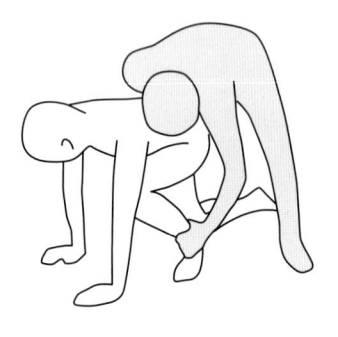

- 左下肢が尾側に移り始めたら，骨盤帯を右回旋しながら，左股関節部を床面に近づける．
- 左下腿前面が床面に接する．左膝部が股関節の直下に位置するように，PT は左手を S の左下腿中央部付近に当て，前後に調整する．

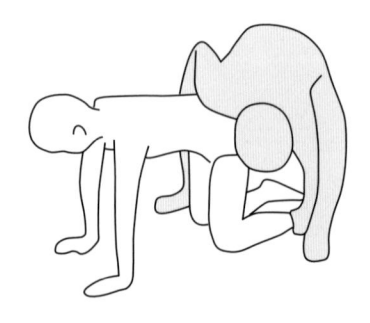

- S は，四つばい位になる．

4：起き上がり──高ばい位へ　153

高ばい位から四つばい位へ（図 4-36b）

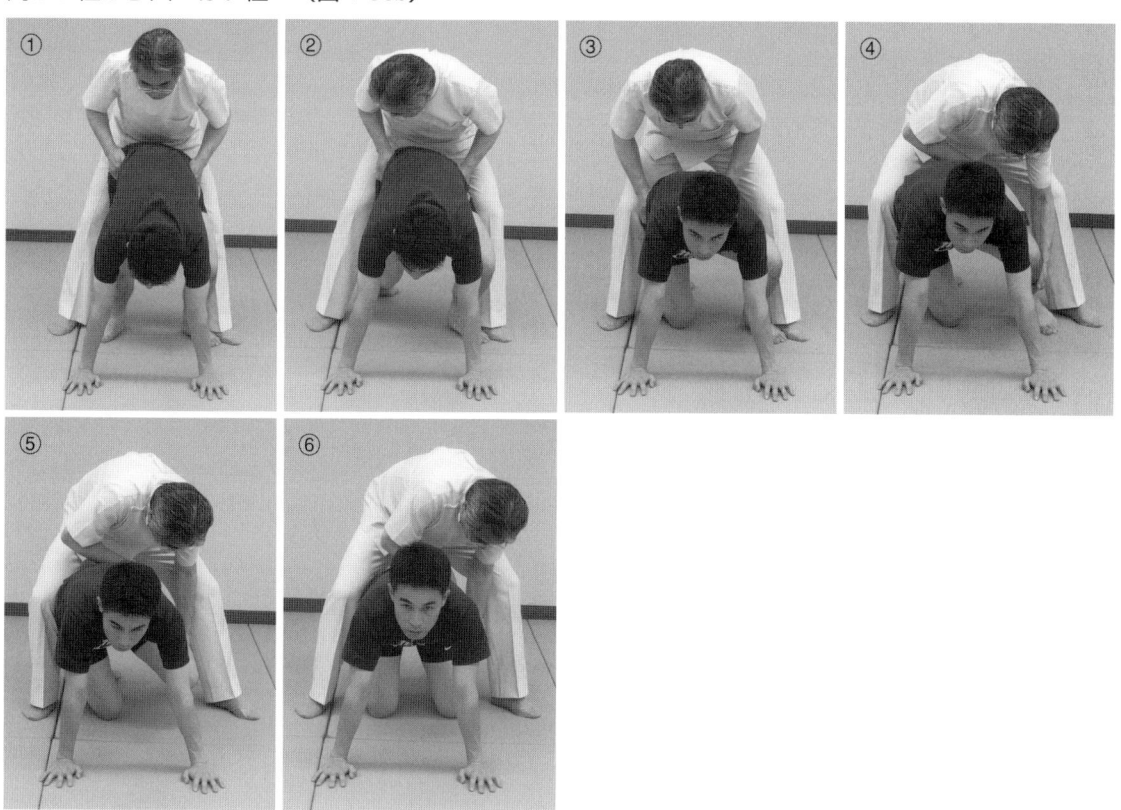

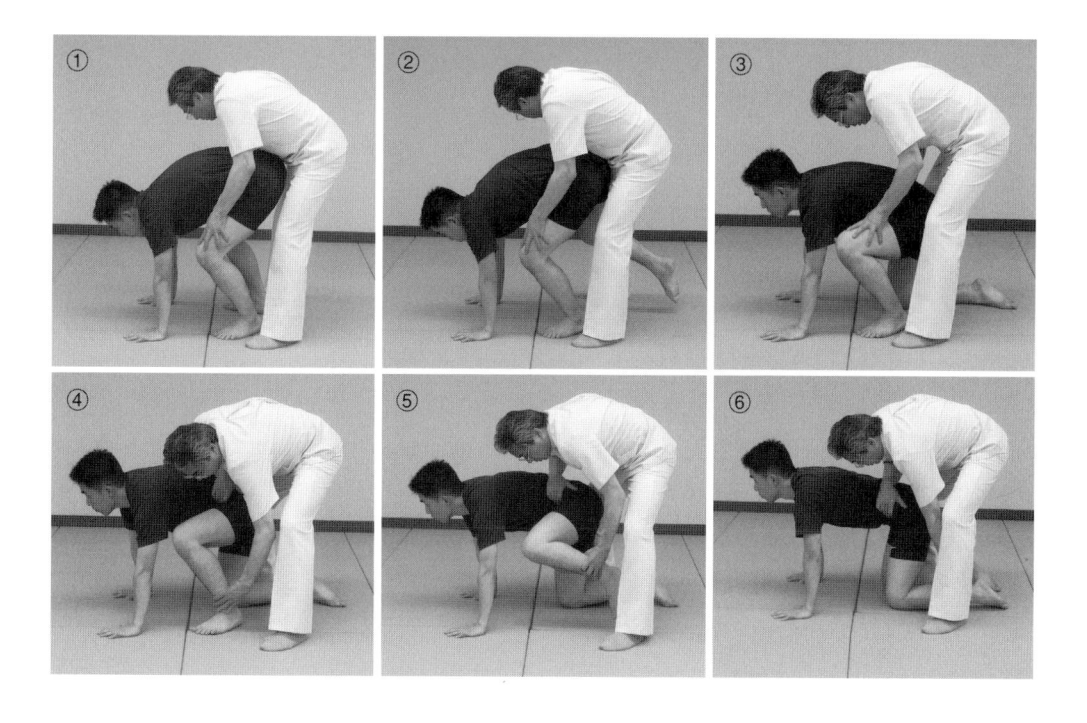

5：立ち上がり——立位へ

1．高ばい位から立位へ
1）高ばい位から立位へ（図 4-37a）

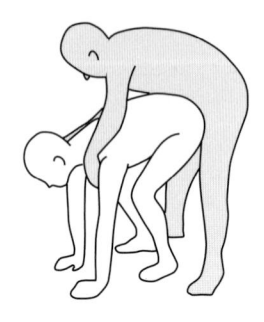

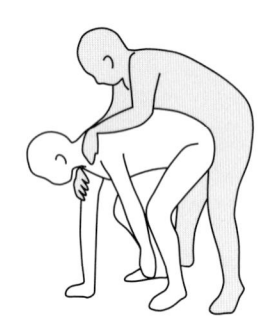

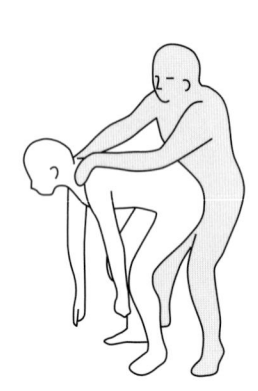

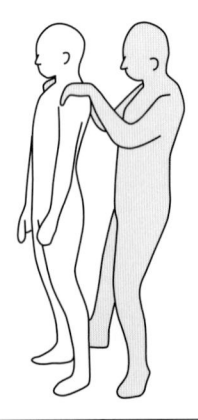

- 開始肢位は，高ばい位である．
- PTは，Sの殿部後方に位置して，両手を両鎖骨部から肩甲部に当てる．
  - ＊PTは，一方の手を肩甲部に，他方を骨盤帯におくこともある．
- 「頭を上げて」と指示する．

- Sの頭部が伸展したら，PTはSの両肩部をわずかに尾側へ引き下げる．つづいて，左，右の順序で鎖骨部を引き上げる．

- 体幹が起き上がるにつれて，両側の股関節，膝関節および足関節が伸展する．
  - ＊これらの運動が同時に開始し，また終了するように操作する．

- Sは，立位になる．

クリニカル・ヒント
- 立位時に体幹が前傾していたり，体重の後方移動が不十分な場合，また膝関節の伸展が早過ぎる場合，前方へ倒れやすくなる．

高ばい位から立位へ（図 4-37b）

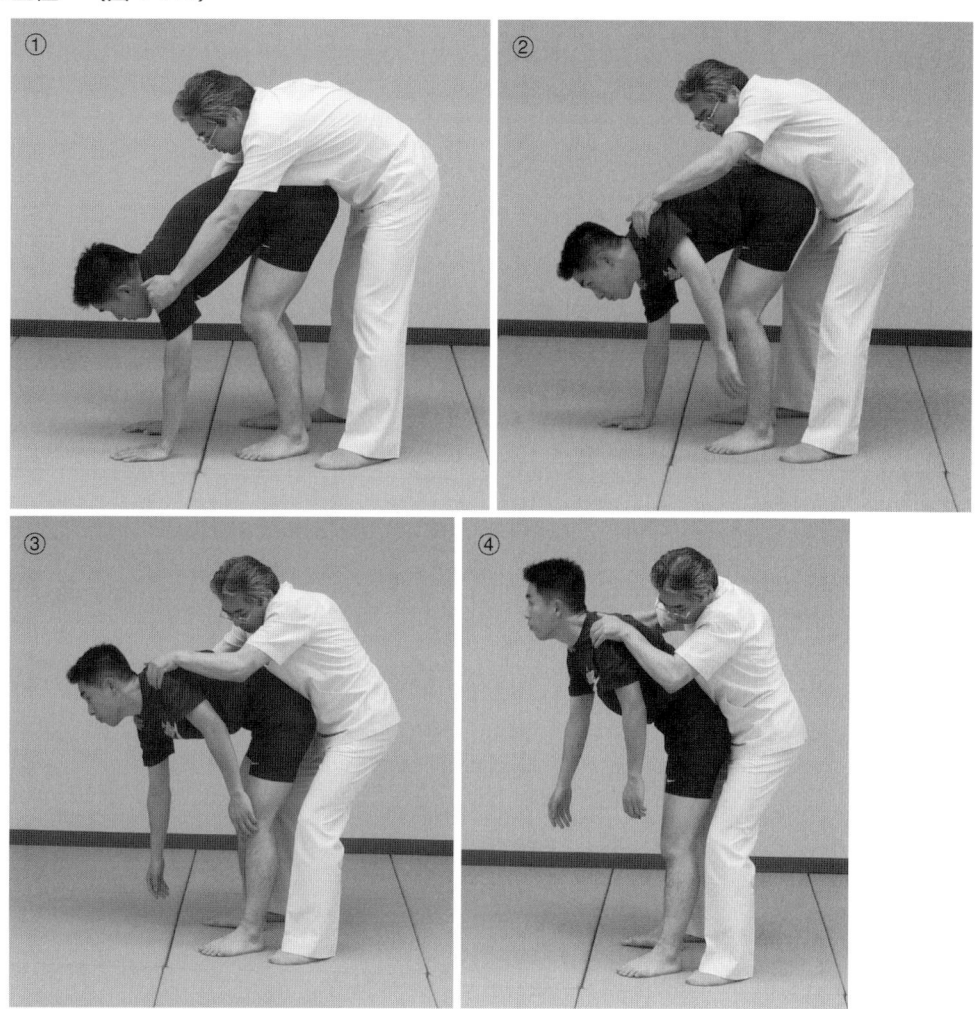

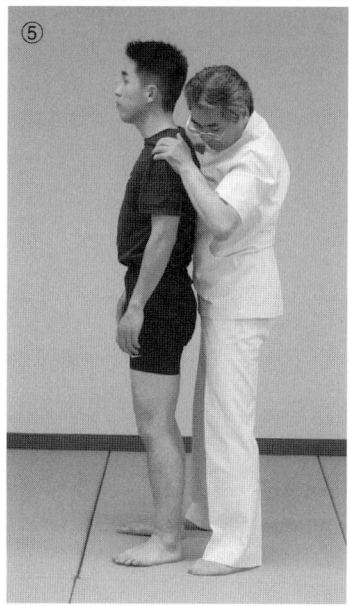

2) 立位から高ばい位へ（図 4-38a）

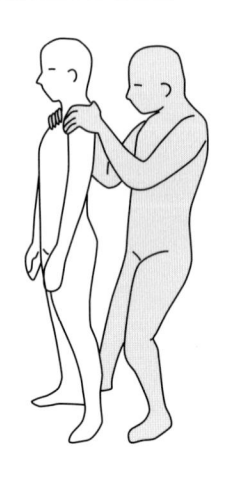

- ▶開始肢位は，立位である．
- ▶PT は，S の殿部後方に位置して，両手を両鎖骨部から肩甲部に当てる．
- ▶「床を見て，右手を床について」と指示する．

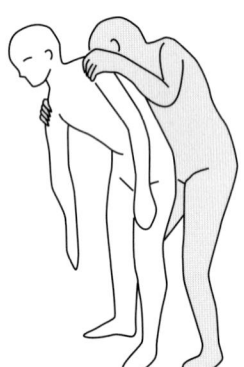

- ▶PT は，S の肩甲帯をわずかに左回旋してから，S の上半身を前傾させる．
- ▶右手掌が床面に近づくと，両側の下肢が屈曲を始める．

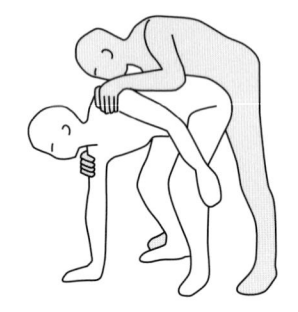

- ▶右手掌が床面に接したら，「左手もついて」と指示する．

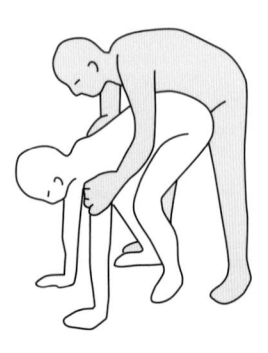

- ▶S は，左手掌が床面に接して，高ばい位になる．

クリニカル・ヒント
- ▶体幹の柔軟性が欠ける，あるいは下肢の筋力低下がある場合，S の前に台を置いて実施する．次第に台を低くして，最後には，台なしで行う．
- ▶下肢に筋力低下のある場合，前方あるいは後方への転倒が起こりやすい．

立位から高ばい位へ（図4-38b）

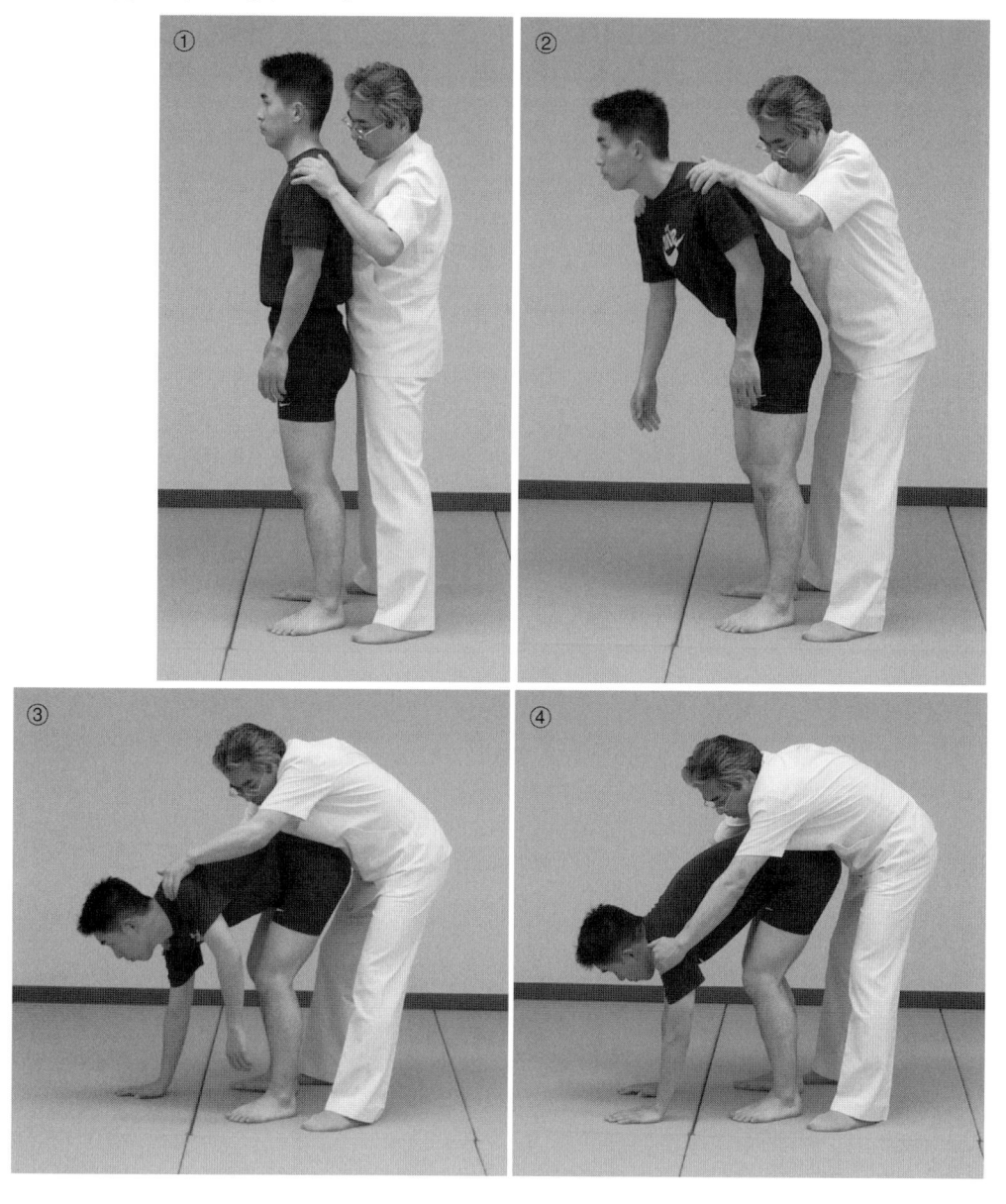

2. 膝立ち位から立位へ
1) 膝立ち位から片膝立ち位へ（図4-39a）

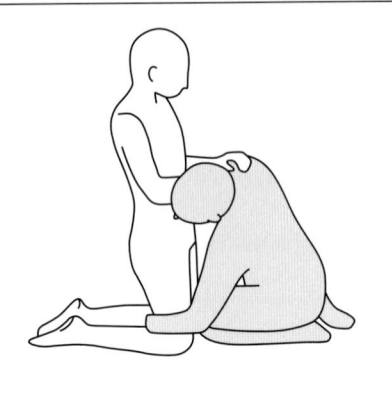

▶開始肢位は，膝立ち位である．
▶PTは，Sの前面に位置して，Sの骨盤帯を左右から保持する．Sは，PTの肩に両手を載せておく．

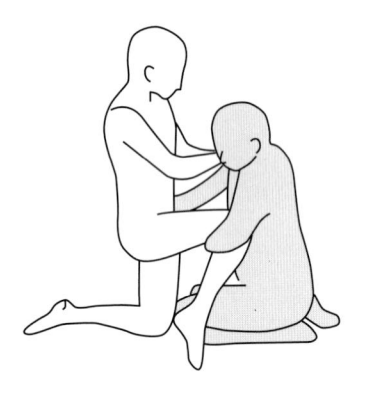

▶PTは，骨盤帯をわずかに左側へ押して，左下肢で体重を支持した状態にする．右手は，しっかりとSの骨盤を左側から支えておく．
▶PTは，左手をSの右大腿遠位部に外側から当て，右下肢を前上方へ引き上げる．

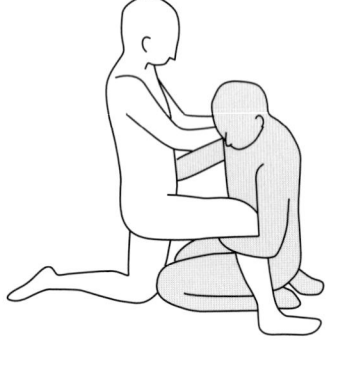

▶右足が右膝の直下に位置するように操作する．

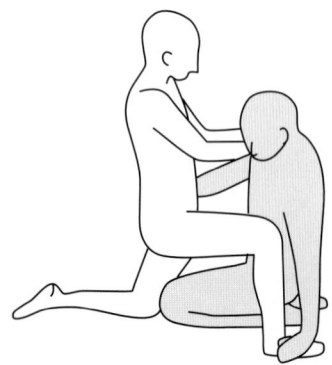

▶Sは，片膝立ち位になる．
　＊このとき，左股関節が十分に伸展していることを確認しておくとよい．
　＊体幹は，左側へ傾きやすい．

膝立ち位から片膝立ち位へ（図4-39b）

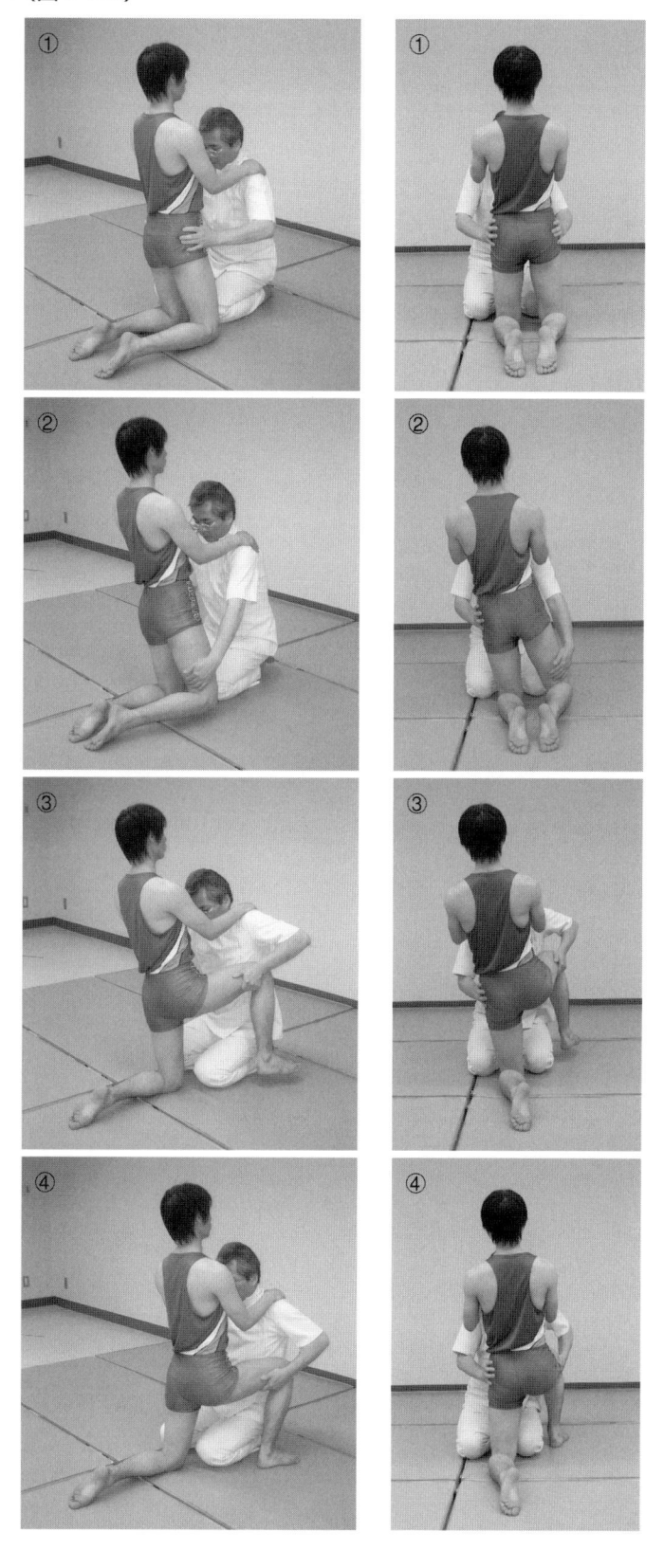

2）片膝立ち位から膝立ち位へ（図4-40a）

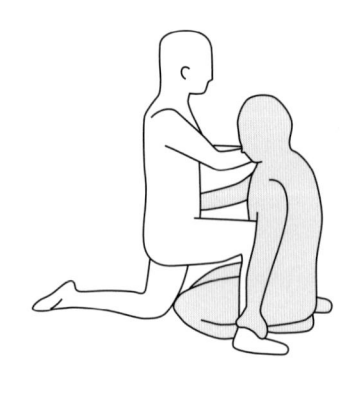

▶開始肢位は，片膝立ち位である．

▶PTは，Sの前面に位置して，Sの骨盤帯を左右から保持する．Sは，PTの肩に両手を載せておく．

▶PTは，Sの骨盤帯をわずかに左側へ押し，Sの体重を左下肢が支持した状態とする．PTは，右手でSの骨盤の左側を保持している．

▶PTは，Sの右下腿遠位部を前面から保持する．

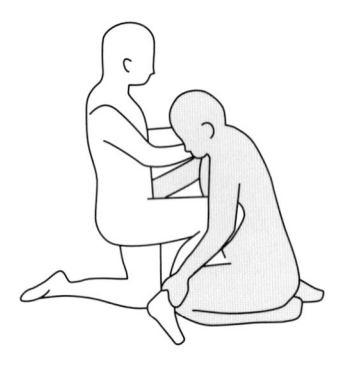

▶PTは，骨盤の左側からの保持を少し緩めて，Sが体幹の全体重を左下肢で支えるようにする．

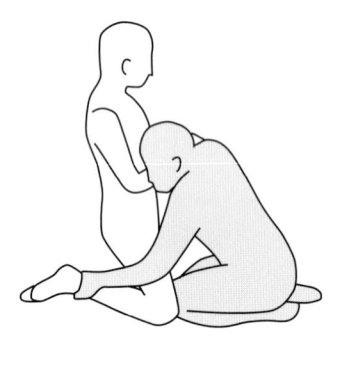

▶PTは，Sの右下肢を他動的に十分に屈曲して，一直線に後方へ運び，左右の膝部が並んだ位置に下腿をおく．

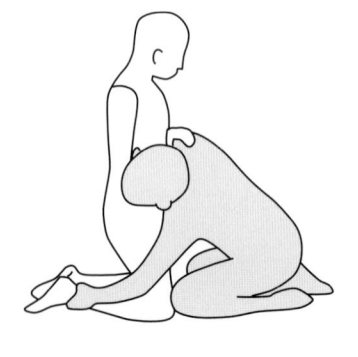

▶Sは，膝立ち位になる．

片膝立ち位から膝立ち位へ（図4-40b）

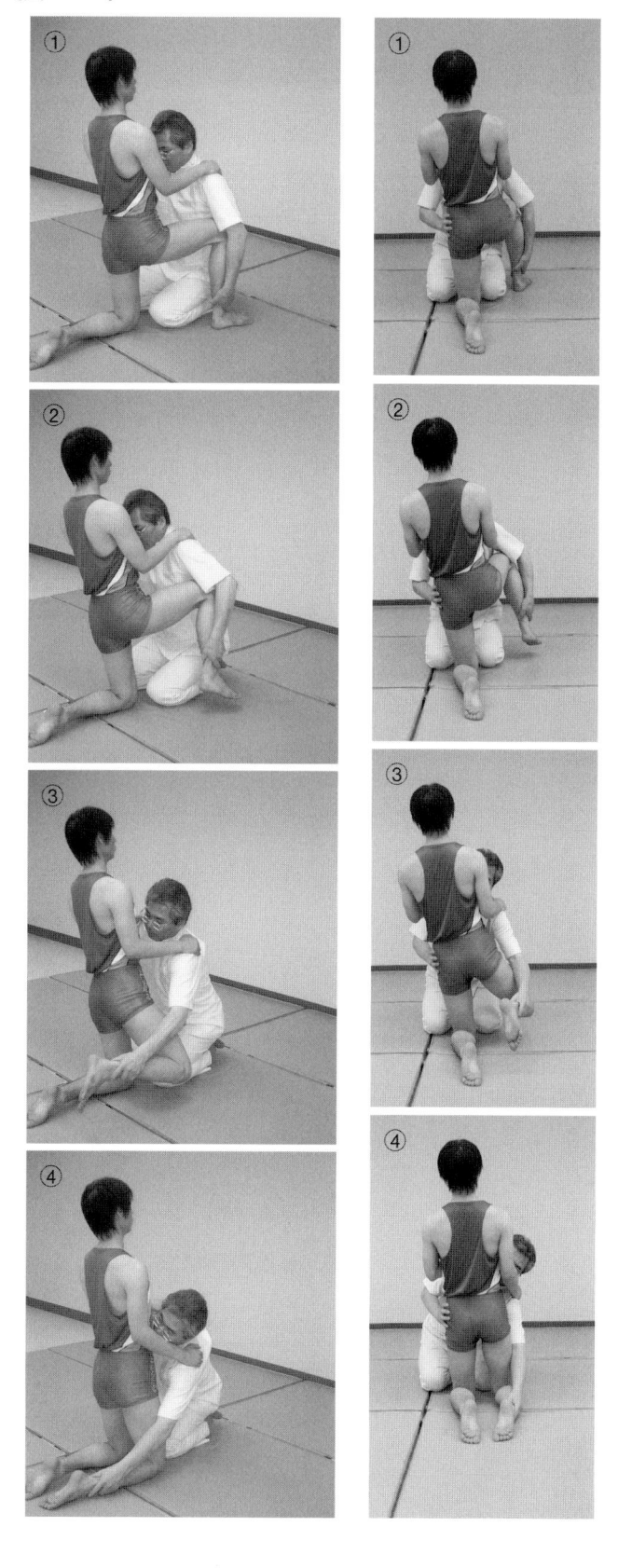

3) 片膝立ち位から立位へ（図 4-41a）

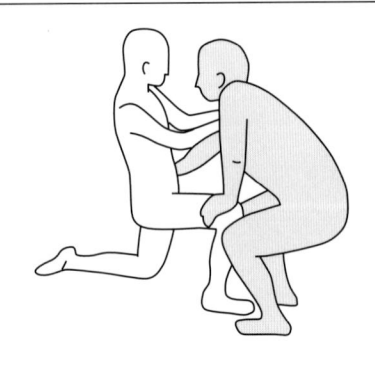

▶ 開始肢位は，片膝立ち位である．

▶ PTは，Sの前面に位置して，Sの骨盤帯を左右から保持する．Sは，PTの肩（片側あるいは両側）に両手を載せておく．

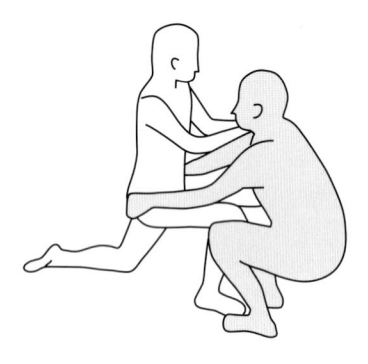

▶ PTは，Sの骨盤帯を前上方へ一気に引き上げる．

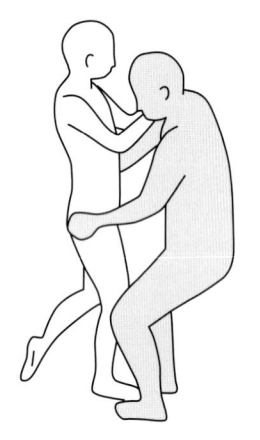

▶ Sは，左足が右足と並んで，立位になる．

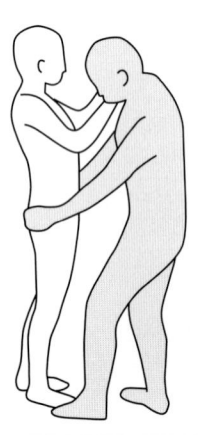

クリニカル・ヒント

▶ 臨床では，SがPTにしがみつかないように注意する．

▶ 痙性麻痺患者では，立ち上がるときに，右股関節の内転・内旋が起こりやすい．

▶ PTは，自分の両膝でSの右膝を挟むようにして，右下腿を床面に対して垂直位に保持するとよい．

片膝立ち位から立位へ（図 4-41b）

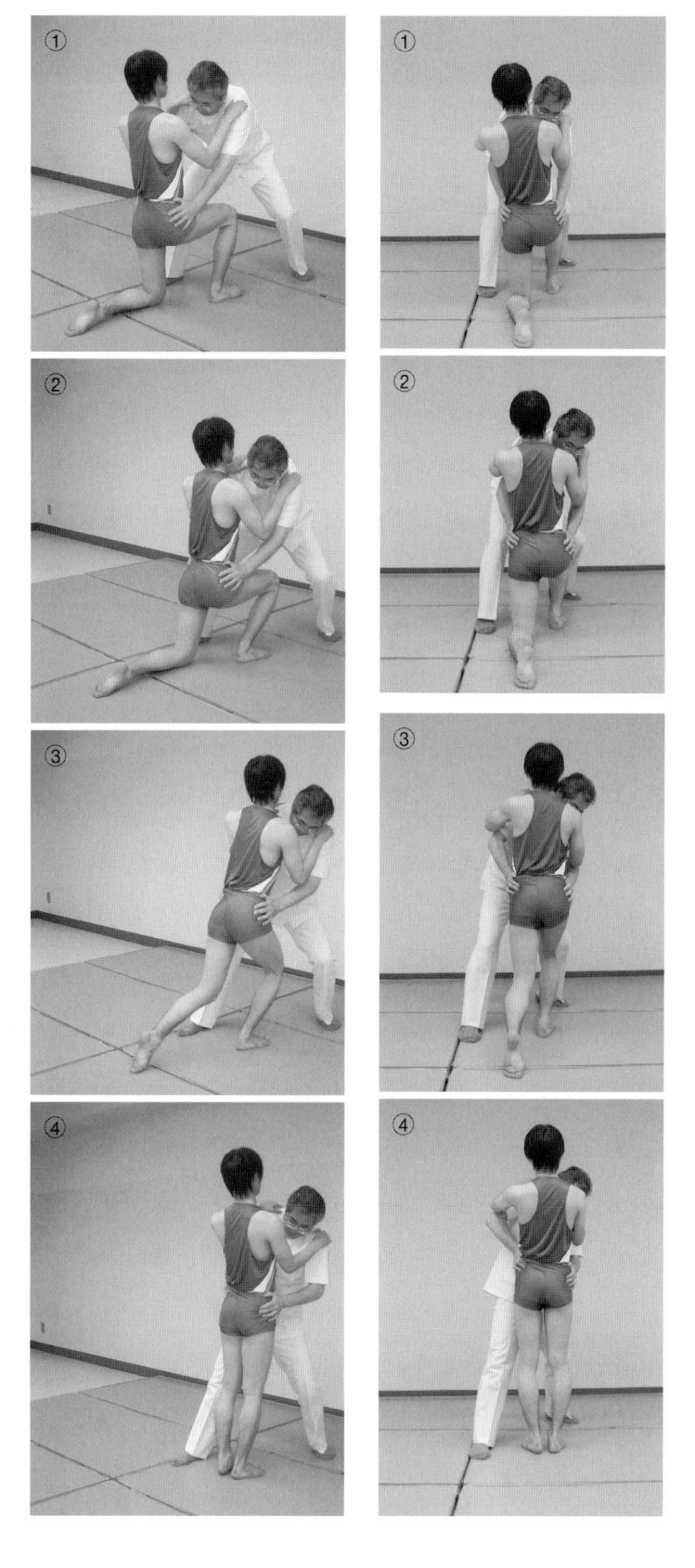

4）立位から片膝立ち位へ（図 4-42a）

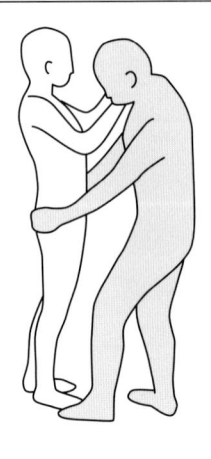

- ▶開始肢位は，立位である．
- ▶PT は，S の前面に位置して，S の骨盤帯を左右から保持する．S は，PT の肩に両手を載せておく．

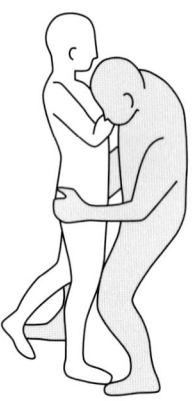

- ▶PT は「合図をしたら，左足を後ろに引いて」と指示する．
- ▶S の骨盤帯を軽く左側へ振り，直ちに右側へ押し戻し，「はい」と合図する．
- ▶つづいて骨盤帯を後下方へゆっくりと引き下げる．

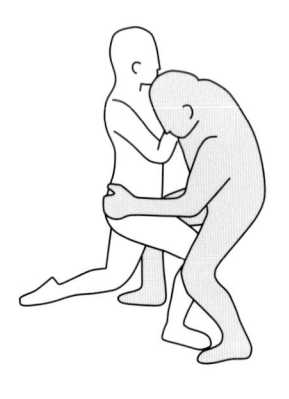

- ▶「左膝を床について」と指示する．PT は中腰になり，骨盤帯を後下方へ下ろす．
- ▶左膝が床面に接したら，体重を左右均等にかける．

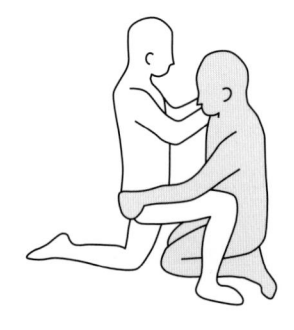

- ▶S は，片膝立ち位となる．

立位から片膝立ち位へ（図 4-42b）

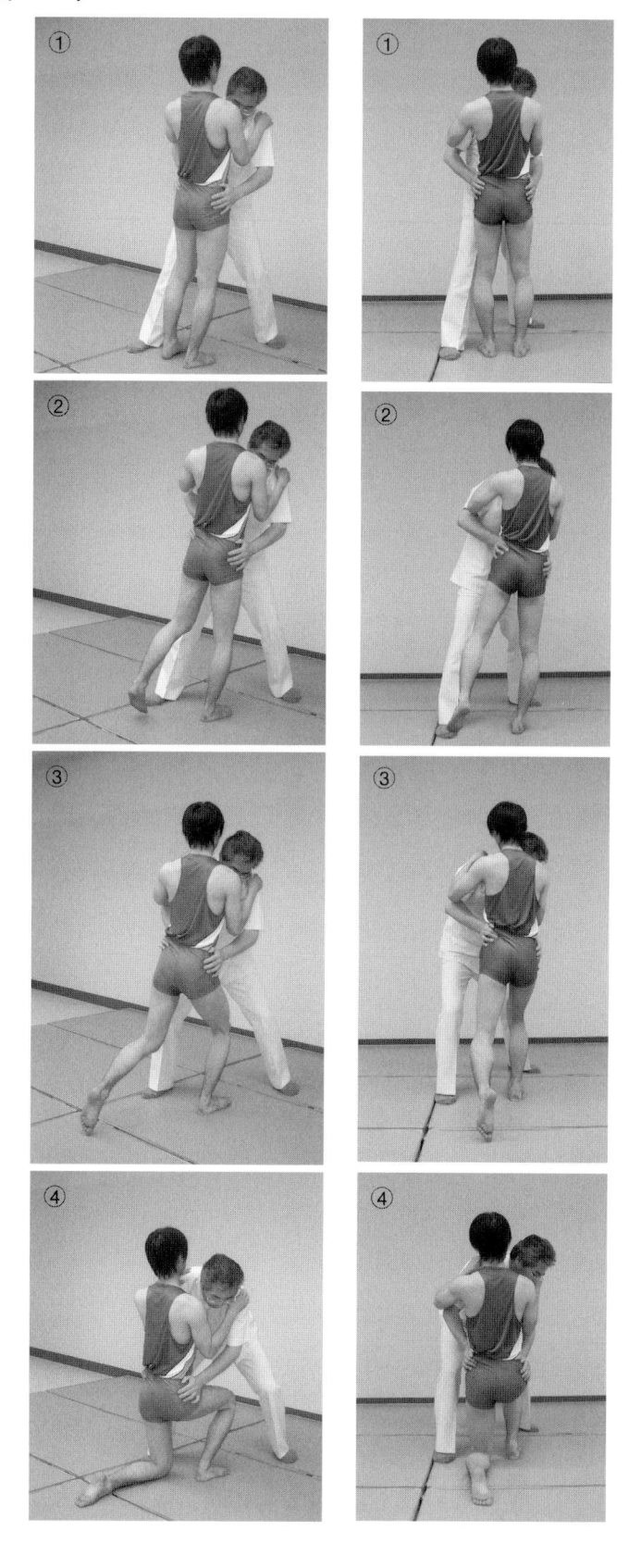

3. 蹲踞位から立位へ
1）蹲踞位から立位へ（図 4-43a）

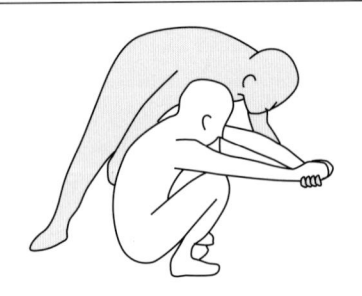

▶ 開始肢位は，両肩関節を 90〜100°屈曲位として，前方へ伸ばした上肢は両手指を組んだ，蹲踞位（しゃがんだ姿勢）である．

▶ PT は，S の横に位置して，両手と腰部を支える．

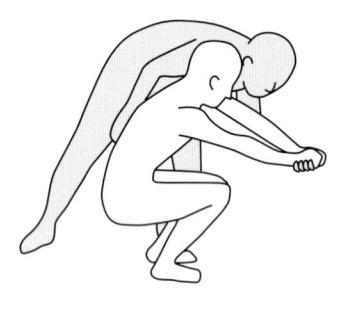

▶「頭を上げて，背中を伸ばして，立ち上がって」と指示する．

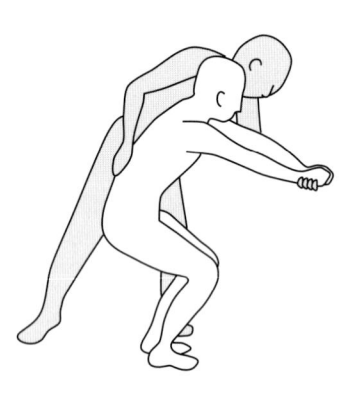

▶ PT は左右の手で S の体幹の位置（およびバランス）を制御して，重心が両足で構成されている支持基底内にとどまるように操作する．

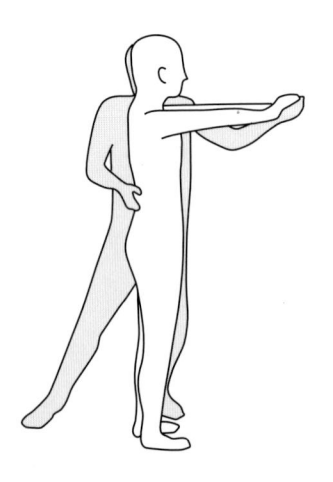

▶ S は，立位になる．
　＊動的バランスが不安定，あるいは下肢の筋力低下がある場合，椅子（あるいはやや高い台）からの立ち上がりを行い，次第に低い台へと移るとよい．
　＊椅子やベンチ，低い台から立ち上がる場合にも，同じ操作を行う．

蹲踞位から立位へ（図 4-43b）

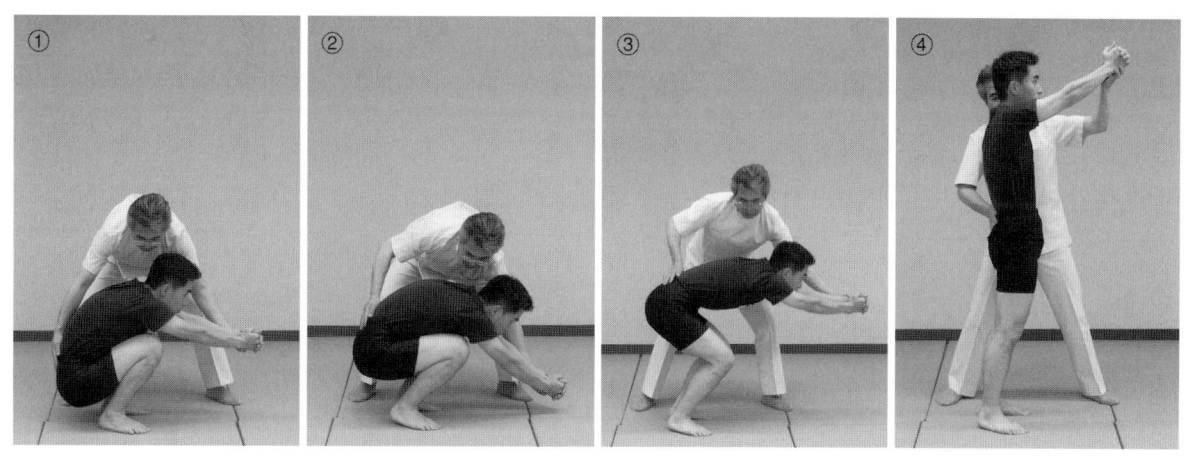

いす座位から立位へ（図 4-43c）

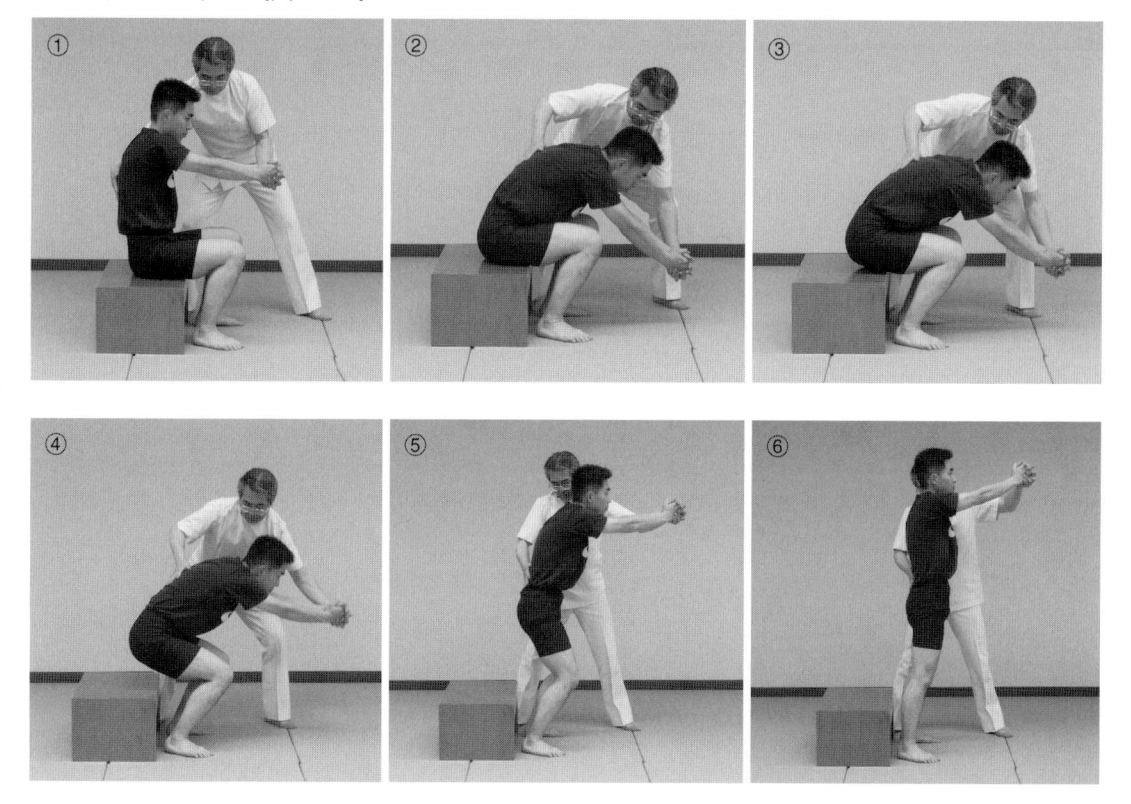

2）立位から蹲踞位へ（図4-44a）

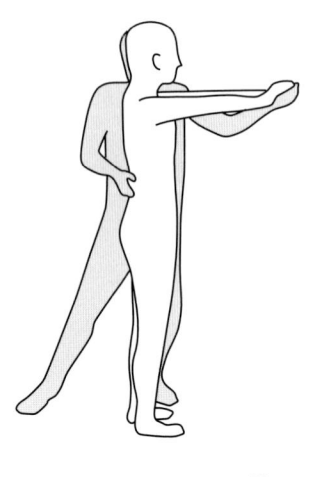

▶開始肢位は，両肩関節を90〜100°屈曲して前方へ伸ばし，両手指を組んだ立位である．
▶PTは，Sの横に位置して，両手と腰部を支える．

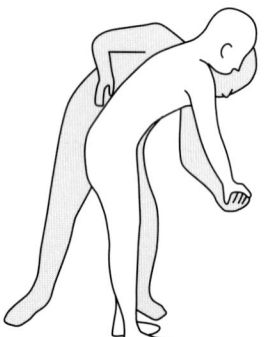

▶「両手を床に着けるような気もちで，お辞儀をしながらしゃがんで」と指示する．
▶Sは，背を丸めるようにして，体幹と下肢を屈曲する．

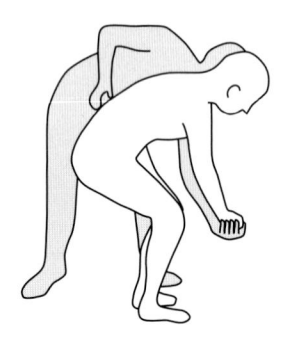

▶PTは，左右の手でSの体幹の位置を制御して，重心が両足で構成されている支持基底内にとどまるように操作する．

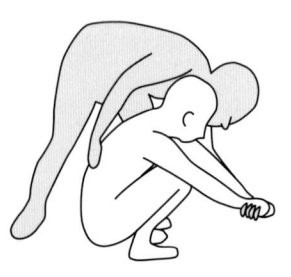

▶Sは，蹲踞位になる．
  ＊低い台を用いてもよい．
  ＊はじめは，ゆっくりとした動作で行い，次第に速くする．
  ＊動作の終わりに近くなって，後方へ転倒することがあるので注意する．

5：立ち上がり──立位へ　169

立位から蹲踞位へ（図 4-44b）

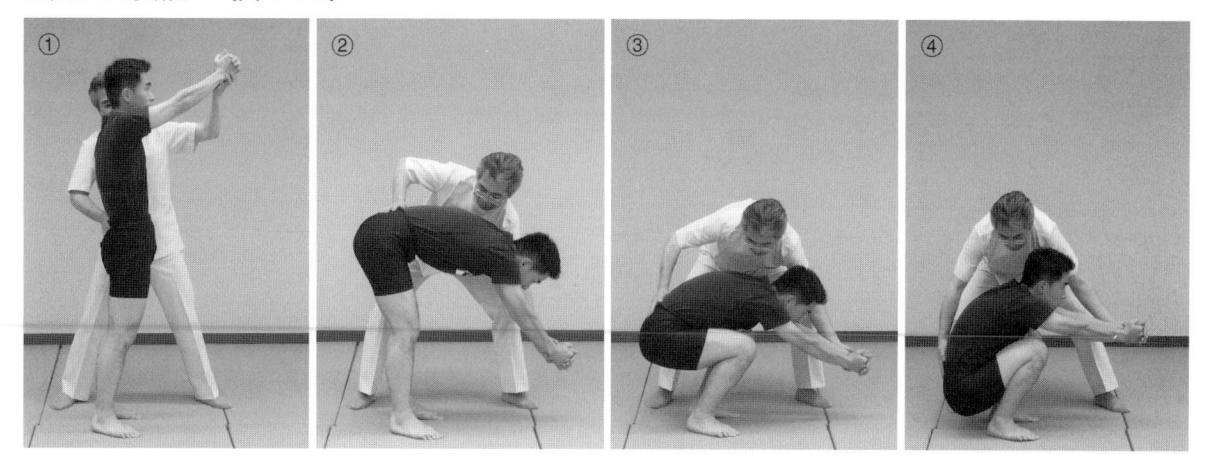

立位からいす座位へ（図 4-44c）

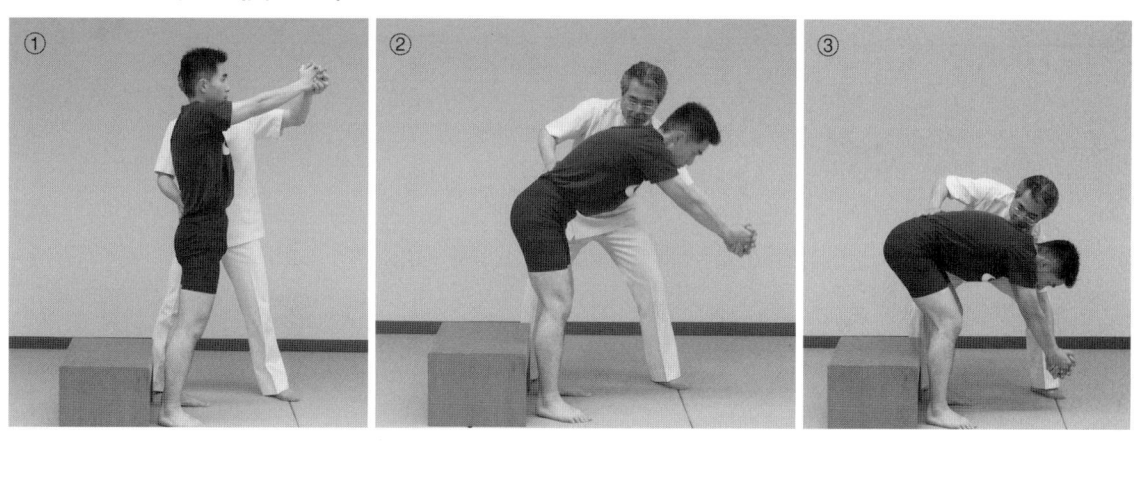

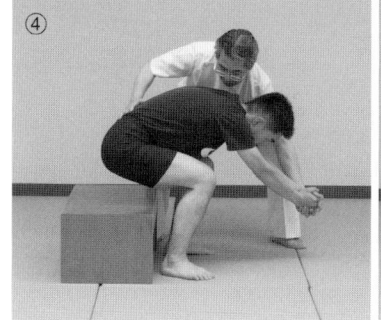

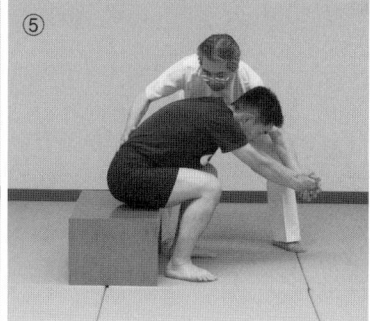

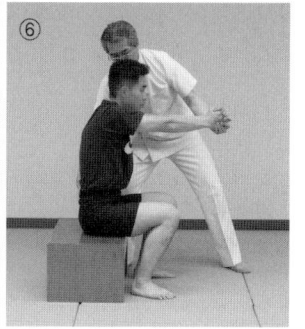

6：移動

1．四つばい移動
1）前進：肩甲帯と骨盤帯への操作（図4-45a）

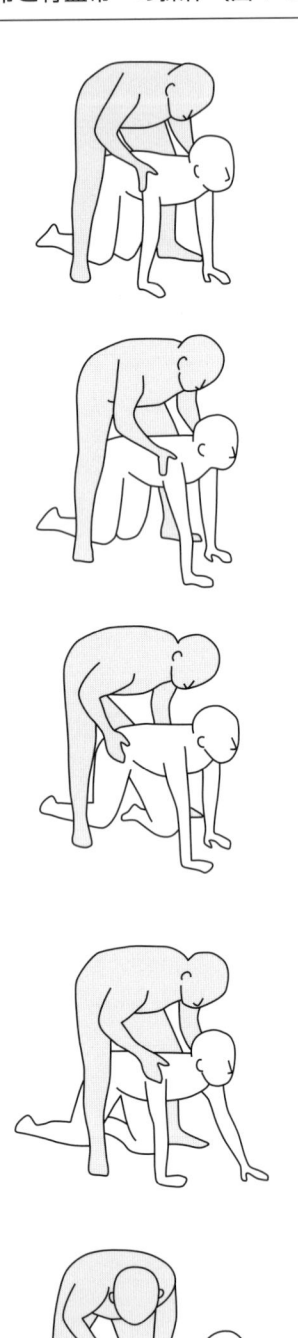

- ▶ 移動にかかわる四肢の操作であり，臨床では四肢の不全麻痺患者が対象になる．
- ▶ 開始肢位は，四つばい位である．
- ▶ PTは，Sの殿部上方でまたがるように位置する．上肢を操作するときは肩甲帯，下肢を操作するときは骨盤帯を支える．
  - ＊四つばい移動では，上下左右の四肢を交互に動かす．たとえば，**右上肢-左下肢-左上肢-右下肢-右上肢**…の系列である．
  - ＊**右上肢・左下肢-左上肢・右下肢-右上肢・左下肢**…という対角線-相反の運動パターンも利用できる．ただし，ここでは取り上げない．
- ▶「前方の床面を見て」と指示しておく．
- ▶ PTは，Sの肩甲帯を左右から支えている．肩甲帯をわずかに左側へ押して，上半身の体重を左上肢にかけ，「右手を前に出して」と指示する．
- ▶ 右手掌が床面から離れ，右上肢が前方へ振り出されたら，肩甲帯を右上方へ押す．

- ▶ Sの右手掌が前方の床面に接したら，PTは肩甲帯を支えていた手を骨盤帯へ移す．
- ▶ PTは，骨盤帯をわずかに右側へ押して，下半身の体重を右下肢にかけ，「左足を前に出して」と指示する．
- ▶ 左下腿前面が床面から離れて，左下肢が前方へ振り出されたら，骨盤帯を左上方へ押す．
  - ＊下肢が前方へ振り出されるとき，膝部は床面から離れても，足背が床面を擦っていることがある．
  - ＊Sの左下腿が床面に接したら，PTは骨盤帯を支えていた手を肩甲帯へ移す．
  - ＊このとき，左膝は右手の後方でやや内側に位置する．

- ▶ 左上肢，次に右下肢と系列にしたがって，同じ操作を繰り返す．
  - ＊肩甲帯や骨盤帯の操作では，支持肢の近位関節（肩・股）の確実な保持，運動肢の免荷が重要である．
  - ＊体重移動と体幹の回旋に心がけるとよい．
  - ＊状況に応じて，PTはSの肩甲帯を保持する部位を変え，**図4-45b**のように鎖骨部を保持することもある（左上肢から動作を開始している）．

6：移動　171

前進：肩甲帯と骨盤帯への操作（図 4-45b）

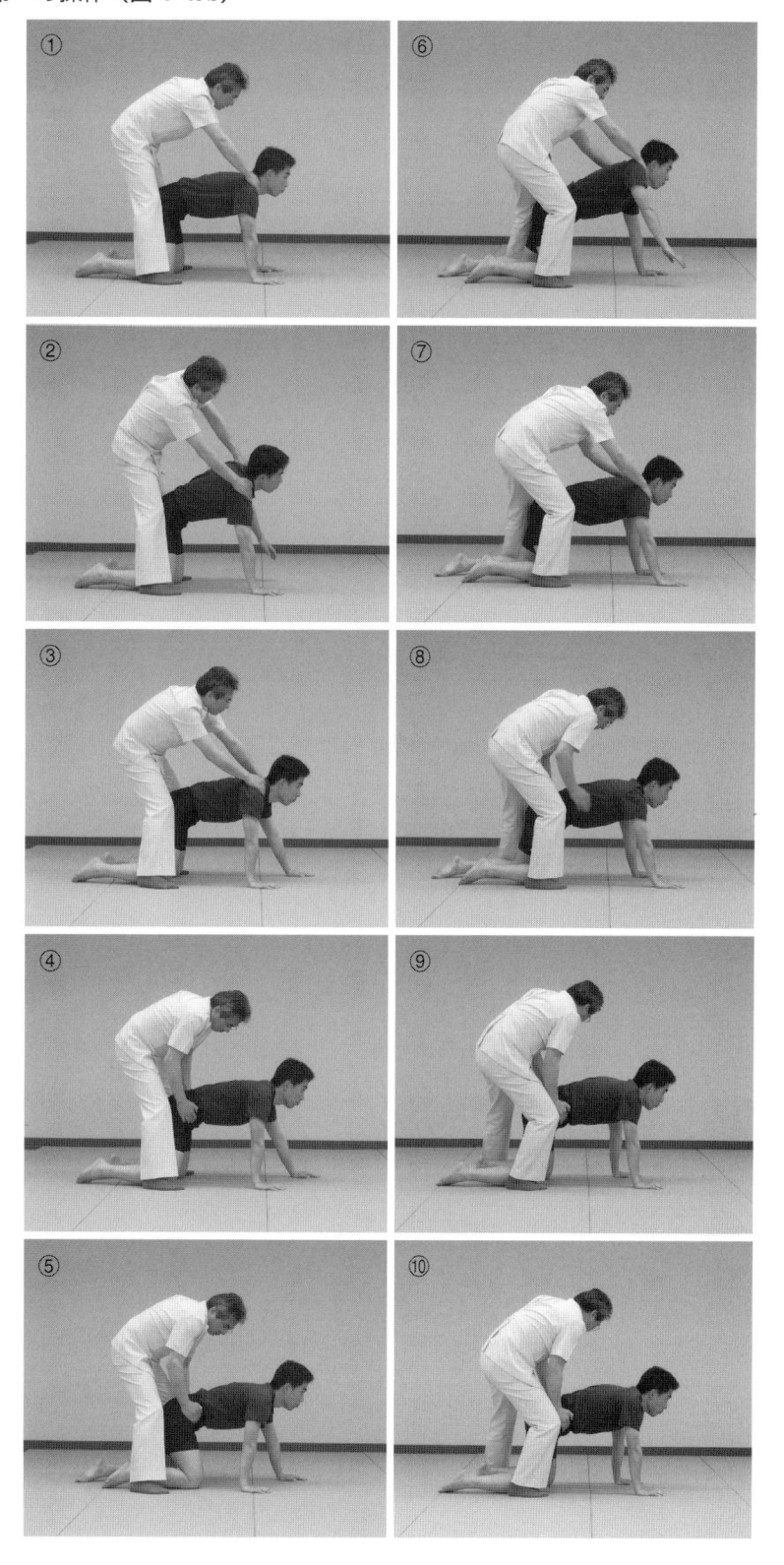

2）前進：下肢への操作（図4-46a）

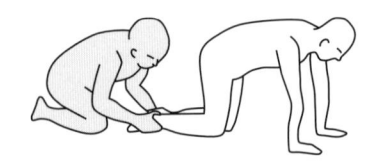

▶ この操作は，臨床では不全対麻痺患者が対象になる．
▶ 開始肢位は，四つばい位である．
▶ PTは，Sの後方に位置して，両側の下腿遠位部をそれぞれしっかりと保持する．

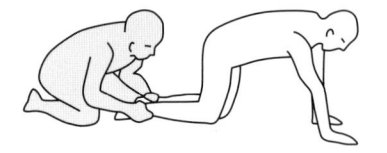

▶「右手を前に出して」と指示し，右上肢が前方へ移ったことを確認する．

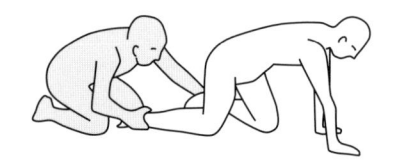

▶ つづいて「左足を前に出して」と指示して，左下腿を床面から引き上げて，前方へ運ぶ．左手の後方，やや内側に左膝が位置するようにして，左下腿を床面に下ろす．

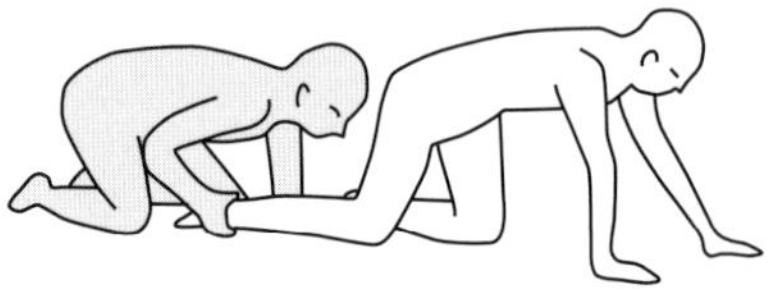

▶ 左上肢，次に右下肢と系列に従って，同じ操作を繰り返す．
　＊一連の操作において，右上肢の振り出しにタイミングを合わせて，左下肢を振り出すように操作すれば，対角線-相反の運動パターンになる（**図4-46b**，右列）．

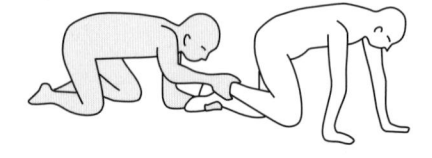

前進：下肢への操作（図 4-46b）

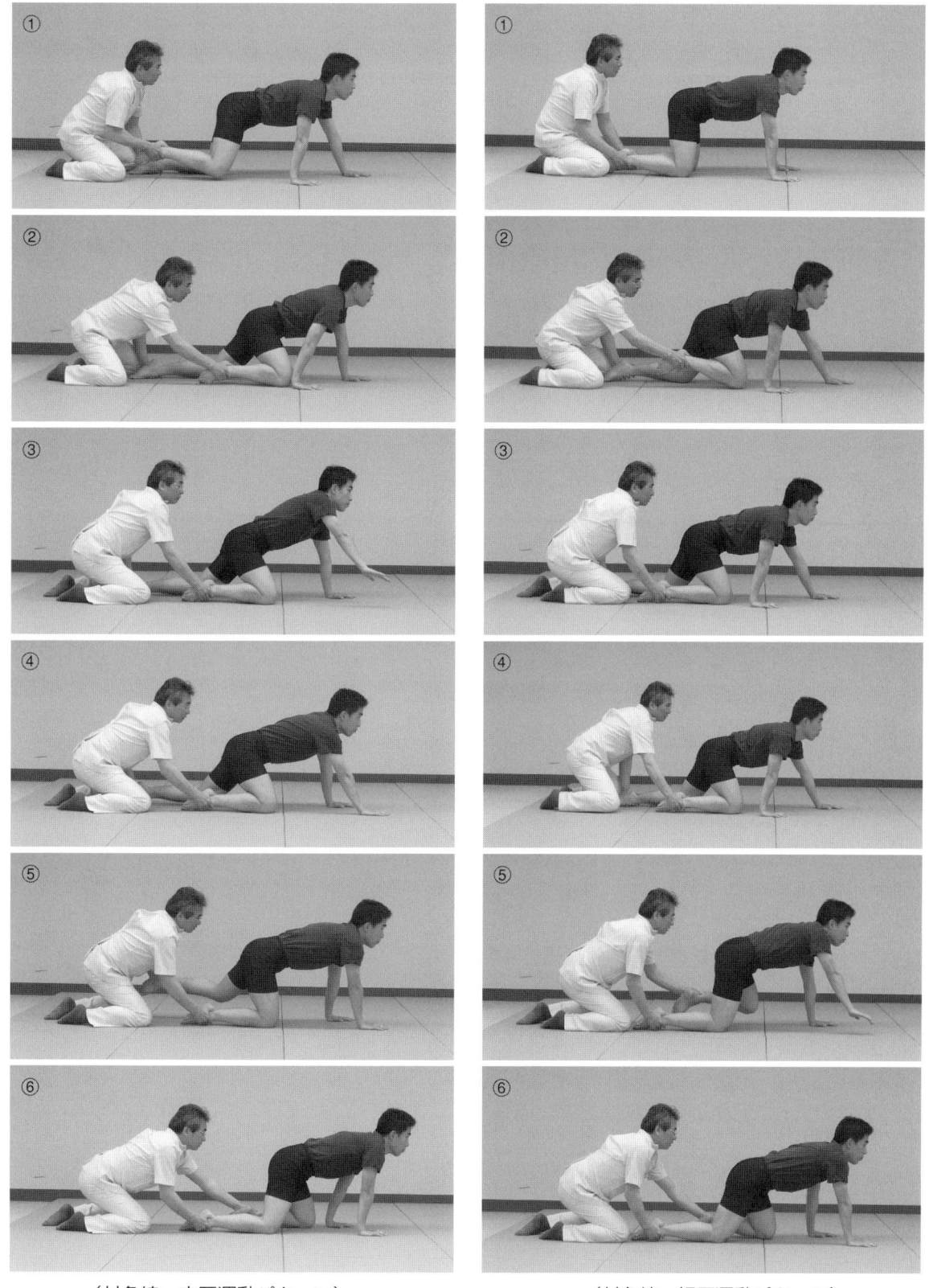

① ② ③ ④ ⑤ ⑥

（対角線―交互運動パターン）　　　　　　　　　　（対角線―相反運動パターン）

3）側方移動（図 4-47a）

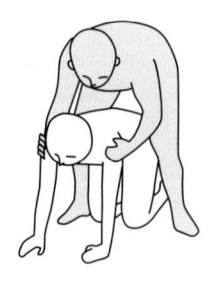

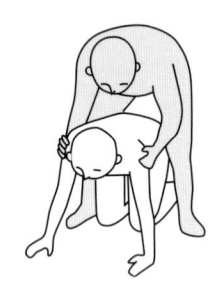

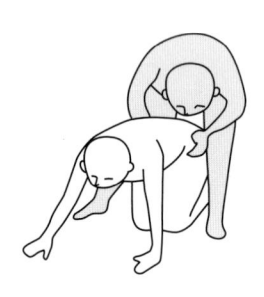

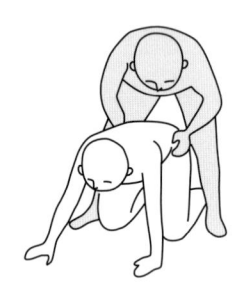

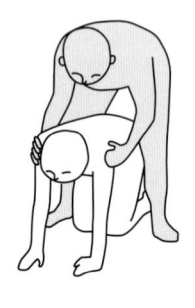

- 側方移動における四肢の運動には，たとえば**左上肢-左下肢-右下肢-右上肢-左上肢**…のような系列がある．
- 開始肢位は，四つばい位である．
- PT は，S の殿部上方で，またがるように位置する．上肢を操作するときは肩甲帯，下肢を操作するときは骨盤帯を支える．
- PT は，肩甲帯を支える．
- 「左手を左へ動かして」と指示しながら，肩甲帯を他動的に左回旋して，上半身の荷重を右上肢が支持するように操作する．
- 左上肢が外転し，つづいて上半身がやや左へ寄り，左手掌が床面に接したら，上半身の荷重が両上肢に均等に加わるように，肩甲帯を戻す．
- 左右の手を骨盤帯へ移す．
  * このとき，両手を同時に離してはならない．たとえば，左手を肩甲帯から離して骨盤帯に移す間，右手は肩甲帯を支えている．左手が骨盤帯をしっかりと支えたら，右手を移す．
  * PT は，S の身体から手を離さないのが原則である．
- 「左足を左へ動かして」と指示しながら，骨盤帯を他動的に左回旋して，下半身の荷重を右下肢が支持するように操作する．
- 左下肢が外転し，つづいて下半身がやや左へ寄り，左下腿が床面に接したら，下半身の荷重が両下肢に均等に加わるように，骨盤帯を戻す．
- 「右足を左へ動かして」と指示しながら，骨盤帯を他動的に右回旋して，下半身の荷重を左下肢が支持するように操作する．
- 右下肢が内転し，つづいて下半身がやや左へ寄り，右下腿が床面に接したら，下半身の荷重が両下肢に均等に加わるように，骨盤帯を戻す．
- PT は，左右の手を肩甲帯へ移す．
- 「右手を左へ動かして」と指示しながら，肩甲帯を他動的に右回旋して，上半身の荷重を左上肢が支持するように操作する．
- 右上肢が内転し，つづいて上半身がやや左へ寄り，右手掌が床面に接したら，上半身の荷重が両上肢に均等に加わるように，肩甲帯を戻す．
- 「左手を左へ動かして」…と反復する．

側方移動（左手から動作開始する場合）（図 4-47b）

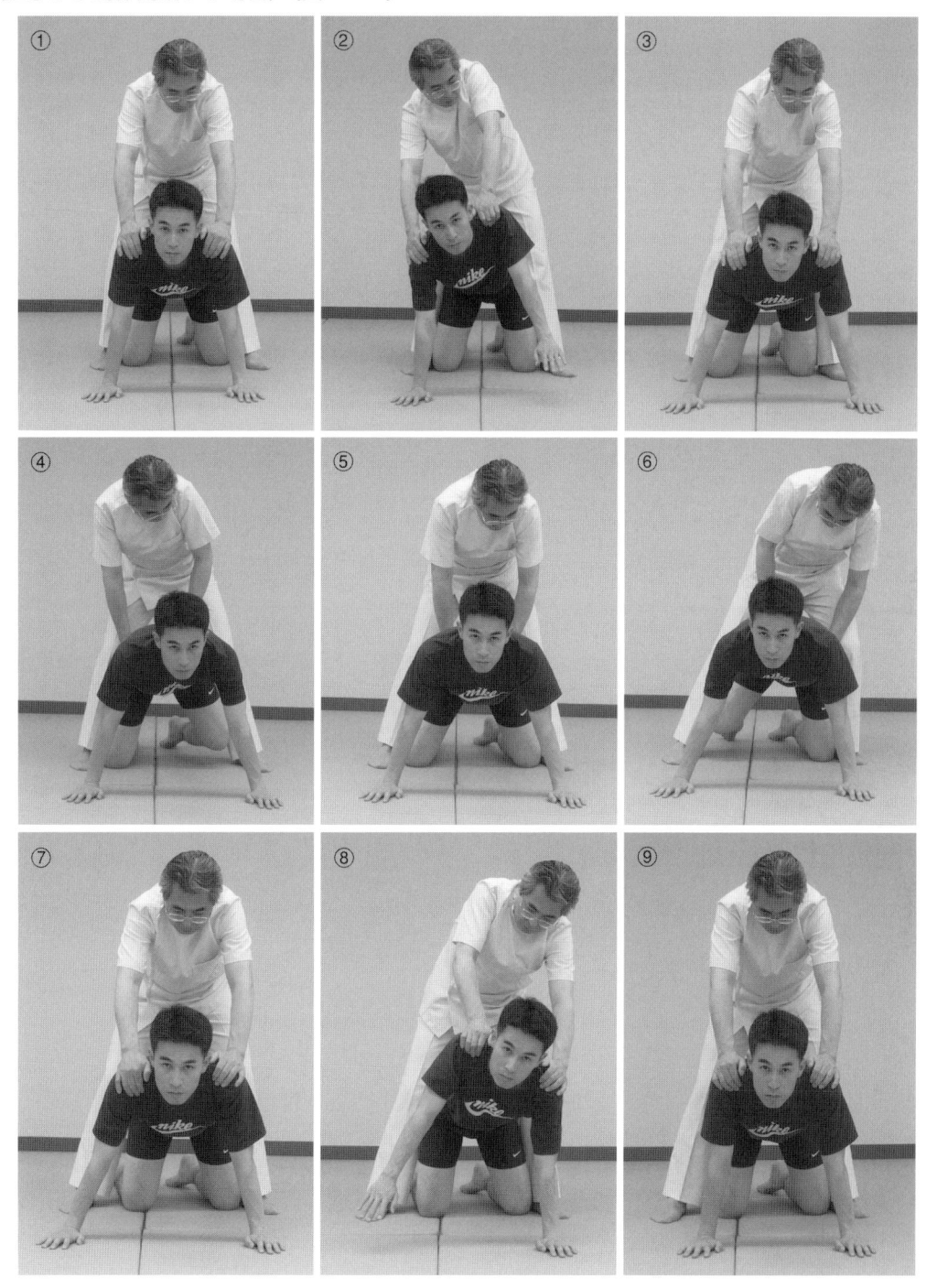

2. 歩行
1）前進（図 4-48a）

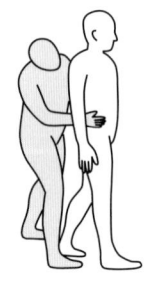

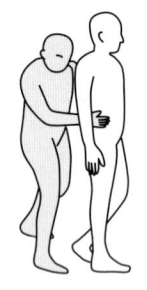

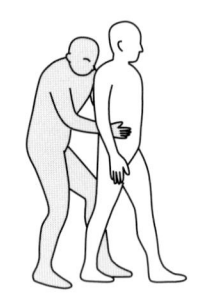

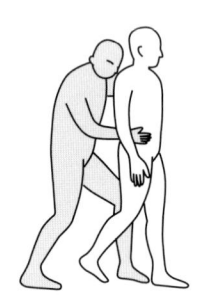

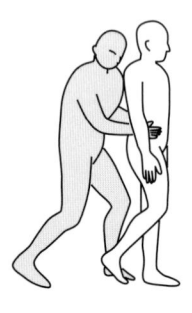

▶ 開始肢位は，立位である．

▶ PT は，S の後方に位置し，両手で骨盤帯を左右から保持する．

▶「右足に体重を移して」と指示しながら，骨盤帯を右側へ押す．
　＊立位における左右への体重移動を十分に行っておく．
　＊この運動では，"左へ移す" および "右へ移す" という課題が可能になったら，リズムのある連続した左右への体重移動を試みる．
　＊正常歩行のはじめの踏み出しは，左右への体重移動を伴って行われている．

▶「左足を前に出して」と指示しながら，骨盤帯を他動的に右へ回旋する．

▶ 左下肢によって一歩が踏み出される．

▶「左足に体重を移して」と指示しながら，骨盤帯を左側へ押す．

▶「右足を前に出して」と指示しながら，骨盤帯を他動的に左へ回旋し，押し出す．

▶ 右下肢によって一歩が踏み出される．

▶ 同じ操作を繰り返す．
　＊肩甲帯に操作を加える手技もある．骨盤帯を操作するときは，骨盤帯は踏み出す下肢と同側が前方へ進む．
　＊肩甲帯の操作では，骨盤帯とは逆方向の回旋運動を他動的に肩甲帯に加える．正常歩行では，上肢と下肢とは対角線-相反の運動パターンになるからである．これはかなり高度の手技である．

前進（図 4-48b）

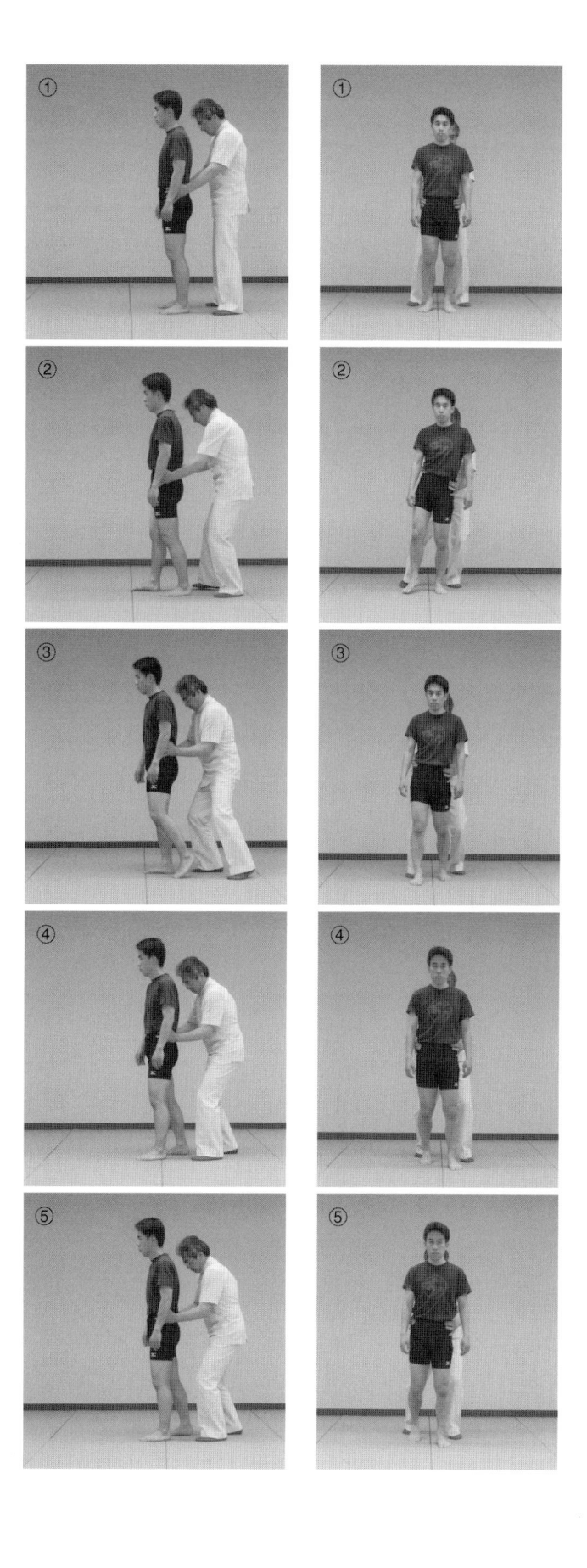

2）側方移動（図 4-49a）

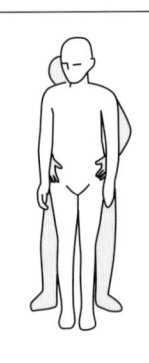

- ▶開始肢位は，立位である．
- ▶PTは，Sの後方に位置して，両手で骨盤帯を左右から保持する．

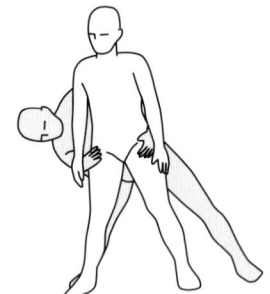

- ▶PTは，骨盤帯を右側へ押して，体重を右下肢へ移し，しっかり支える．
- ▶左骨盤帯を引き上げながら，「左足を横へ出して」と指示する．

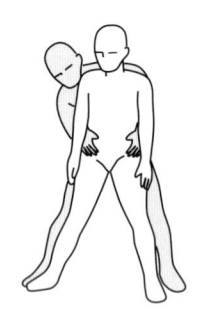

- ▶骨盤帯を左側へ押しながら，左足先が床面に接したら，左骨盤帯を下げて，左下肢にも荷重する．
- ▶骨盤帯を左側へ押して，体重を左下肢へ移し，しっかり支える．

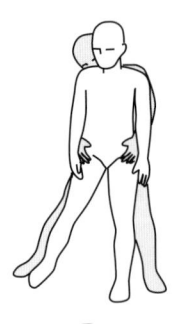

- ▶右骨盤帯を引き上げながら，「右足を左足にそろえて」と指示する．

- ▶骨盤帯を左側へ押しながら，右足先が床面に接したら，右骨盤帯を下げて，右下肢にも荷重する． 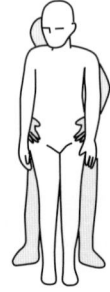
- ▶同じ操作を繰り返す．

側方移動（図 4-49b）

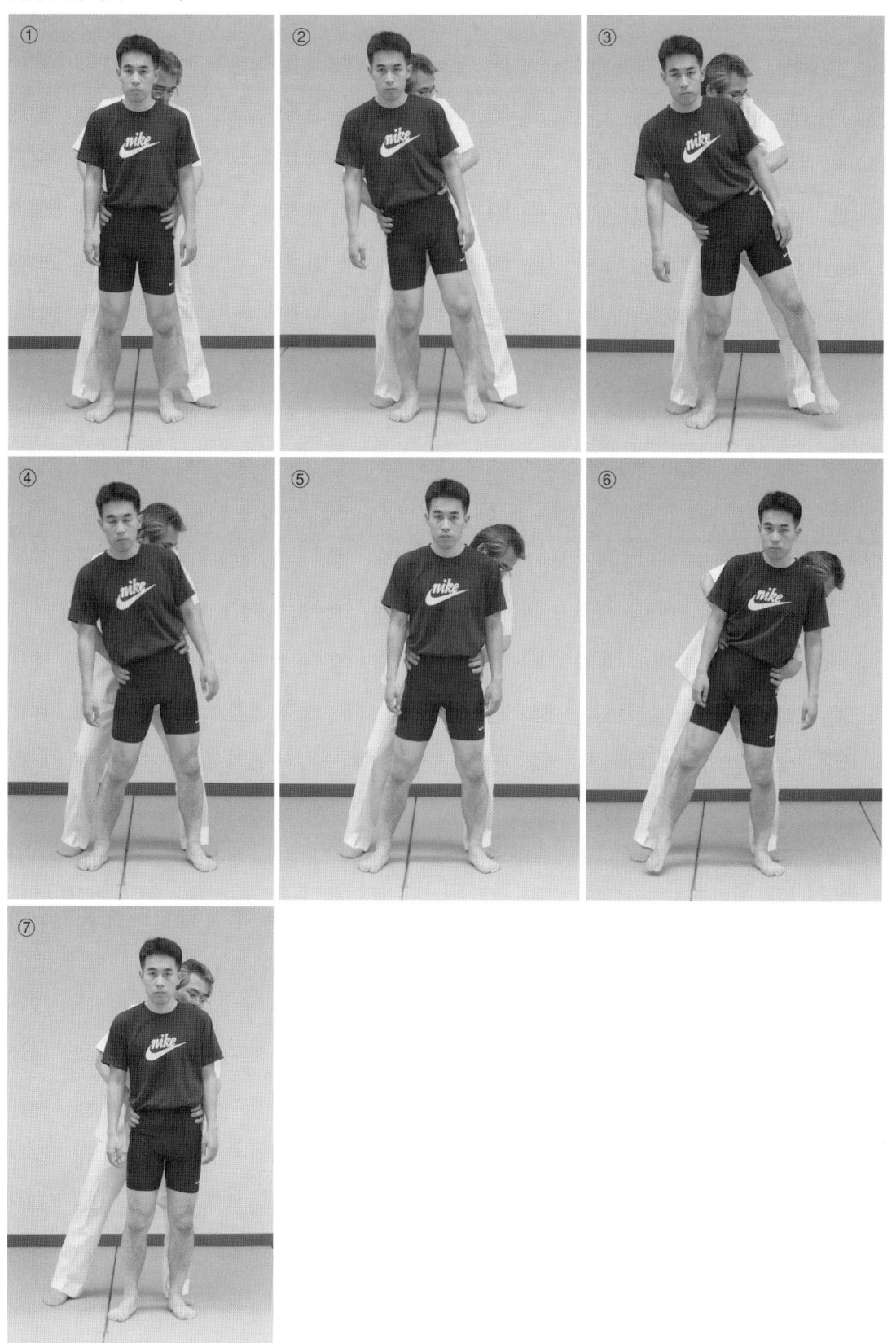

付録
立ち上り動作と歩行

- 自然な立ち上がりの動作および歩行の連続写真を掲げる．
- 健常の小児から成人，高齢者までの記録および神経筋疾患による機能障害がある人々の記録である．
- 連続写真の時間間隔は，均一ではない．動作の変化がとらえやすいように，写真を選択して構成したものである．

1. 立ち上がり動作（臥位から立位）
1）健常児（者）

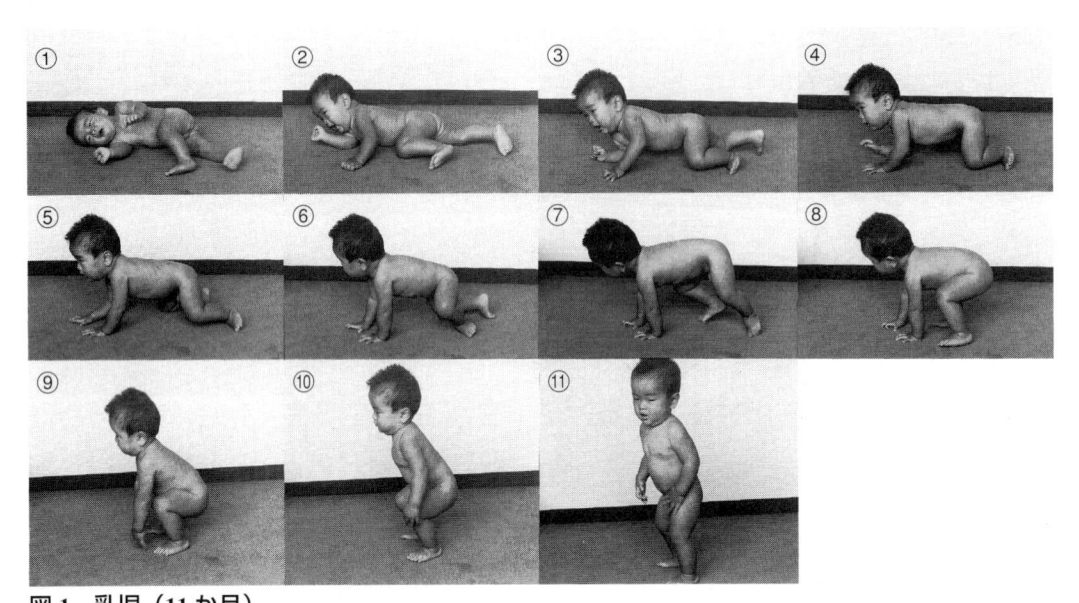

図1　乳児（11か月）
▶背臥位から寝返り，四つばい位，高ばい位を経て，立位になっている．

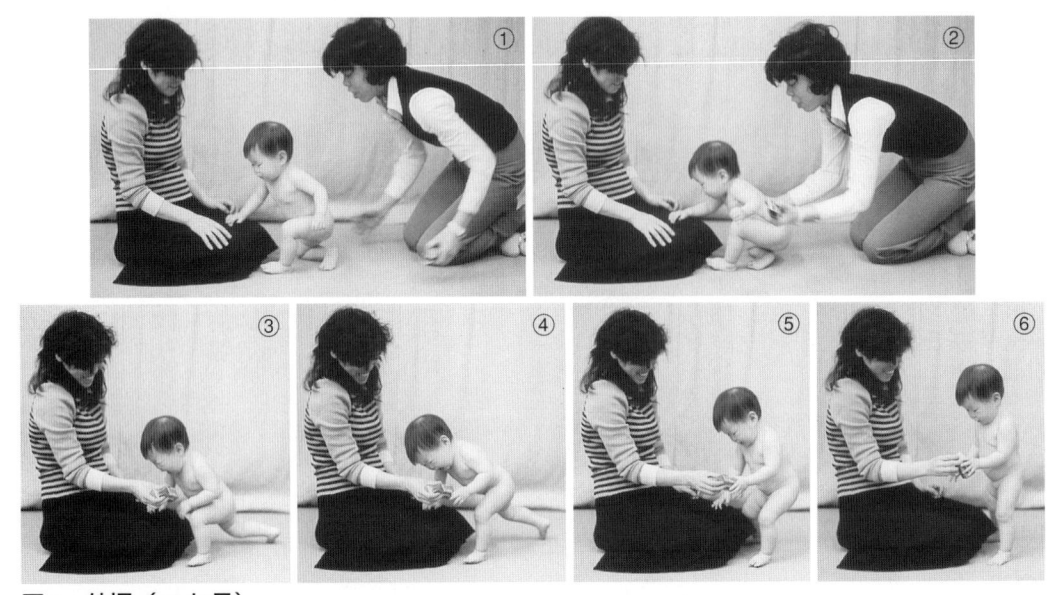

図2　幼児（13か月）
▶片膝立ち位から立位になる．
▶手で支える台のようなもの（ここでは母親の膝）があると，高ばい位ではなく，片膝立ち位から立位になることができる．

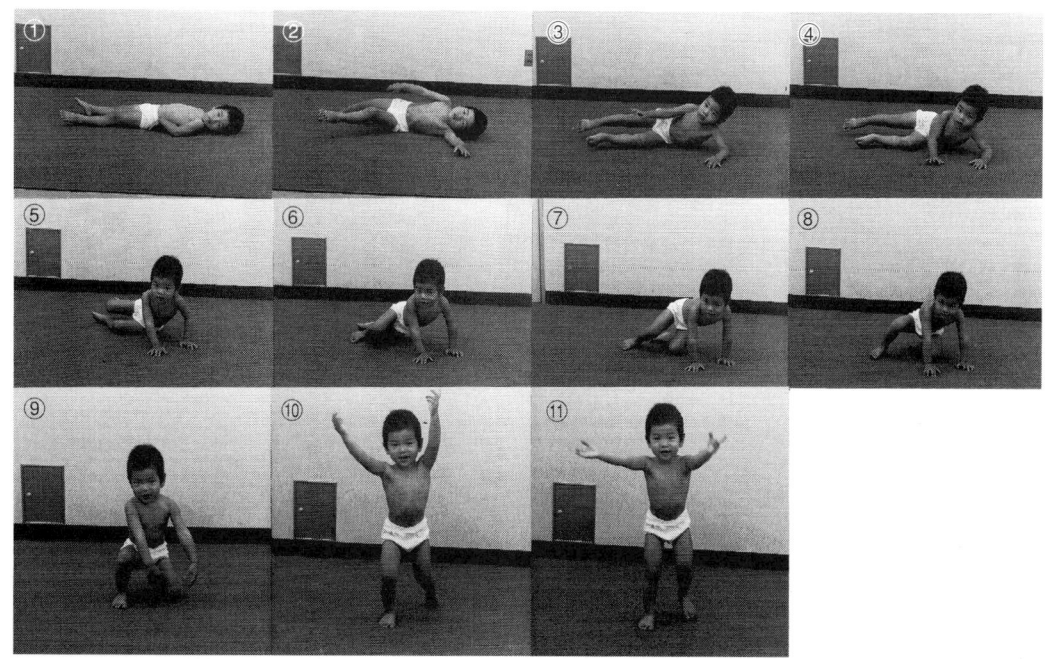

付録　立ち上がり動作と歩行　183

図3　幼児（2歳）
▶背臥位から片肘立ち位，横座り位，片膝立ち位を経て，立位になっている．
▶片肘立ち位から寝返るように見えるが，下半身の回旋はわずかであり，両手掌を床面について片膝立ち位になっている．

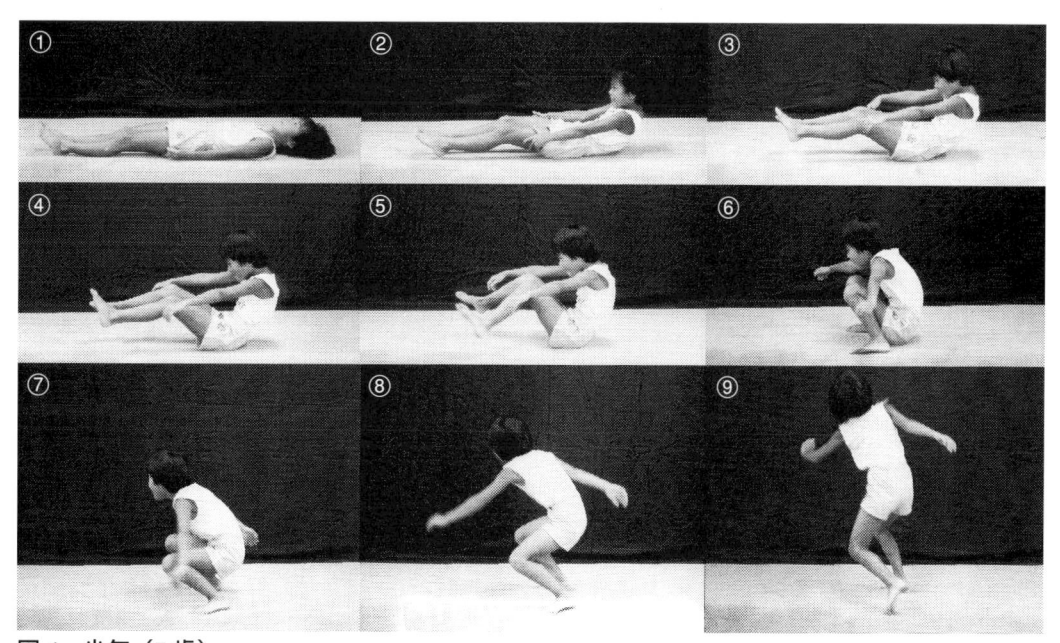

図4　少年（7歳）
▶背臥位から一気に起き上がり，蹲踞位を経て，立位になっている．

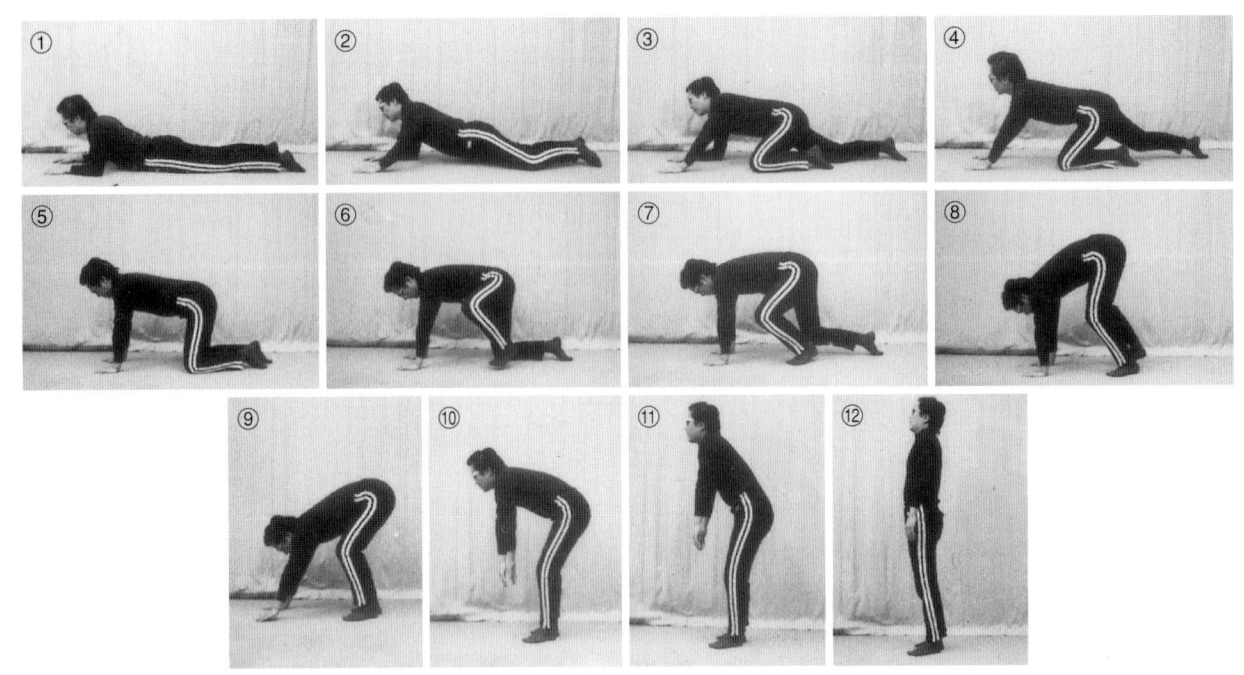

図5　成人（30歳代）
▶両肘立ち位から四つばい位，高ばい位を経て立位になっている．
▶デモンストレーションを意識した動作である．

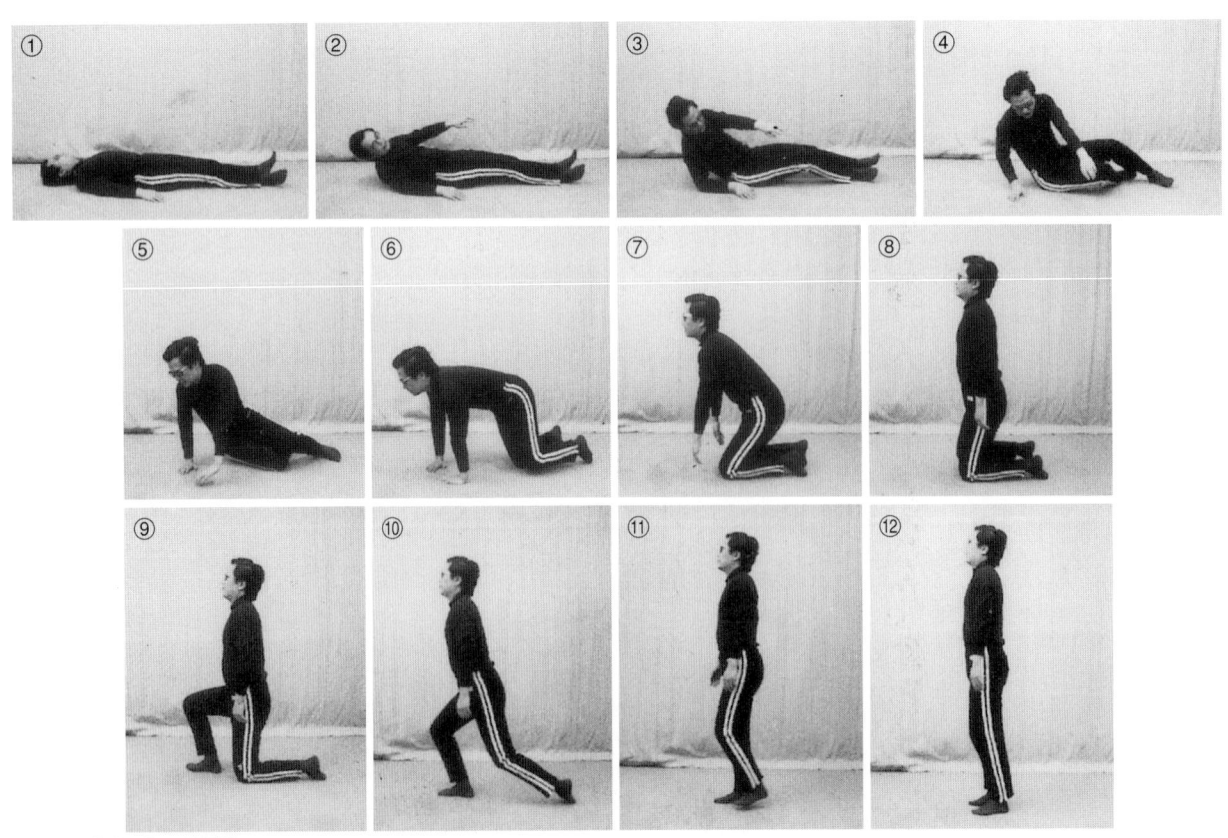

図6　成人（30歳代）
▶背臥位から片肘立ち位，四つばい位，膝立ち位，片膝立ち位を経て立位になっている．
▶デモンストレーションを意識した動作である．

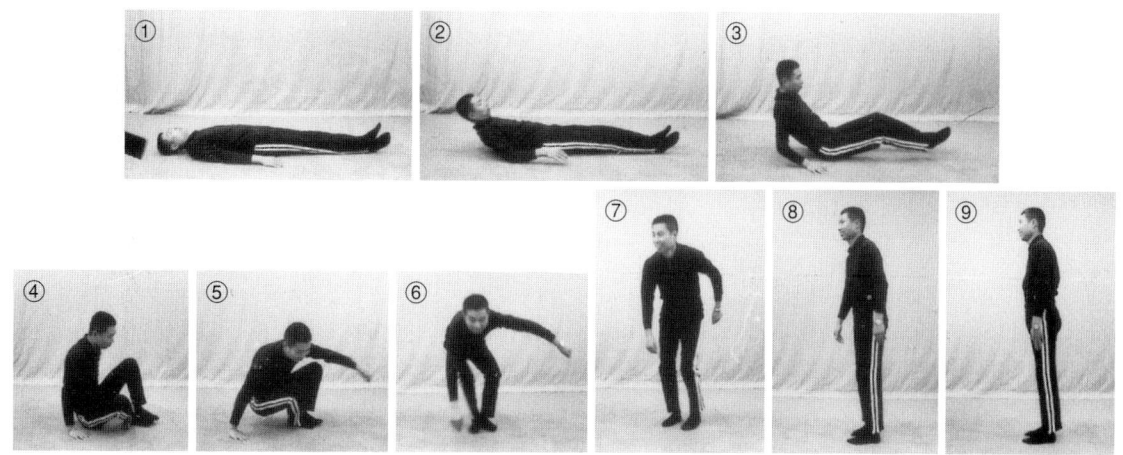

図7 成人（40歳代）
▶背臥位から片方の手掌を床面についた蹲踞位を経て立位になっている．
▶自然の動作である．

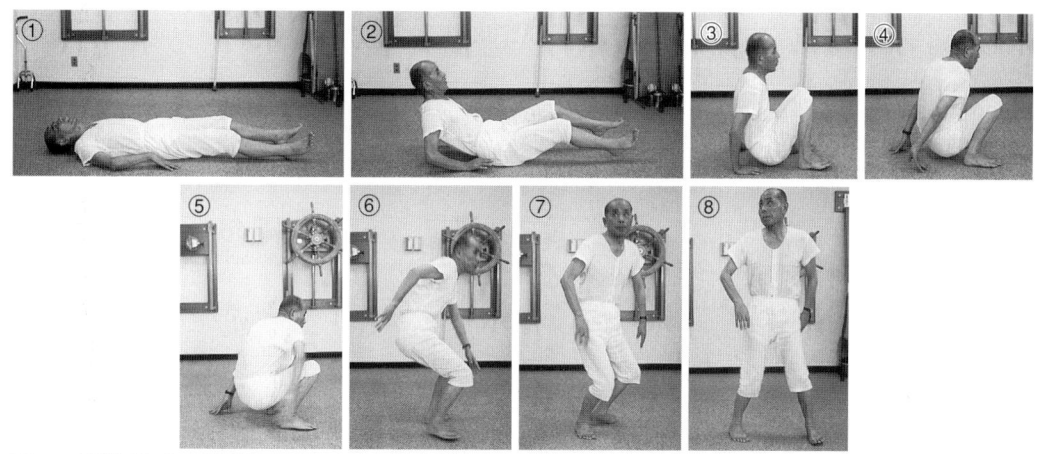

図8 高齢者（70歳代）
▶背臥位から両上肢で体幹を押し上げるようにして起き上がり，両手掌を床面についた蹲踞位を経て立位になっている．

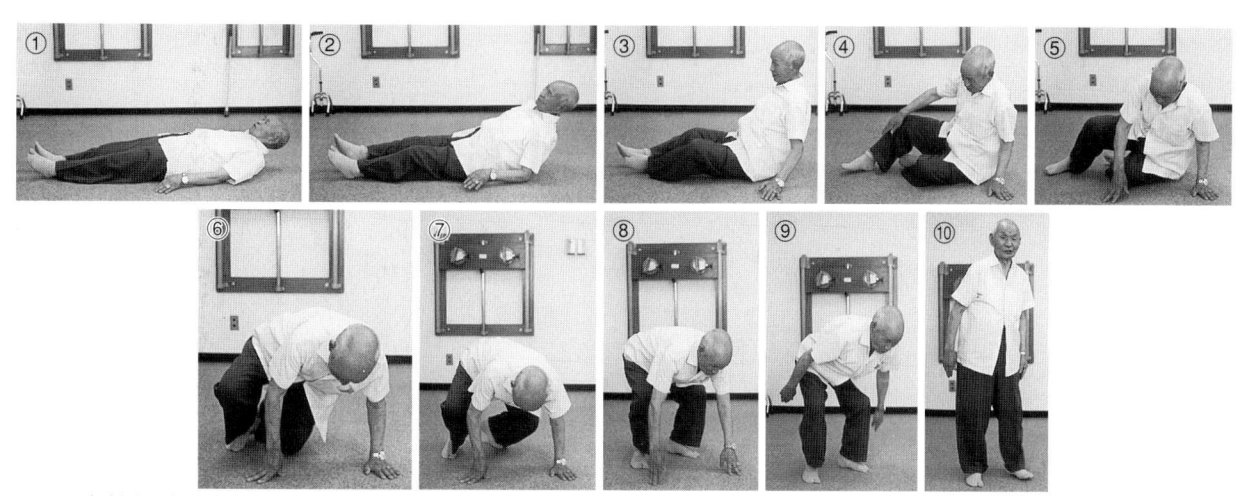

図9 高齢者（80歳代）
▶両肘で体幹を押し上げ，両手掌を床面についた長座位になり，横座り位と四つばい位の変形，高ばい位を経て立位になっている．

2) 患児（者）

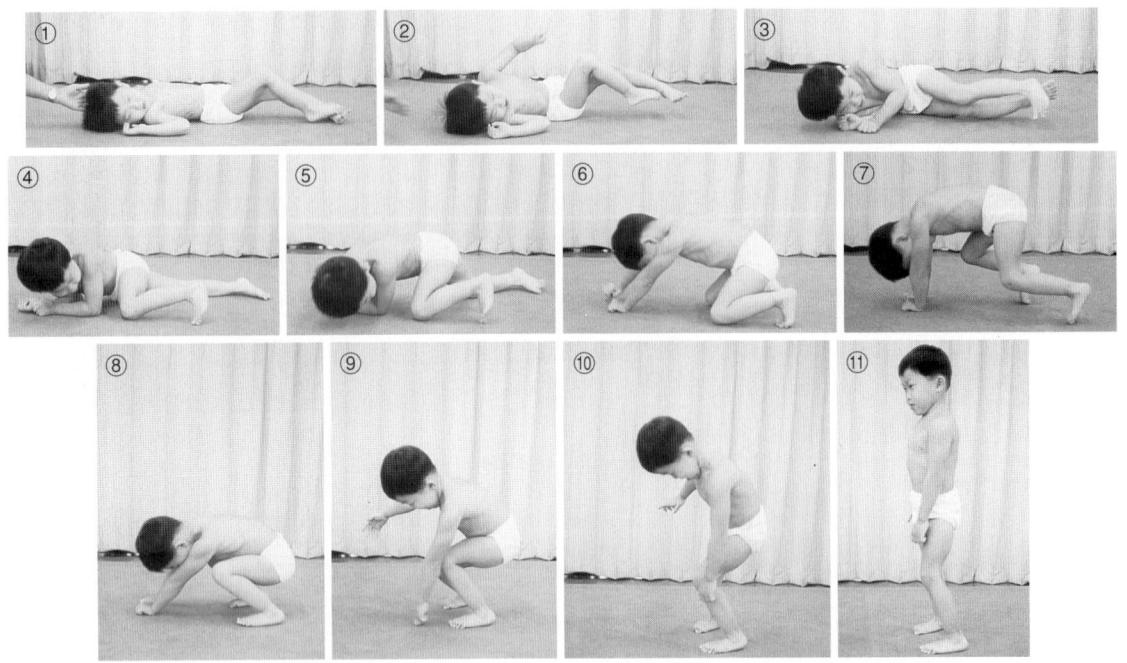

図10　少年（5歳，脳性麻痺，痙直型）
▶背臥位から腹臥位になり，四つばい位，高ばい位を経て立位になっている．
▶力が入るとき，手指は屈曲位になっている．四つばい位で頭部の立ち直りがない．

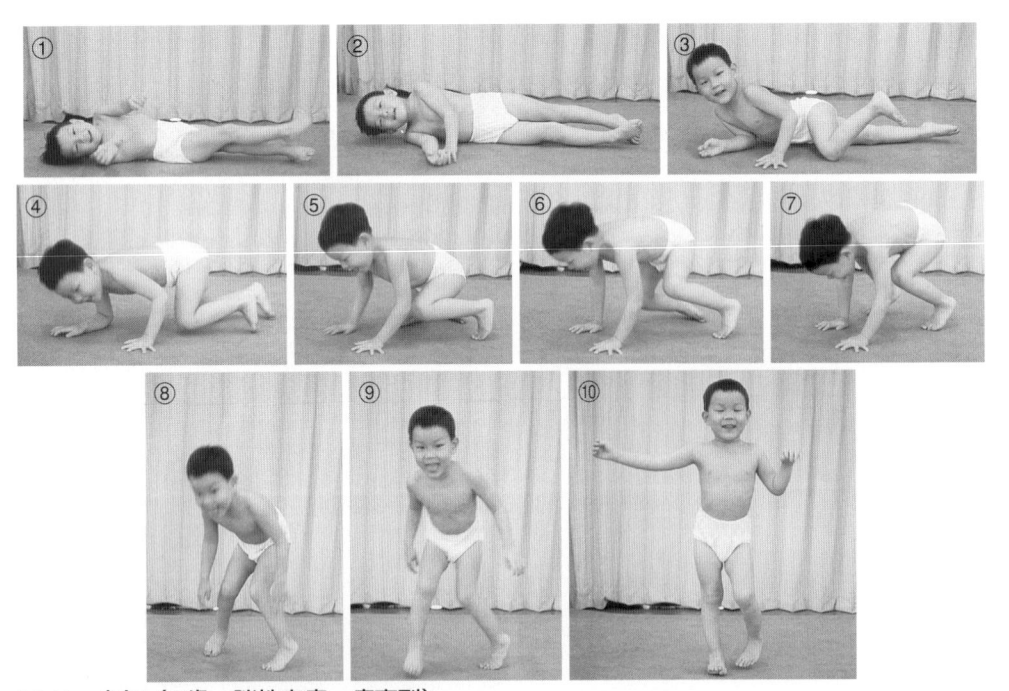

図11　少年（7歳，脳性麻痺，痙直型）
▶背臥位から腹臥位になり，四つばい位，高ばい位を経て立位になっている．
▶図10に類似している．

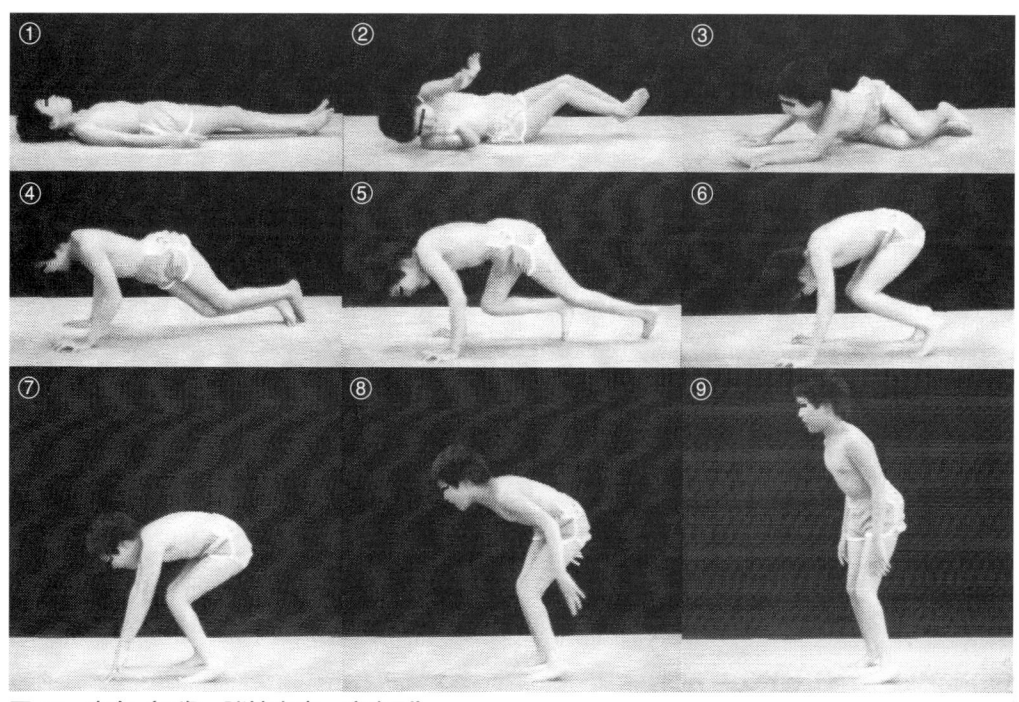

図 12　少女（8歳，脳性麻痺，痙直型）
▶背臥位から腹臥位になり，変形した四つばい位，高ばい位を経て立位になっている．
▶動作中，顔面は床面に向けられ，頭部の立ち直りが欠けている．

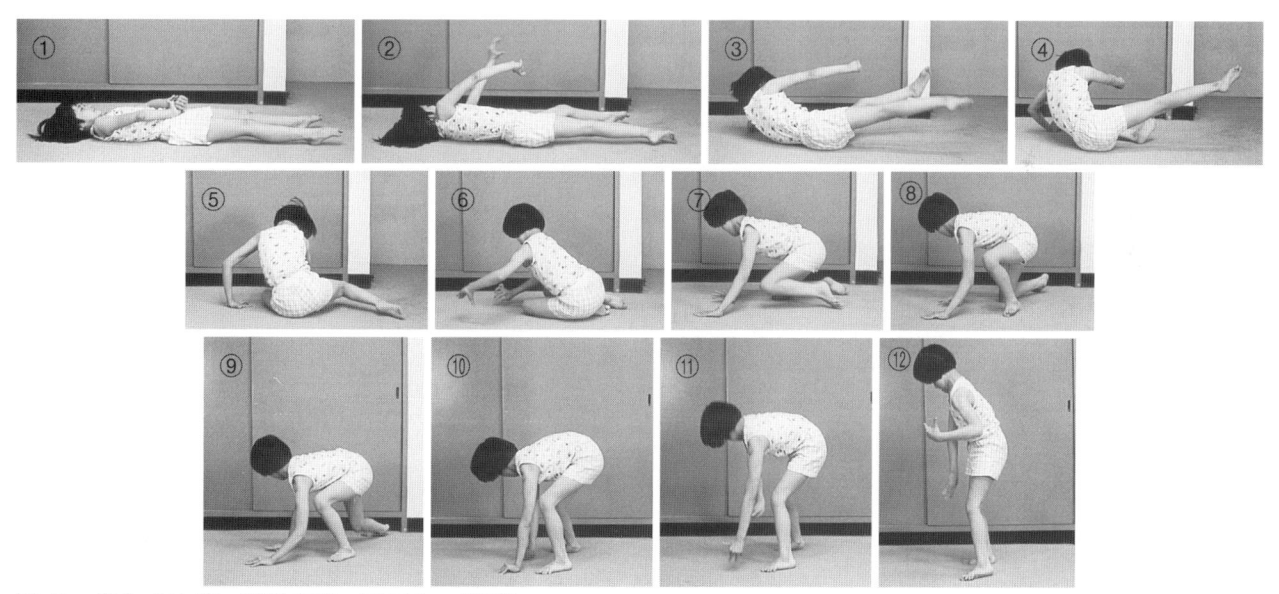

図 13　少女（10歳，脳性麻痺，アテトーゼ型）
▶背臥位から片肘立ち位，横座り位，四つばい位，高ばい位を経て立位になっている．
▶動作中，上下肢にアテトイド運動があり，過度の伸展が起こっている．

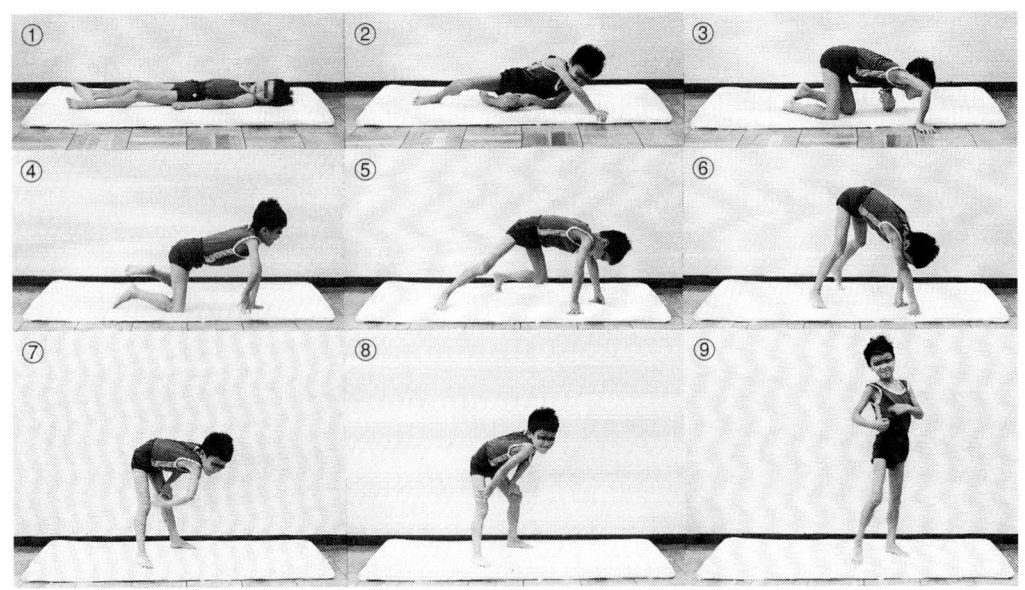

図14 少年（9歳，筋ジストロフィー）
▶背臥位から片肘立ち位（の変形）を経て，四つばい位になっている．その後，高ばい位を経て，立位になる．
▶高ばい位から立位になるとき，上肢で大腿部を押さえて上半身を起こす動作（登攀〈とうはん〉性起立，ガワース〈Gowers〉徴候）が特徴的である．

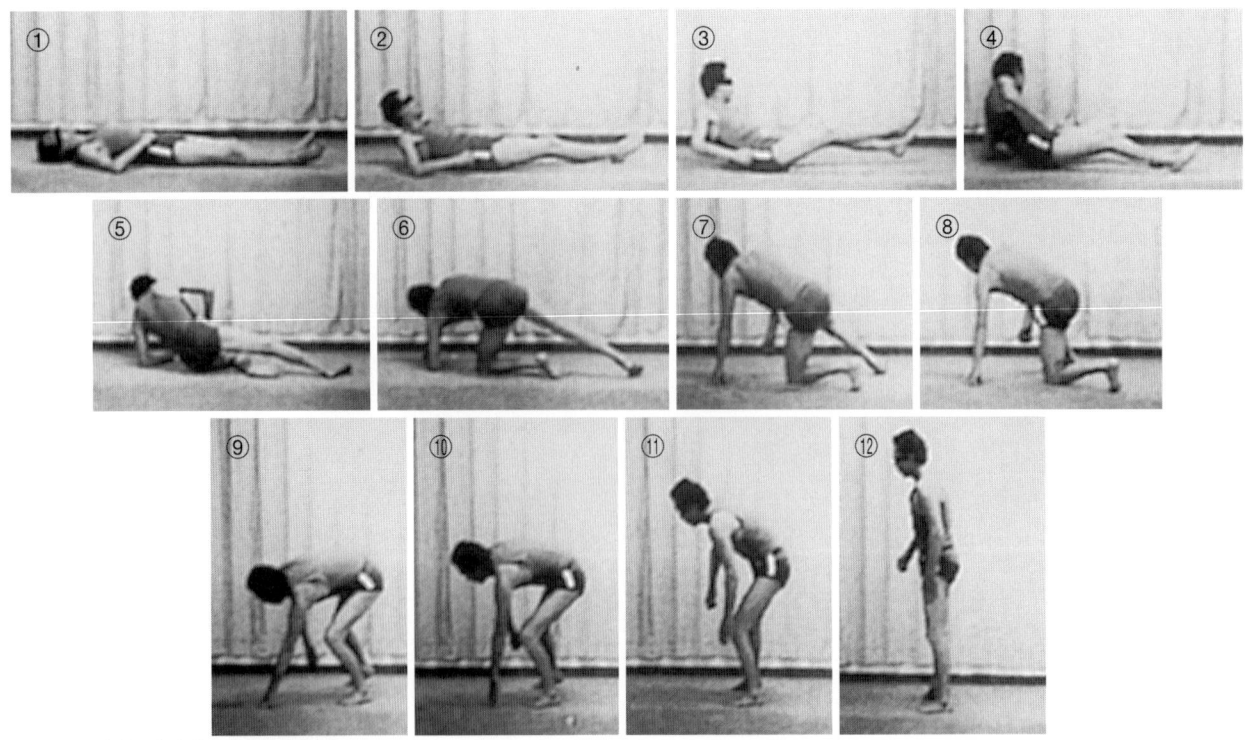

図15 成人（脳卒中右片麻痺）
▶背臥位から左側へ寝返って，左片肘立ち位になり，変形した四つばい位と高ばい位を経て，立位になっている．

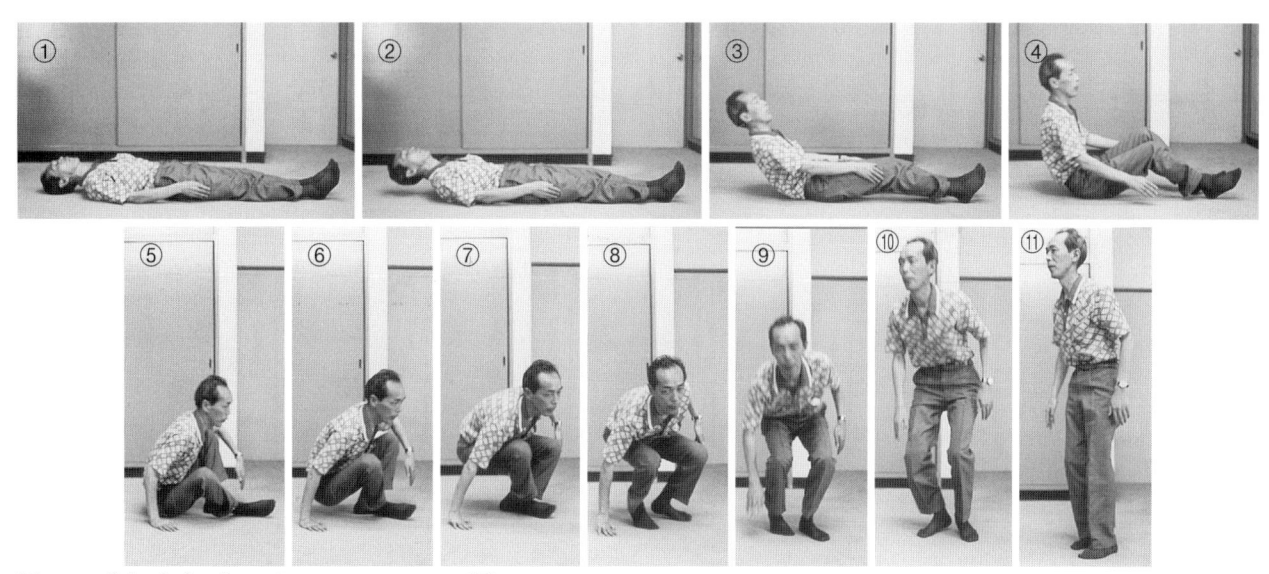

図16　成人（パーキンソン〈Parkinson〉病）
▶背臥位から起き上がって長座位になり，片手掌を床面についた蹲踞位を経て，立位になっている．

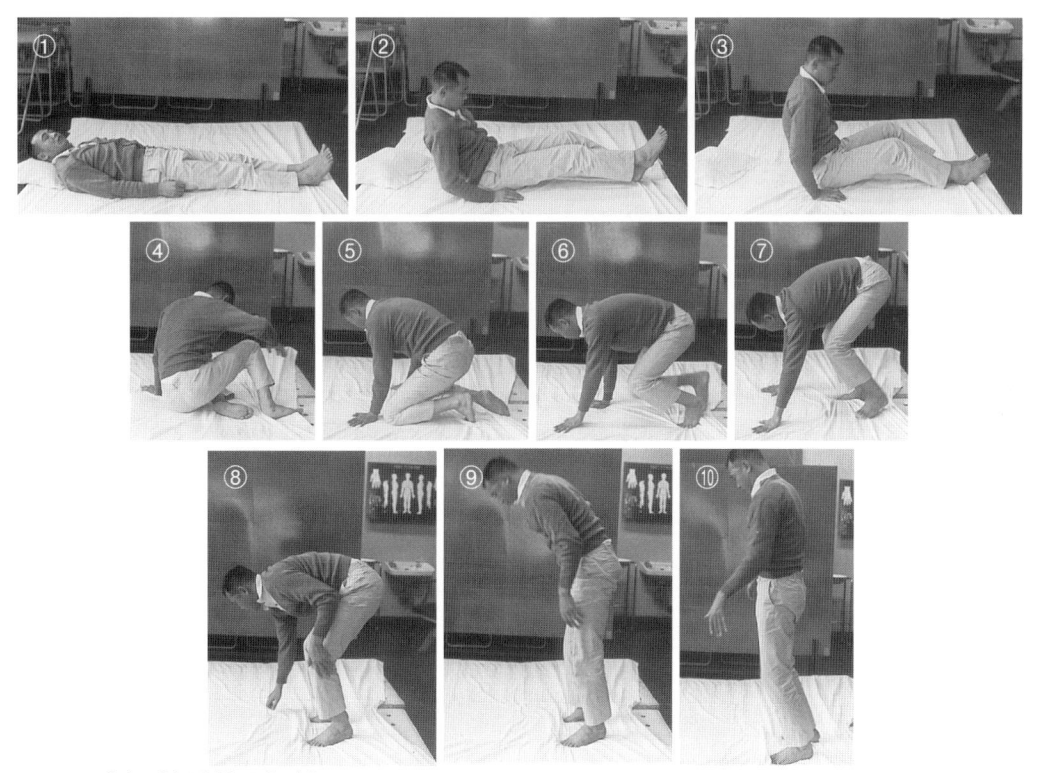

図17　成人（多発性硬化症）
▶背臥位から起き上がって長座位になり，変形した横座り位，四つばい位から高ばい位を経て，立位になっている．

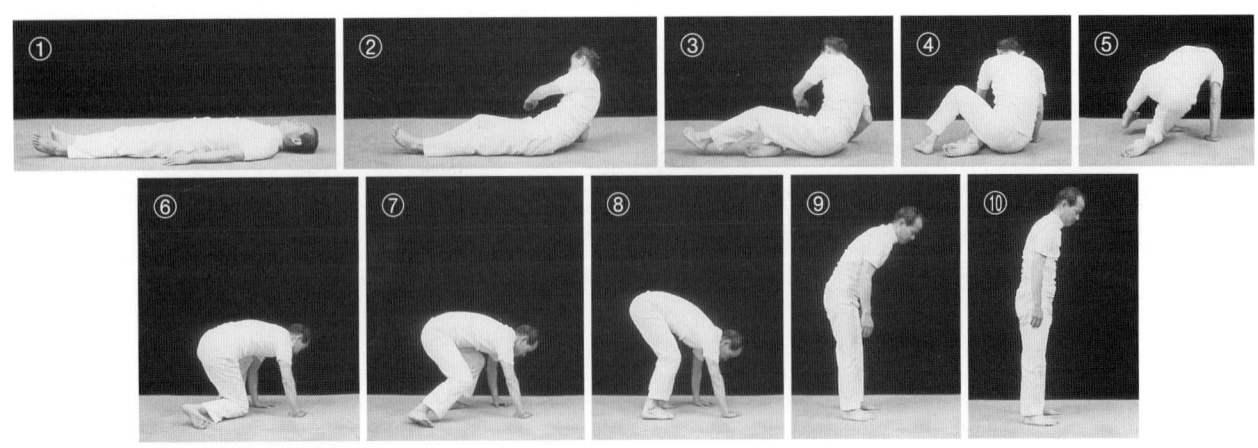

図18 成人（脊髄小脳変性症）

▶背臥位から右片肘立ち位になり，横座り位，四つばい位，高ばい位を経て，立位になっている．

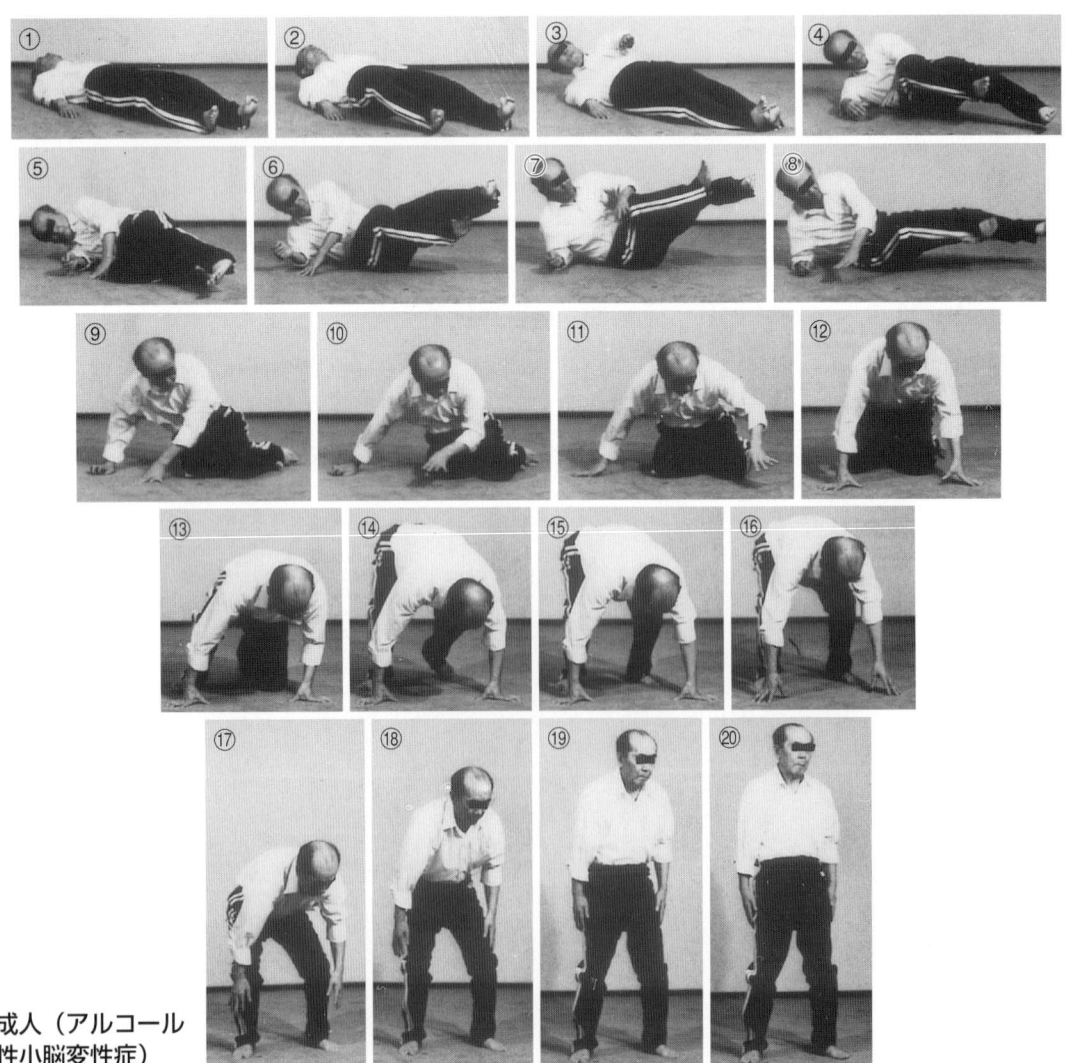

図19 成人（アルコール性小脳変性症）

▶背臥位から右片肘立ち位，四つばい位，高ばい位を経て，立位になっている．
▶動作中，上下肢に過度の運動が起こっている．
▶四つばい位，高ばい位および立位において，支持基底がかなり広くなっている．測定異常や静的バランスの不安定性に対する代償とされる．

2. 歩行
1）健常児（者）

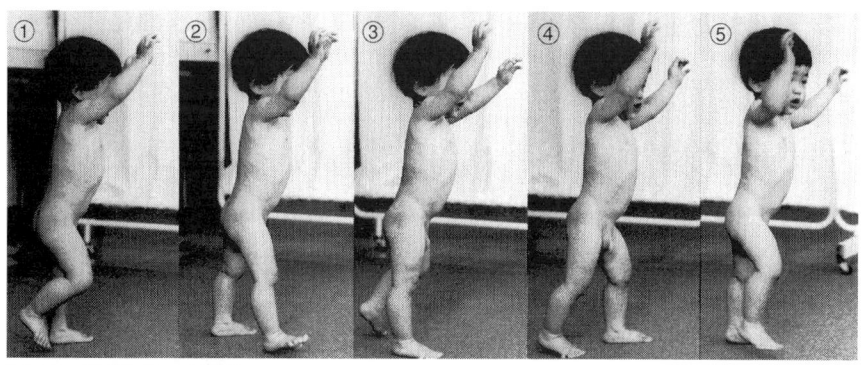

図20　乳児（11か月）
▶リズムのある歩行が始まった時期である．
▶両上肢は，高く挙上している（high guard）．
▶立脚相を通して，股関節は屈曲位にとどまっている．
▶踵接地は明らかではなく，足底全体で接地している．
▶歩隔が広い．

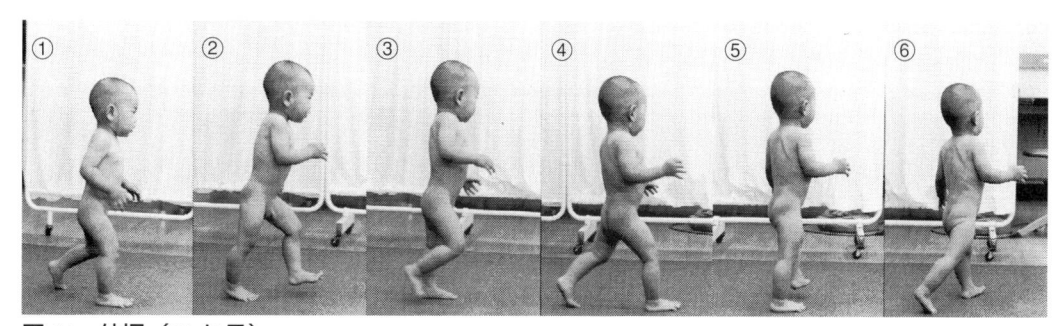

図21　幼児（13か月）
▶両上腕は，体幹に添っているが，やや外転位である（medium guard）．
▶肘関節は，屈曲位である．
▶歩幅はやや広くなり，歩隔は狭くなっている．

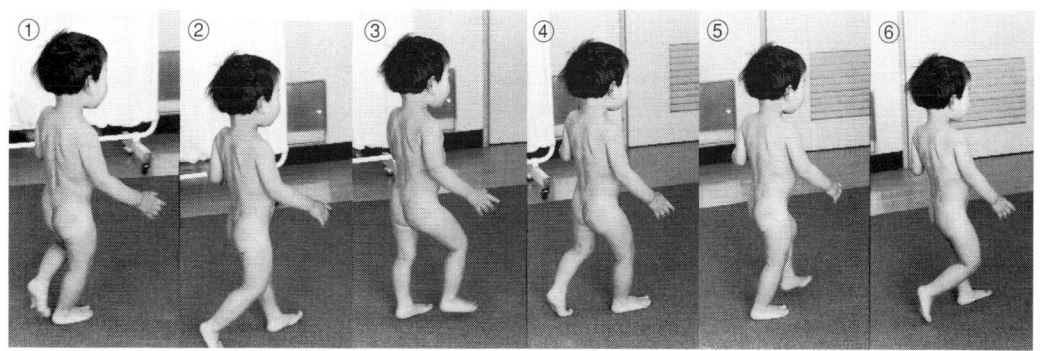

図22　幼児（18か月）
▶両上肢は体幹に添っているが，歩行時の上肢の振りはあまりない．

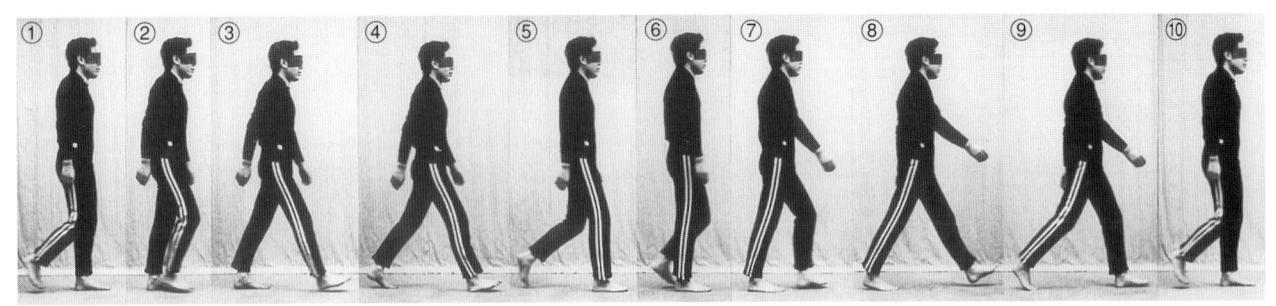

図 23 成人(20歳代)
▶デモンストレーションを意識した歩行である.

2) 患児(者)

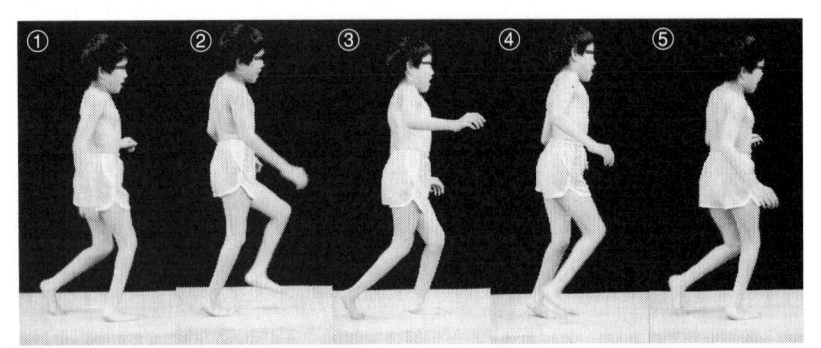

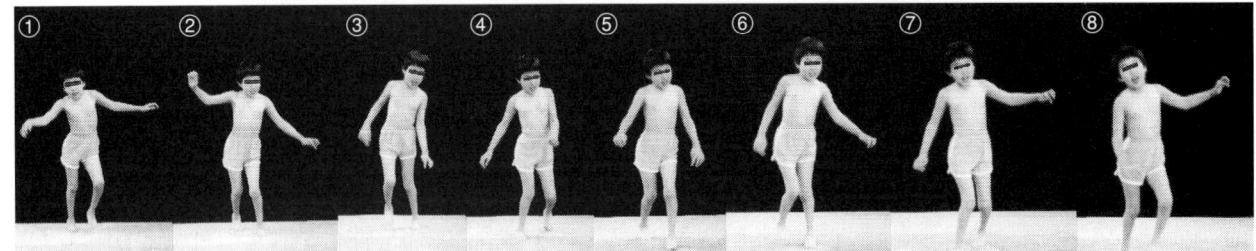

図 24 少女(8歳, 脳性麻痺, 痙直型)
▶両上肢は, かなり外転位である.
▶両側中殿筋の筋力低下があり, 体幹を支持脚の側へ傾けた動揺歩行(waddling gait)である.

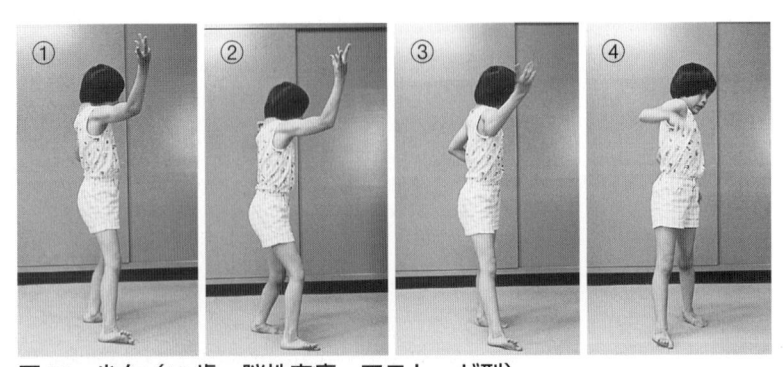

図 25 少女(10歳, 脳性麻痺, アテトーゼ型)
▶四肢の遠位(手指や足指に注意)にアテトーゼ様の不随意運動(athetoid movement)が著しい. 歩行では, 1歩踏み出すたびに静止姿勢となり, リズムは失われている.
▶両上肢を著しく挙上している. これは不随意運動である.

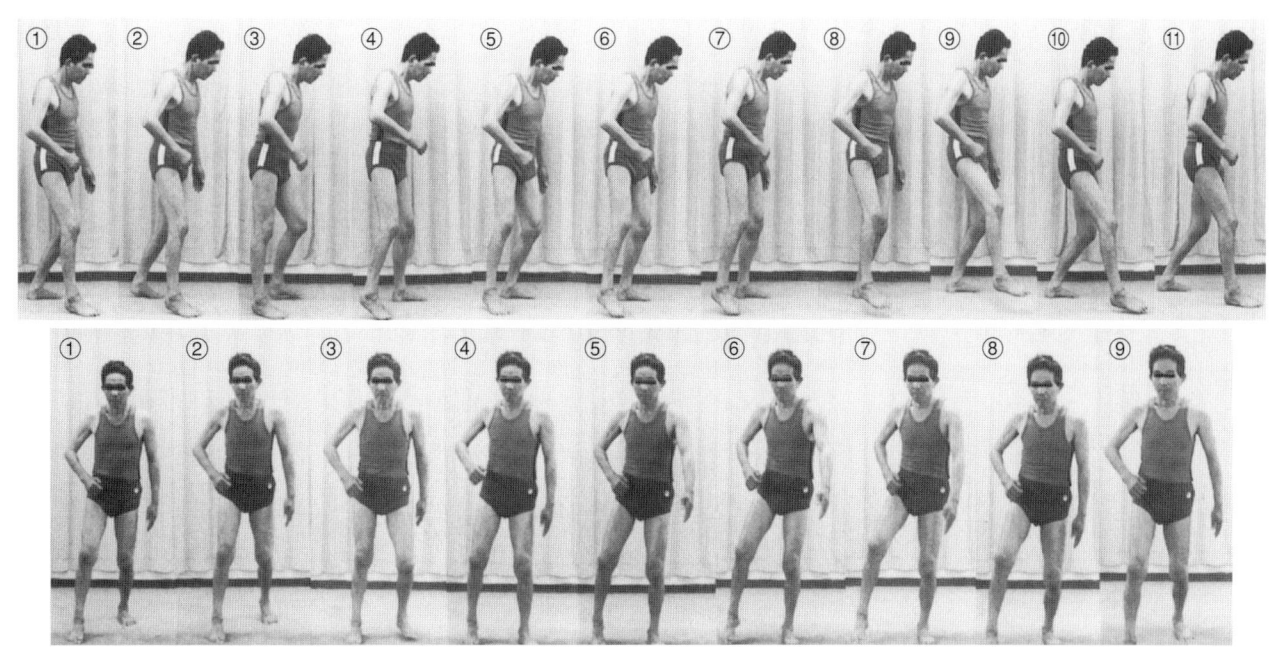

図 26　成人（脳卒中右片麻痺）
▶姿勢は，右（麻痺側）上肢が肩関節外転・内旋位，肘関節屈曲位，下肢が股関節屈曲・外転・外旋位，足関節底屈位となるウェルニッケ・マン（Wernicke-Mann posture）肢位である．
▶遊脚相における右（麻痺側）下肢先端の運動軌跡が分回し運動となっている草刈り歩行（circumduction）である．
▶立脚中期における右（麻痺側）膝関節の過伸展が目立つ．

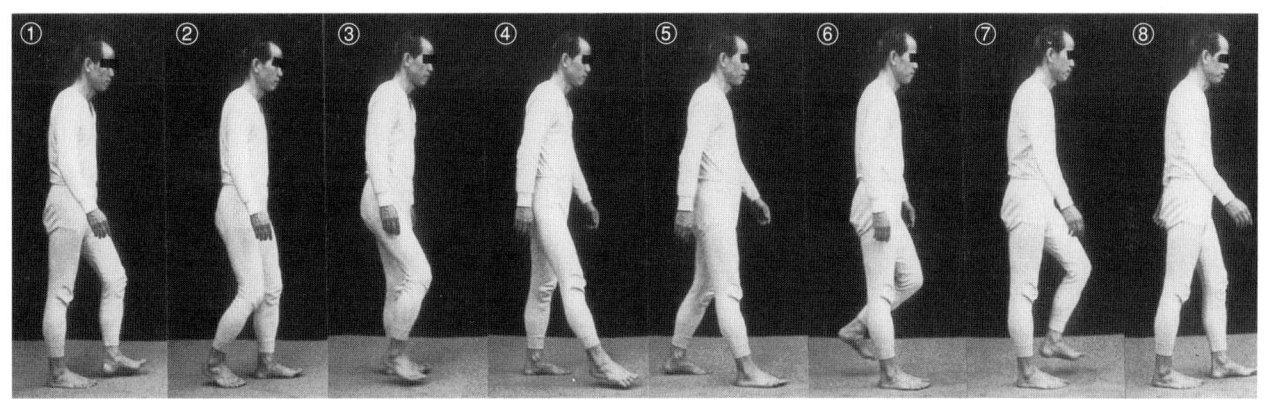

図 27　成人（脊髄小脳変性症）
▶歩隔が広い．
▶遊脚相の減速期になると，膝関節が急に伸展され，足指から接地している．
▶足指の背屈が著しい．

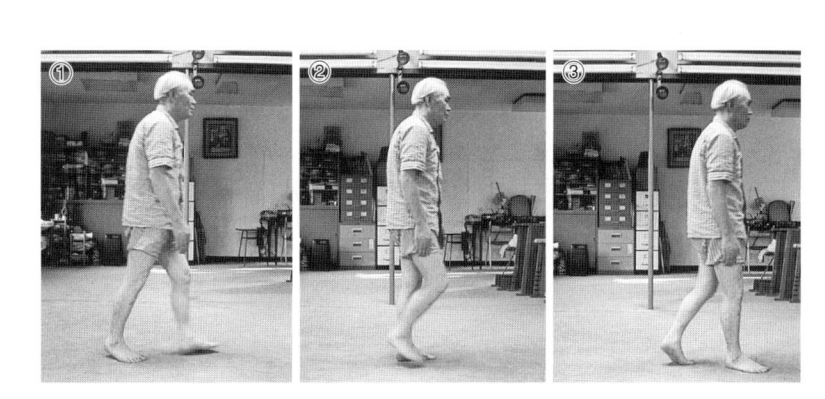

図 28　成人（パーキンソン病）
▶歩幅が狭く，上肢の振りは，振幅が小さい．歩容に著しい異常はない．

文　献

Bobath B: Adult Hemiplegia: Evaluation and Treatment. William Heineman Medical Books, London, 1970.

Bobath B: Abnormal Postural Reflex Activity Caused by Brain Lesions. William Heineman Medical Books, London, 1970.

Gardiner MD: The Principles of Exercise Therapy. Bell & Sons, London, 1964.

Jung R, Hassler R: The extrapyramidal motor system. in J Field, HW Magoun, VE Hall (eds): Handbook of Physiology. Section 1. Neurophysiology. Vol II., Am. Physiol. Soc., Washington D. C., 1960.

Knutsson E, Richards C: Different types of disturbed motor control in gait of hemiparetic patients. Brain 102: 405-430, 1979.

Martin JP: The Basal Ganglia and Posture. Pitman Medical, London, 1967.

Monnier M: Functions of the Nervous System. II. Motor and Psychomotor Functions. Elsevier, Amsterdam, 1970.

Murray MP: Gait as a total pattern of movement. Am J Phys Med 46: 290-333, 1967.

Nakamura R, Kitahara T: Reaction time of elbow extension at different velocities in vertical plane. J Human Ergol 13: 175-179, 1984.

Shumway-Cook A, Woollacott M: Motor Control. Theory and Practical Applications. Williams & Wilkins, Baltimore, 1995.

Viton JM, Timsit M, Mesure S, et al.: Asymmetry of gait initiation in patients with unilateral knee arthritis. Arch Phys Med Rehabil 81: 194-200, 2000.

大井淑雄，博田節夫（編）：運動療法．第3版，医歯薬出版，1999．

衣笠　隆，長崎　浩，伊東　元・他：男性（18-83歳）を対象とした運動能力の加齢変化の研究．体力科学 43: 343-351, 1994.

田中敦士，奥住秀之：小児歩行の発達的変化；歩行速度，歩幅，歩行率，歩調からの検討．Equilibrium Res 55：270-274, 1996.

中村隆一：SMONの理学療法：姿勢・運動異常とその治療．新興医学出版社，1973．

中村隆一：SMONの理学療法（理論と実際）．理・作療法 8：312-317, 1974.

中村隆一（編）：中枢神経疾患の理学療法――姿勢・運動異常とその治療――．医歯薬出版，1977．

中村隆一（監修）：脳卒中のリハビリテーション．新訂第2版，永井書店，2000．

中村隆一，斉藤　宏，長崎　浩：運動学実習．第3版，医歯薬出版，2004．

中村隆一，斉藤　宏，長崎　浩：臨床運動学．第3版，医歯薬出版，2007．

中村隆一，斉藤　宏，長崎　浩：基礎運動学．第6版（補訂），医歯薬出版，2012．

野口雅夫：小児期における歩行の発達：床反力から見た小児歩行の特徴．日整会誌 60：787-799, 1986.

理学療法テクニック
―― 発達的アプローチ ――　　　　　ISBN978-4-263-21280-6

2004年10月25日　第1版第1刷発行
2018年 1月10日　第1版第7刷発行

監修者　中　村　隆　一
編　者　對　馬　　　均
　　　　星　　　文　彦
発行者　白　石　泰　夫
発行所　医歯薬出版株式会社
〒113-8612　東京都文京区本駒込1-7-10
TEL.　（03）5395-7628（編集）・7616（販売）
FAX.　（03）5395-7609（編集）・8563（販売）
https://www.ishiyaku.co.jp/
郵便振替番号　00190-5-13816

乱丁，落丁の際はお取り替えいたします　　　　印刷・永和印刷／製本・榎本製本
Ⓒ Ishiyaku Publishers. Inc., 2004. Printed in Japan

本書の複製権・翻訳権・翻案権・上映権・譲渡権・貸与権・公衆送信権（送信可能化権を含む）・口述権は，医歯薬出版（株）が保有します．

本書を無断で複製する行為（コピー，スキャン，デジタルデータ化など）は，「私的使用のための複製」などの著作権法上の限られた例外を除き禁じられています．また私的使用に該当する場合であっても，請負業者等の第三者に依頼し上記の行為を行うことは違法となります．

JCOPY　<（社）出版者著作権管理機構　委託出版物>

本書をコピーやスキャン等により複製される場合は，そのつど事前に（社）出版者著作権管理機構（電話03-3513-6969，FAX　03-3513-6979，e-mail:info@jcopy.or.jp）の許諾を得てください．